中医医政史略

主编　李灿东

编委　王思成　王尊旺　陈玉鹏
　　　陈榕虎　张孙彪　杨朝阳
　　　杜　鹃　颜纯淳　薛　松

中国中医药出版社
·北　京·

图书在版编目(CIP)数据

中医医政史略/李灿东主编. —北京：中国中医药出版社，2015.11 (2018.2 重印)

ISBN 978-7-5132-2750-6

Ⅰ.①中… Ⅱ.①李… Ⅲ.①中医院-行政管理-历史-中国 Ⅳ.①R197.4

中国版本图书馆 CIP 数据核字(2015)第 208542 号

中国中医药出版社出版
北京市朝阳区北三环东路 28 号易亨大厦 16 层
邮政编码 100013
传真 010 64405750
河北纪元数字印刷有限公司印刷
各地新华书店经销

*

开本 880×1230 1/32 印张 10.875 字数 252 千字
2015 年 11 月第 1 版 2018 年 2 月第 2 次印刷
书号 ISBN 978-7-5132-2750-6

*

定价 58.00 元
网址 www.cptcm.com

社长热线 010 64405720
购书热线 010 64065415 010 64065413
微信服务号 zgzyycbs
书店网址 csln.net/qksd/
官方微博 http://e.weibo.com/cptcm
淘宝天猫网址 http://zgzyycbs.tmall.com

前 言

中医学是中国传统文化的瑰宝，几千年来为中华民族的繁衍昌盛做出了重大贡献。

作为一门生命科学，中医学在关注疾病诊断治疗的同时更加关注生命和健康，形成了以“养生”和“治未病”为主要内涵的预防保健体系；另一方面，作为一种临床行为，中医学在实践过程中必然涉及各种社会组织形式和社会活动，如医生的社会分工、地位、职业规范、人际关系甚至纠纷的处理、人才培养等等，这一特定的职业需要一定的管理约束，也需要法律的保障。因此，预防保健政策和医疗法规便应运而生。

医政，即医疗行政管理，所谓医疗行政就是贯彻、执行、督促、检查医疗法规执行。通过文献研究，我们不难发现早在西周已经形成相当完备的医事制度，例如：从《周礼》的记载可以发现，周代已经形成较为系统的医政组织以及相当严格的医生考核制度，这对医生技术水平的提高，传统医学的继承与发展起到了积极的促进作用。经过了春秋战国、秦汉、三国魏晋南北朝的不断发展，到了隋唐时期，我国已经形成了较为完善的医政体系，颁布了一系列比较符合医学发展规律的政策和措施，涵盖了医学分科、医疗机构、医德规范、政策法规、医疗事故、预防保健、传染病救治、医药教育、学术传承等，从这个角度来说，隋代是一个承前启后的朝代，为后世医政体系的不断完善奠定了重要的基础。但是，我们也必须看到，中医医政作为中医学的一部分，它不是孤立的，与中医的预防保健、疾病诊疗的实践是并行的、是相适应的。如果我们稍加注意就会发现传统的中医有几个很重要的特点：一是医药不分家，例如孙思邈、李时珍既是医学家也是药学家；二是医养结合，倡导“上工治未病”，正因如此，中医医政包括预防保健政策和医疗行政法规；三是德重于罚，强调提高医生的医德素养来提高治疗水平和减少错误的发生。这些体现了中华文化的精华和中医整体观念的内涵，与医政法规的颁布与实施是息息相关的。反观我们现在许多中医的法规主要借鉴西医的医政管理模式，忽略了中医自身的特点和规律，在一定程度上影响了中医优势的发挥。

《中医医政史略》以中国古代预防保健政策和医政法规形成的历史为脉络，希望能比较全面、客观地展现中医医政从先秦到当代的形成、发展、完善过程，也期待着对我们研究、制定中医预防保健和医疗政策法规有一定的参考价值。

《中医医政史略》是我们承担国家软科学研究计划“中医药预防保健（治未病）可持续发展政策研究（2012GXS4B061）”的阶段性成果，我们把本书定位为学术性的研究报告，希望借助本书比较系统地梳理中医医政史及其主要特色。

由于中医医政史的专题研究很少，本课题仅仅是一种尝试，加上编者自身水平有限，因此，本书无论系统性、规范性或是具体的概念、内容依然存在一些不足，恳请读者提出宝贵意见，以便再版时修订提高。

《中医医政史略》编委会

2015 年 5 月 18 日

目　录

第一章　隋代以前医政

第二章 隋唐两宋时期医政

44

第三章 金元时期医政

78

第四章　明代医政

第五章 清代医政

第六章 民国时期中医医政

第八章 中国历代医政对当代中医药发展的历史启示

后 记

中国是四大文明古国之一，是四大古国当中唯一未出现文明断层的国家，关于原因，各家看法不一，但是根植于中国农耕社会和中国传统文化当中的中医药功不可没，为华夏儿女的繁衍生息提供了良好的保障。《素问・四气调神大论篇》早已提出了治未病的预防保健思想："是故圣人不治已病治未病，不治已乱治未乱，此之谓也。夫病已成而后药之，乱已成而后治之，譬犹渴而穿井，斗而铸锥，不亦晚乎？"[①]《汉书・艺文志》中亦有"论病以及国，原诊以知政"的说法[②]。笔者认为，整理中国古代的医政和预防保健政策，对于促进当前中医药的预防保健功能，发扬祖国传统医学的临床价值和文化价值具有重要的现实意义。

---

① 黄帝内经素问[M]. 北京：人民卫生出版社，1963：14.

② 汉・班固著，唐・颜师古注. 汉书・艺文志[M]. 北京：商务印书馆，1955：72.

第一章　隋代以前医政

第一节　隋代以前医疗机构的设立

一、先秦时期医疗机构

先秦时期指秦朝以前的历史时代，起自远古人类产生时期，至公元前221年，秦始皇灭齐，统一六国，最终建立秦朝为止，相继出现了夏、商、西周、春秋、战国五个时期。是中国的奴隶制社会由兴至盛到衰的历史阶段，秦始皇最终建立起一个统一的中央集权的封建制国家。这一时期，我们的先民创造了令世界惊叹的光辉灿烂的历史文明，夏商的甲骨文，殷商的青铜器，文王的《周易》，春秋战国的百家争鸣，都是人类文明的历史标志。在这个历史阶段中，中国从分散逐步走向统一，被人们视为中华文明的头颅，承载着中华民族的信仰与智慧，是民族文化的起源，当然也是早期医药经验积累和医学理论萌芽的时期。

（一）起源

新石器时代以后，原始社会后期，劳动者出现了分工，体力劳动和脑力劳动逐渐出现分离，社会上产生了人类历史上第一批脑力劳动者——“巫”。巫掌管着沟通天地的任务，负责祈祷、祭祀等重要的社会活动，因为巫工作和身份的特殊性，使其成为最早开始使用医学治疗疾病以及最早掌握文字使用的人。《素问·移精变气论篇》就有“古之治病，惟其移精变气，可祝由而已”的记载。“医”字的繁体写法中有一种即“毉”，下方即为“巫”字，医与巫的关系可见一斑。当然巫在治疗疾病的过程中，不仅仅依靠祝由等心理暗示疗法，也进一步收集积累了一些零散的医疗经验并逐步将其系统化，对长期积累的实践经验进行了初步的总结和整理，因此巫是医疗技术最早的使用者、继承者与传播者。

这一时期的文献记载主要依靠出土的甲骨文、金文文物，据胡厚宣先生的研究，商代已经有了管理疾病的官员“[illegible]”，被释为“小疾臣”，是一种既从事医疗临床又从事医政管理的职官，是文献所见最早的医官记载[①]。《周礼·天官》中出现的医官制度系统即源于此。

（二）形成

《周礼》是一部通过官职制度来表达周朝治国方式的著作，周代的国家机构分为天、地、春、夏、秋、冬六类，涉及当时社会生活的方方面面。其中天官主管宫廷事务，天官类中共记载职官 63 种，医官即隶属其中。这也表明当时的医官是以为王室、贵族服务为主，为普通百姓的服务则属于其次。从《周礼》的有关内容看出西周在商代的基础上已经形成相当完备的医事制度，而且也有了医学分科。具体内容如下。

① 《民国丛书》编辑委员会. 甲骨学商史论丛初集：殷人疾病考[M]. 上海：上海书店出版社，1989：10.

1. 医政组织

从《周礼》的记载可以发现，周代已经形成较为完备系统的医政组织以及相当严格的医生考核制度，这也为医生技术水平的提高，传统医学的继承与发展起到了非常积极的促进作用。

(1) 设医师，执掌医药之政令：《周礼·天官》记载："医师掌医之政令，聚毒药以供医事。"①医师作为掌管医疗行政政令的职官，主要负责医事律令的下达执行，医疗用药的收集供应等事务。医师的手下有"上士二人，下士四人，府二人，史二人，徒二十人。"各有职责，协助医师进行卫生行政的管理。上士、下士主要作为协同，帮助医师管理医政；府作为仓管，负责宫廷药仓中药物的收集、储备和供应；史作为文秘，管理医疗文书和病案的记录；徒作为学生或者侍童，负责看护患者或者处理一些日常杂务。《周礼》中的这套医政组织，尽管是目前所知我国最早建立的医事管理组织，却已是非常系统周全。职责明确，分工清晰，尽管人员不多，运行效率应该相当快速有效。

(2) 重考核，稽医事以制其食：《周礼·天官》记载："医师掌医之政令，聚毒药以供医事。岁终则稽其医事，以制其食。十全为上，十失一次之，十失二次之，十失三次之，十失四为下。"医师负责对医生进行年终考核，按照医疗水平的高低，决定俸禄的高低。考核标准分为五个等级，按照级别获取其相应的待遇。这样的严格的医疗技术考核规定和俸禄制度出现在周代的确难能可贵，对促进医生医疗水平的提高，有其积极的推动作用。

(3) 载病案，死终则书其所以：《周礼·天官》记载："凡民之有疾病者，分而治之，死终，则各书其所以，而入于医师。"对患者进行

① 杨天宇. 周礼译注[M]. 上海：上海古籍出版社，2004：68.

分类，推荐给不同科别的医生，分而治之。须对患者治疗的经过进行记录，若有死亡，则须对死亡的原因进行报告，使之形成制度，汇报给主管医师。通过病历记录和死亡报告制度，有利于人们积累原始病案资料，总结治疗过程中的经验与教训，从而提高了医疗技术水平。同时也体现了周天子对平民百姓医疗的重视与保障。这种制度的建立，有着里程碑式的意义，标志着人们已经摆脱原始医学的束缚，开始享有国家提供的医疗服务。另外，通过该制度的积累，总结了诸多医疗上的经验教训，对医学发展所起的作用亦是不可低估的，直至今日病案的记载还伴随在医生医疗的过程之中。

2. 医学分科

《周礼·天官》将医生分为食医、疾医、疡医、兽医四科。

(1)“食医，中士三人，掌合王之六食、六膳、百馐、百酱、八珍之齐”。食医是负责饮食调配的专职医生，相当于现代的营养医生，主管帝王日常膳食，是为保障王室、贵族的健康长寿而专设的。食医位列中士，位置排在四医之首，体现了周代人们对饮食的重视。《素问·脏气法时论篇》认为：“五谷为食，五果为助，五畜为益，五菜为充，气味合而服之，以补精益气。”饮食对于人体的影响是巨大的。晋代医家皇甫谧在《针灸甲乙经·序》中指出：“伊尹以亚圣之才，撰用神农本草以为汤液。”[①]发明汤液的伊尹最早的身份即是厨师。伊尹为商汤时期名相，他所提出的五味调和说与火候论至今仍为烹饪的不变之规。伊尹作为汤液的发明者和厨师的祖先，身份特殊而值得思考。医学史界也有药食同源之说，可见食与医之间渊源有自。自古民以食为天，食物的营养调配与卫生安

① 晋·皇甫谧著；王晓兰点校．针灸甲乙经[M]．沈阳：辽宁科学技术出版社，1997.

全在现代同样是人们广为注意的话题，具有相当重要的意义。

(2)“疾医掌养万民之疾病”，疾医相当于现在的内科医生，而且服务对象已经不仅是王室、贵族，而是施治于万民。可见周代普通民众的社会地位已有所提高，反应了统治者已经认识到“民”的重要性，开始有了仁政思想。当然，以八位中士掌养万民之疾病，大概作用还是有限的，更多的还可能停留在理想阶段。另外还提出了四时多发病，认为“四时皆有疠疾”；提出了“以五味、五谷、五药，养其病；以五气、五声、五色，视其死生。两之以九窍之变，参之以九藏之动”等关于疾病诊断、治疗的思维。

(3)“疡医掌肿疡、溃疡、金疡、折疡之祝药、刮杀之齐，凡疗疡，以五毒攻之，以五气养之，以五药疗之，以五味节之。”并指出：“凡药，以酸养骨，以辛养筋，以咸养脉，以苦养气，以甘养肉，以滑养窍。凡有疡者，受其药焉。”疡医相当于现在的外科医生，负责治疗各种脓肿、溃疡、外伤、骨折等外科疾病。并且已经总结出一些用药经验与理论，在治疗中，运用药物的偏性来治疗和调养身体。疡医在医生中地位相对低下，位属下士，这也可能是其患者所得多是腥臭脓疡之疾，对象也多为贫苦大众，故而被人轻视。

(4)“兽医掌疗兽病，疗兽疡。凡疗兽病，灌而行之，以节之，以动其气，观其所发而养之。凡疗兽疡，灌而劀之，以发其恶，然后药之，养之，食之。凡兽之有病者，有疡者，使疗之，死则计其数，以进退之。”兽医负责治疗家畜的疾病或疮疡，根据治疗的效果，来决定兽医的待遇。兽医同样位属下士。

《周礼》记载的医生分科制度，把医生分为食医、疾医、疡医和兽医，这是医学进步的一大标志，有利于医生各专一科，深入研究和传承医疗经验。《周礼》对医生的分科，开后世医学分科之先河，是我国最早的医学分科记载。

3. 公共卫生防疫

除以上两类人员外,《周礼》当中散在记载着一些与环境卫生公共防疫有关的官职,同样是整个健康卫生事业中不可缺少的一部分。

(1) 凌人:"凌人掌冰正,岁十有二月,令斩冰,三其凌。春始治鉴。凡外内饔之膳羞,鉴焉。"凌人,负责管理冰室,由冬入春时将食物储存于冰室当中防止腐败变质,利于食物的保存,进而保障了饮食卫生。

(2) 宫人:"宫人掌王之六寝之修,为其井匽,除其不蠲,去其恶臭,共王之沐浴。"井指漏井,匽为路厕。为其井匽,是指宫廷中设有一种漏井,方便污秽之水流入其中,用之以保洁除臭。宫人是负责宫廷内院各处环境卫生的职官。

(3) 内饔:"内饔掌王及后、世子膳羞之割、烹、煎、和之事……辨腥臊膻香之不可食者。"内饔负责掌管供给王、王后、太子等人肉类的宰割、烹饪、调味,其中的一个职责就是辨别鸡、狗、羊、牛等家禽牲畜中哪些是不可以食用的,具有现代类似卫生检查和监督的职责。

(4) 司救:"司救掌万民之邪恶、过失,而诛让之,以礼防禁而救之……凡岁时有天患民病,则以节巡国中及郊野,而以王命施惠。"司救负责以礼来衡量民众的邪恶和过失,并加以责罚,他的另外一个职责就是在有自然灾害而使人们受困致病之时,巡回于国都郊野,用王的名义对灾民实施救护。

(5) 方相氏:夏官司马之下有方相氏,"方相氏掌蒙熊皮,黄金四目,玄衣朱裳,执戈扬盾,率百隶而时难,以索室驱疫。"方相氏负责蒙着熊皮,装扮自己,手持戈盾,率领众多奴隶一同祭祀行傩,搜索室内的疫鬼并加以驱逐。尽管有些迷信色彩,却可知本时期,人们已经有了祛病防病的思维。

(6) 司爟:“司爟掌行火之政令,四时变国火,以救时疾。”司爟的职责是掌火之政令,古代砖木取火,用以取火之木,当随季节而改变,即所谓“四时变国火”。通过变更国火,来调节时气,以防救疾病,故能“以救时疾”。

(7) 其他:秋官司寇之下有庶氏、翦氏、赤发氏、蝈氏、壶涿氏、蜡氏、野庐氏等,职官品级都比较低,一般各有下士一人,徒二人。负责执掌的是各种各样的除害灭虫工作。方法是用牡菊、嘉草、莽草、灰酒等驱之、烧之、攻之、熏之、酒毒之、杀灭之。蜡氏负责“除骴”,即掩埋人和禽兽的腐尸。野卢氏有徒众多,其职责之一就是清扫道路。

正是这些散在的职责不一的各类人员,共同构成了周代的公共卫生防疫系统。

《周礼》记载的如上内容标志着我国古代医学发展的一个新阶段,医政组织、医学分科和公共卫生防疫系统共同构成了上古时期的医疗机构系统,医药由起源到初步形成基础构建,有力地推进着医学的发展,为中医学进一步成熟奠定了基础。除《周礼》外,《周易》记载“长子帅师,弟子舆尸”①,说明当时已有负责保障运送战争中出现的伤病员及阵亡战士的专职人员。相传为姜太公所著的《六韬》亦记载军队中有“方士三人,主百药,以治金疮,以痊万病。”②反应了当时已有军医的存在。

(三) 稳定

春秋战国时期又称东周时期。西周时期,周天子保持着天下

---

① 西周·佚名;王辉编译.易经[M].西安:陕西旅游出版社,2004:32.

② 战国·佚名;冯国超.六韬[M].长春:吉林人民出版社,2005:88.

共主的威权。东周开始，周室开始衰微，只保有天下共主的名义，而无实际的控制能力。这一时期的医疗机构，较多承袭周朝的制度，基本趋于稳定。

二、秦汉时期医疗机构

秦汉时期是中国秦汉两朝大一统时期的合称。战国后期，秦国逐渐强盛，公元前221年秦灭六国，建立了中国历史上第一个统一的、多民族的、中央集权制封建国家，统一了文字、货币、车轨、度量衡。秦朝统治时期，横征暴敛，苛政徭役，大兴土木，重刑酷律，焚书坑儒，对百姓的统治极其残酷无情，百姓不堪忍受，由陈胜、吴广率先在大泽乡揭竿而起，随后烽火蔓及全国，秦朝土崩瓦解。楚汉之争，刘邦得胜，汉朝建立，中国又重归统一。汉朝分为两个时期，前期建都长安，史称西汉，汉承秦制，在经济、政治制度上承袭秦制，但在统治方法上，汉初秉承黄老之学，无为而治，百姓得以休养生息，农业、手工业、商业不断发展，百姓安居乐业，国家繁荣昌盛。经过文景之治，至汉武帝时期，西汉发展到达顶峰，农业经济空前繁荣。文化方面汉武帝采用董仲舒“罢黜百家，独尊儒术”的建议。儒学成为中国文化的主干，对中国思想文化的发展产生了深远的影响。西汉后期，社会矛盾加剧，皇权式微，王莽篡位，建立新莽王朝，推行新政，但改制失败，起义纷起。公元25年，刘秀在各地爆发的反对王莽队伍中脱颖而出，自立皇帝，定都洛阳，称光武帝。由此恢复的汉朝，史称东汉。光武帝之后的明帝、章帝采用了减轻赋税，整顿吏治，集中皇权等措施，使东汉王朝逐渐恢复生机，称为“光武中兴”。此后东汉王权又再次旁落，被异姓亲戚把持。至东汉后期，政权纷争，各地豪强势力增长，几经战火，三分天下的局面初步形成。

秦朝统治时间不长，但其在历史上的影响巨大，汉代尤为突出。在秦朝医政制度中，较多吸取其他诸侯国及前代的经验教训，形成一套较为完善的医事制度。汉承秦制，其医事方面在秦朝基础上进行了一些调整与发展。

（一）秦代的医事制度

秦代医事制度，《史记》可考的记载如下：《史记·扁鹊仓公列传》有“秦太医令李醯自知伎不如扁鹊也，使人刺杀之”[①]的记载。杜佑《通典·职官典》：“秦、两汉有太医令丞，亦主医药，属少府。”[②]秦制少府为九卿之一，在少府下设六丞，太医令丞即其之一。《史记·刺客列传》荆轲刺秦中就有“是时侍医夏无且以其奉药囊提荆轲也”的记载，可见，秦王上朝之时，常有侍医侍奉左右。秦代官制奉行三公九卿，三公即丞相、国尉、御史大夫，九卿即奉常、郎中令、卫尉、太仆、廷尉、典客、宗正、治粟内史、少府。与医官有关的在九卿的奉常、少府中。奉常主管宗庙祭祀礼仪，属官有太乐、太祝、太宰、太医、太史、太卜；皆有令、丞。少府主管君王私人财产、生活起居等事务，属官有尚书令丞、符玺令丞、太医令丞、太官令丞、宦者令丞等。

（二）西汉医事制度

西汉政府机构，大多沿袭秦制。《汉书·百官公卿表》说：“秦兼天下，建皇帝之号，立百官之职。汉因循而不革，明简易，随时宜也。其后颇有所改。”[③]西汉医官中职位最高的是太医令丞，分属于太常、少府。

---

① 汉·司马迁. 史记[M]. 延吉：延边人民出版社，1995：270.

② 唐·杜佑. 通典[M]. 长春：时代文艺出版社，2008：288.

③ 东汉·班固. 中华传世精品珍藏文库·汉书[M]. 郑州：中州古籍出版社，1996.

1. 太常

太常，原作奉常，《汉书·百官公卿表》云："奉常，秦官，掌宗庙礼仪，有丞。景帝中元六年（公元前144年）更名太常。属官有太乐、太祝、太宰、太史、太卜、太医令丞。"因为太常掌管宗庙礼仪之事，可见当时的太医令丞，掌管着巫医之事。

2. 少府

《汉书·百官公卿表》云："少府，秦官，掌山海池泽之税，以给供养，有六丞。属官有尚书、符节、太医、太官、汤官、导官、乐府、若卢、考工室、左弋居室、甘泉居室，左右司空、东织西织，东园匠。"

据王应鳞《玉海》记载："礼官之太医，司存之所；少府之太医，通乎王内。"[①]属于太常的太医令丞，其职责如同后世的太医署、太医院、掌医事政令，主要负责与管理方药，有典领方药和本草待诏之分。典领方药侧重于方剂的研制，以供宫廷方药所用。而本草待诏则主要为皇家采集各种药材。《汉书·杜周延年传》："昭帝末，寝疾，征天下名医，延年典领方药"，《汉书·郊祀志》："候神方士，使者，副佐、本草待诏七十余人皆归家"，均为此列。少府之太医即侍医、御医，功能如同后世的尚药局、御药房，主要在宫廷内提供医疗服务。在少府太医令丞下，属官和医药人员有太医监、侍医、女侍医、女医、乳医等称。太医监多由有权势的医生充任，《汉书·外戚传》记载汉昭帝时权臣上官桀，"妻父所幸充国为太医监"。侍医即后世之御医，又称医待诏，《汉书·王嘉传》中的侍医伍宏，在《汉书·佞幸传》中称医待诏。《汉书·艺文志》中又有"侍医李柱国校方技"的记载。女侍医、女医、乳医则主要在宫中为皇后、公主服务，负责妇产科疾病。

---

① 宋·王应麟.玉海[M].扬州：广陵书社，2003.

西汉诸侯王府的医事制度亦效仿中央，如《史记·扁鹊仓公列传》仓公淳于意的弟子中就有济北王太医高期、王禹；齐王有侍医唐安。另外，还有一些王侯的家臣亦有如菑川王的太仓马长冯信、高永侯家臣杜信等亦有跟随淳于意习医的经历。

（三）新莽医事制度

王莽时期，太常改为秩宗，少府更名为共工。新莽时期设有太医尚方。《汉书·王莽传》记载“翟义党王孙庆捕得，莽使太医尚方与巧屠共刳剥之，量度五藏，以竹筳导其脉知所终始，云可以治病。”

（四）东汉医事制度

东汉撤消了太常系统，《后汉书·百官志》少府系统中：“太医令一人，六百石。本注曰：掌诸医。《汉官》曰：员医二百九十三人，员吏十九人。药丞、方丞各一人。本注曰：药丞主药，方丞主药方。”[①]太医令人，食六百石，掌诸医。下属医生 293 人，员吏 19 人负责诊疗及有关医事。此外，还有药丞、方丞各一人，分别掌握药物和医方。其他医事人员《后汉书》见载的还有太医、侍医主要从事宫中的医疗诊治工作；尚药监、中宫药长和尝药太官，主要从事药物的监管和尝试工作。《后汉书·百官志》有“时小黄门京兆高望为尚药监，幸于皇太子”“宫中药长一人，四百石”“章和以下，中官稍广，加尝药太官”的记载。从东汉章帝、和帝之后，宫中官职设置较前稍有增多，加设尝药太官，主要负责为皇帝尝药。《后汉书·礼仪下》记载了“不豫，太医令丞将医人，就所宜药，尝药监、近臣、中常侍、小黄门皆先尝药，过量十二，公卿朝臣问起居无间。”可见东汉时期侍疾尝药是有专人负责的，剂量要超过总量的十分之

① 南朝宋·范晔著. 后汉书[M]. 北京：团结出版社，1996：1012.

二以上，且尝药人不仅限于尝药太官、尝药监还有近臣、中常侍、小黄门等。《后汉书·百官志》记载，东汉为朝臣还配有医官，除大鸿胪有五人官医外，廷尉、卫尉、太仆、宗正、大司农、少府也各配有一名官医，相当于现代的保健医生。

宫中所需药物，一般从全国各地进贡。汉代各郡国每年都要按时向朝廷进贡地方的名贵药材。对于某些亟需药材，太医令还要派专人进行采购。《后汉书·延笃列传》就记载了顺帝时“皇子有疾，下郡县出珍药，而大将军梁冀遣客赍书诣京兆，并货牛黄”的历史。

东汉的地方医官制度比西汉完善，增设了一些医药官职，地方医事由地方自行负责，不再由中央直接监管。在诸侯国中设“医工长”，以主本国医药。《后汉书·第五伦传第三十一》即有“建武二十七年，举孝廉，补淮阳国医工长，随王之国”的记载。

（五）服务对象

秦汉时期的医政机构，主要的服务对象还是统治阶级。特别是秦朝与医学有关的职官分布在九卿的奉常、少府中。奉常主管宗庙祭祀礼仪，少府主管君王私人财产、生活起居等事务，其服务对象即统治阶级。汉承秦制，但在统治方法上，更多吸取了秦朝灭亡的教训，施行仁政，无为而治，给百姓休养生息。文献记载当时已经有部分医官被统治阶级派遣为士兵、百姓，甚至囚犯提供医疗服务。《汉书·盖诸葛刘郑孙毋将何传》有盖宽饶为司马“躬案行士卒庐室，视其饮食居处，有疾病者身自抚循临问，加致医药”的记载。《后汉书·钟离意列传》记载会稽大疫，督邮钟离意派遣官医“经给医药，所部多蒙全济。”《后汉书·桓帝纪》记载建和三年：“徒在作部，疾病致医药，死亡厚埋藏。”洛阳出土的东汉范雍砖志还有：“右部无任勉刑，颍川颍阴鬼薪范雍，不能去，留官致医”的记录，让满刑的病徒继续在刑徒区接受治疗。

（六）其他

西汉时已经有专门的产房，被称为“乳母舍”或“乳舍”。《太平御览》卷三百六十一记载“颖川有富室，兄弟同居，两妇数月皆怀妊，长妇胎伤，因闭匿之。产期至，同到乳母舍，弟妇生男，夜因盗取之，争讼三年，州郡不能决。”[①]另外《风俗通义》亦有“汝南周霸，字翁仲，为太尉椽。妇于乳舍生女，自毒无男。时屠妇比卧生男，因相与私货易，裨钱数万”的论述。[②] 颖川、汝南均为汉代州郡，可见当时已经有专门为妇女生产提供的场所，并且已经有一定的普及。《后汉书·百官志》专门用于妇科诊疗场所的记载，掖庭令属下有暴室丞，“主中妇人疾病者，就此室治。”

三、三国魏晋南北朝时期医疗机构

公元220年，曹丕废汉献帝，自立为帝，国号魏，定都洛阳；公元221年，刘备称帝，国号汉，史称蜀汉，定都成都；公元229年，孙权称帝，国号吴，定都建业即今南京。从此，魏、蜀、吴三国鼎立局面形成。三国期间连年征战，公元263年，魏灭蜀；公元265年，司马炎废魏立晋，史称西晋；公元280年，西晋灭吴，全国再次恢复一统。但西晋王朝因司皇族宗室争夺中央政权，“八王之乱”持续了16年，致使北方少数民族趁机兵进中原。公元316年西晋亡，北方从此进入“五胡十六国”的战乱时期，先后出现过20个割据政权。公元439年北魏统一了中国北方，此后获得将近百年的相对稳定期。公元534年北魏分裂为东魏和西魏，之后北齐代东魏，北

---

① 宋·李昉. 太平御览[M]. 北京：中华书局，1960.

② 应劭. 风俗通义[M]. 北京：中华书局，1985.

周代西魏，直至公元581年隋代北周。南方，公元317年西晋琅琊王司马睿在建康建立偏安江南的政权，史称东晋。公元420年后又历经宋、齐、梁、陈四朝更迭。南北对峙故称南北朝。直到公元589年隋灭陈，才再次结束政权纷争，重归统一。这一时期是我国政权纷争和民族大融合的时期。

（一）医官制度

三国时期，魏承汉代医官制度。有太医令、丞，尚药监，药长寺人监，灵芝园监等官职。《太平御览》引《玉匮针经序》中有吴置太医令的记载，蜀汉医制无考。

晋代承袭汉魏官制，设有太医令史、太医令等职。《晋书·职官志》记载："宗正，统皇族宗人图谍，又统太医令史，又有司牧掾员。及渡江，哀帝省并太常，太医以给门下省。"①晋代医官统属于宗正之下，东晋哀帝时，合并于太常，归门下省管理。文中"太医令史"有观点认为为"太医令丞"之误。侍中晋代常称为门下省，这是后世太医令隶于侍中的开始。《通典》记载："太医令晋铜印墨绶，进贤一梁冠，缝朝服，而属宗正。"进一步支持上述观点。

南朝医官，刘宋时，《宋书·百官志》有"太医令一人，丞一人，属起部，亦属领军。"②南齐时，《资治通鉴》："齐明帝建武元年，海陵恭王有疾，遣御师瞻视。"③梁时，《隋书·百官志》："梁门下省置太医令，又太医二丞中，药藏丞为三品勋一位。"④南陈时，《册府元

① 唐·房玄龄等撰. 晋书[M]. 长春：吉林人民出版社，1995.

② 梁·沈约. 宋书[M]. 北京：中华书局，1974.

③ 北宋·司马光；王学典编译. 资治通鉴[M]. 北京：中国纺织出版社，2008.

④ 唐·魏征等撰. 隋书[M]. 长春：吉林人民出版社，1995.

龟》："尚药自梁以降，皆太医兼其职，陈如梁制。"[①]《南史·王悦之传第十四》也有记载："以为侍中，在门下尽其心力，掌检校御府、太官、太医诸署。"[②]

北朝医官，北魏有太医令、侍御师、尝药监、尝药典御。太医令属太常，掌医药，门下省另设有尚药局。《魏书·官氏志》还记载："太医博士从第七品下，太医助教从九品中。"[③]北齐有太医署，设太医令、丞等职，属太常。太子门下坊设有药藏局，置监、丞各二人，侍医四人。皇子王国各置典医丞二人。中侍中省设有中尚药典御二人，丞二人；门下省置尚药局，设典御二人，丞二人，侍御师四人，尚药监四人，尚书省、门下省和中书省内均设有医师。北周有太医下大夫、小医下大夫、小医上士、疡医上士、疡医中士、疡医下士、医正上士、医正中士、医正下士、食医下士、主药下士，均属于天官。兽医上士、兽医中士、兽医下士，均属于夏官。其官品高者为正四品，低者为正一品。

由上述可知：此时期中央医官机构较前更为细密，特别是北周，不仅已细分为太医、兽医等七类，各类又再分阶，形成了自上而下的等级系统。这对医绩的考核管理和促进业务水平的提高，都是有利的。至于地方医政，除梁有"郡县属吏亦有医职"之记载外，其他不知其详。

（二）军医的设立

《三国志·魏书二十九·华佗传》记载华佗曾为曹操治疗头风。《三国志·吴书十二·虞翻传》记载吕蒙意图袭取关羽镇守的

---

① 宋·王钦若等编纂. 册府元龟[M]. 南京：凤凰出版社，2006.

② 唐·李延寿. 南史[M]. 北京：中华书局，1975：663.

③ 北齐·魏收. 魏书[M]. 长春：吉林人民出版社，1995.

荆州，先称病回建业，在建业时以虞翻通明医术为由要求他随军，名为医疗，实则为其出谋划策。《三国志・蜀书三十六》亦有医者为关羽破臂作创，刮骨去毒的描述。可见三国时期各国军中均有医生，只是在各国制度中未见明确记载。《太平御览》记载晋人刘德“官至太医校尉”，《资治通鉴・晋纪》中有武帝时程据为太医司马的记载，又《晋书・刘曜传》有“幽曜于河南丞廨，使金疮医李永疗之，归于襄国”的记载。可见晋时，朝廷已有一些从事医疗工作的武官，且有专职治疗战伤的医生——金疮医。南北朝时，《宋书・礼志》记载“殿中太医校尉、都尉，银印青绶，四时朝服武冠”，“殿中太医司马，铜印墨绶，给四时朝服武冠”。殿中太医校尉、都尉、殿中太医司马，均为武冠，当是当时部队中的随军医官。

第二节　隋代以前医学教育

一、秦汉以前的医学教育

秦汉时期医学教育还是以民间为主，尚未形成官办的医学教育机构。医生却可分为官医和民间医两种。官医的服务对象重点是统治阶级，到了汉代形成了从中央到地方的医疗系统，有统治阶级授予的官职及粮饷。民间医则主要为百姓服务，没有专门的名分及俸禄。由于官办的医学教育尚未形成，官医亦主要从民间医中选拔，有的仅仅是临时聘用。《汉书・平帝纪》记载平帝元始五年(公元5年)“征天下通知逸经、古记、天文、历算、钟律、小学、史篇、方术、本草、及以五经、《论语》《孝经》《尔雅》教授者，一遣诣京师，至者数千人。”体现当时诸多技术类人才取自民间，并且为一种普遍的现象。《汉书·郊祀志》有裁减官员的记载，其中就有与医疗行业相关的本草侍诏，“候绅方士、使者、副使、本草侍诏七十余人皆归家。”

二、三国魏晋南北朝时期的医学教育

（一）师承教育

师承教育是较为传统的中医学传承模式，包括师徒相授和家传相承两种模式。这两种模式的交叉出现在这一时期表现尤为明显。师徒相授方面，据《三国志·魏书二十九·华佗传》记载：“广陵吴普、彭城樊阿皆从佗学。”①《晋书·葛洪传第四十二》有葛洪试从郑隐、鲍玄的记载：“从祖玄，吴时学道得仙，号曰“葛仙公”，以其炼丹秘术授弟子郑隐。洪就隐学，悉得其法焉。后师事南海太守上党鲍玄。玄亦内学，逆占将来，见洪深重之，以女妻洪。洪传玄业，兼综练医术，凡所著撰，皆精核是非，而才章富赡。”南北朝时期，由于门阀制度的影响，家传相承的模式开始普遍出现，《魏书·周澹传第七十九》记载了周澹与其子周驴、周驹的家传关系以及另一位医官阴贞“家世为医，与澹并受封爵。”《魏书·李脩传第七十九》亦有其父李亮、兄李元孙、子李天授三世行医的记载。其中最具代表性的当属东海徐氏。徐氏家传世医达八代之久，代代有名，以第八代徐之才医名最盛。徐之才继承家学，博闻多识，北齐曾封徐之才为西阳郡王，故称徐王，撰《徐王八世家传效方》10 卷，《徐氏家秘方》2 卷，《徐王方》5 卷，均为徐氏家传八代医疗经验的总结。据徐之才自述，其为徐氏第八代传人，目前可考的史料尚不能将八代具体排列，将其可考家传

---

① 西晋·陈寿. 三国志[M]. 郑州：中州古籍出版社，1996.

关系图示如下：

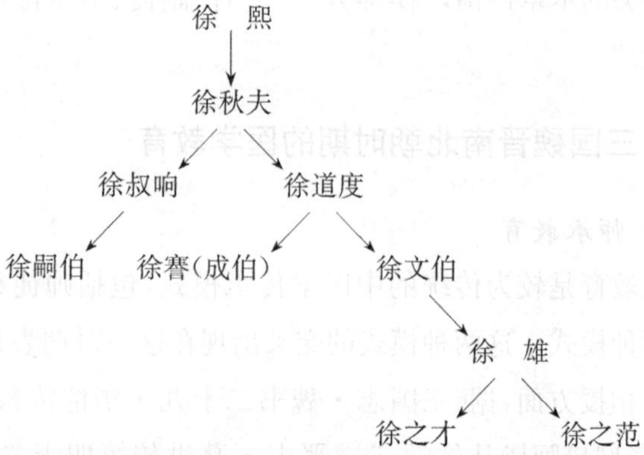

(二) 官办教育

师徒相授和家传相承的模式，为医学的传承与发展做出了巨大的贡献，但也有其一定的局限性，最为突出的就是不能够规模化。随着社会的发展，历史的推进，统治者也认识到医药人才对社会进步及国家管理的重要性，由此开始出现官方创办的医学教育机构。《唐六典》记载："晋代以上，手医子弟代习者，令助教部教之。"[①]说明早在晋代就已经有助教部这样的机构，帮助传授医学知识。"宋元嘉二十年，太医令秦承祖奏置医学，以广教授。至三十年省。"刘宋元嘉二十年(公元443年)太医令秦承祖奏置医学教育一事，则是我国官办医学教育的最早记载。《魏书·官氏志第十九》记载："太和中高祖诏群僚议定百官，著于令。"其中就有"太医博士""太医助教"分列第七品下和第九品中。从此，官办医学教育逐渐形成，为后世官办医学教育的高度发展奠定了基础。

① 唐·李林甫撰；陈仲夫点校. 唐六典[M]. 北京：中华书局，1992：410.

第三节　隋代以前医疗立法

一、先秦时期医疗立法

随着人们对疾病的进一步了解，预防医学思想开始萌芽。老子《道德经》提出："祸兮，福之所倚；福兮，祸之所伏。"[①]韩非子更在《解老篇》指出："行端直，则无祸害；无祸害，则尽天年……尽天年，则长寿。"[②]《管子》亦有"唯有道者能备患于未形，故祸不萌"的论述。[③] 防患于未然的观念开始产生并在医学界得到普遍的认可，一些法规法制也进一步形成。

"井"字的历史非常悠久，甲骨文、金文中即有出现。与人们生活卫生及法制均有紧密的联系。古代人们挖井时，往往在井壁及井口处用木架结构固定，以防井壁塌陷同时还有过滤杂质的作用。井口的木架结构像井形，故称为井。《易经》当中就有井卦，井卦爻辞当中先提出："井泥不食，旧井无禽"认为浑浊不堪的井水是不能食用的，长期没有清洁和使用的旧井，连一般的生禽都不会光顾，体现了井水对人民生活健康的影响。其后又提出："井甃，无咎""井洌，寒泉食""井收，勿幕，有孚，元吉"。认为用石块或砖块将井壁重新修缮好，不会有什么凶险；将井修缮，井水淘换干净之后，清

---

① 春秋·老子；顾悦译注. 道德经[M]. 西安：世界图书出版公司西安公司，1997：82.

② 战国·韩非子；高华平，王齐洲，张三夕译注. 韩非子[M]. 北京：中华书局，2010：193.

③ 管仲撰；吴文涛，张善良编著. 管子[M]. 北京：北京燕山出版社，1995：23－24.

澈甘甜的井水就可以饮用了；井修好之后，不要用井盖把它盖上不让民众使用，应当与民共享，这样做有助于君王的恩惠仁义能布及天下，是一种很大的吉祥。这体现了早期人们就认识到水的清洁与否对人民生活健康的影响，总结出治理水井的措施和办法并严格遵守，即人们常说的“井者，法也”。因井水为人民生活起居的必需品，慢慢的在有井水的地域就出现了集市，人们在集市中交换和购买所需的物品，这就是我们所说的“市井”。充分体现了民以井而生，君以民而存的道理。

二、秦汉时期医药立法

1. 秦汉医事律令

湖北省云梦县睡虎地出土的云梦秦简中有买卖奴隶之前必须经过令史进行体检无病者，方可论价买之的记载。《史记·秦始皇本纪》记载秦始皇听取丞相李斯的谏言焚书坑儒，“收天下书，不中用者尽去之”“所不去者，医药卜筮种树之书”医药相关书籍藉此得以能够存留。汉代朝廷常召见民间医生，为帝王治疗疾病，对治愈疾病的医生，往往赐以重金。“《汉书·外贼传》记载“(汉)武帝时，医脩氏刺治武帝，得二千万耳。”可见当时统治者对医生的尊重。《后汉书·帝纪第三》记载：“其婴儿无父母亲属，及有子不能养食者，禀给如《律》。”是关于婴幼儿保护的律令，体现了当时对婴儿老弱的照顾。

2. 秦汉卫生政策

个人卫生方面，徐坚《初学记》记载：“汉律，吏五日得一休沐，言休息以洗沐也。”①环境卫生方面，《太平御览·卷二十三》记载：“《续汉书·礼仪志》曰：夏至日浚井改水，冬至钻燧改火，可去温

---

① 唐·徐坚著．初学记[M]．北京：中华书局，1962.

病也。”当时人们定期不定期浚井改水、钻燧改火，《汉书·蒯伍江息夫传》记载部队在野外也是“穿井得水乃敢饮”。旧时路径，尘土飞扬，污染环境，易导致疾病的传播。《后汉书·张让传第六十八》记载东汉灵帝中平三年（公元186年），掖庭令毕岚“铸天禄虾蟆，吐水于平门外桥东，转水入宫。又作翻车、渴乌，施于桥西，用洒南北郊路，以省百姓洒道之费。”

三、三国魏晋南北朝时期医药立法

1. 医事律令

《晋书·裴頠传第五》中记载：“頠上言宜改诸度量。若未能悉革，可先改太医权衡。此若差违，遂失神农、岐伯之正。药物轻重，分两乖互，所可伤夭，为害尤深。古寿考而今短折者，未必不由此也。”《晋书·律历志第六》论述到：“衡权者，衡，平也；权，重也。衡所以任权而均物，平轻重也。古有黍、累、锤、锱、镮、钧、锊、溢之因，历代参差。汉志言衡权名理甚备，自后变更，其详未闻。元康中，裴頠以为医方人命之急，而称两不与古同，为害特重，宜因此改治权衡。”《宋书》中亦有相似论述。

2. 卫生政策

北魏时期，朝廷诏书中曾有设立医馆，治疗百姓疾病的文书记载。《魏书·世宗纪第八》：“冬十月辛卯（公元501年），中山王英薨。丙申，诏曰：‘朕乘乾御历，年周一纪，而道谢击壤，教惭刑厝。至于下民之茕鳏疾苦，心常愍之。此而不恤，岂为民父母之意也。可敕太常，于闲敞之处，别立一馆，使京畿内外疾病之徒，咸令居处。严敕医署，分师疗治，考其能否，而行赏罚。虽龄数有期，修短分定，然三疾不同，或赖针石，庶秦扁之言，理验今日。又经方浩博，流传处广，应病投药，卒难穷究。更令有司，集诸医工，寻篇推简，务存精要，取三十余卷，以班九服，郡县备写。布下乡邑，使知救患之术耳。’”《南史·文惠皇太子长懋传第三十四》亦有“太子与竟陵王子良俱好释氏，立六疾馆以养穷人”的记载。

北魏时期诸位皇帝的诏书中有较多医药救济，隐恤军士的文字记载。如：《魏书·显祖纪第六》：“三月丙戌（公元470年），诏曰：‘朕思百姓病苦，民多非命，明发不寐，疚心疾首。是以广集良医，远采名药，欲以救护兆民。可宣告天下，民有病者，所在官司遣医就家诊视，所须药物，任医量给之。’”《魏书·世宗纪第八》：“癸未，诏曰：‘肆州地震陷裂，死伤甚多，亡者不可复追，生病宜加疗救。可遣太医、折伤医并给所须药就疗。’”《魏书·高祖纪第七》：“诏隐恤军士，死亡疾病，务令优给。”

南北朝时期，随着对外交流的日益增多，《南史·梁本纪第七》记载：“百济求《涅槃》等经疏及医工、画师、《毛诗》博士，并许之。”是中医药对外交流的一个见证。当时佛教在国内盛行，并有了禁止使用生类为药的卫生政策。《南史·梁本纪第六》记载：“三月丙子，敕太医不得以生类为药，公家织官纹锦饰，并断仙人鸟兽之形，以为亵衣，裁翦有乖仁恕。于是祈告天地宗庙，以去杀之理，欲被之含识。”

第四节　隋代以前预防保健政策

一、隋代以前传染病防治

（一）先秦时期传染病防治

疫病的发生伴随着人类的发展历史，对人类的生命生存有着巨大的威胁。上文提及《周礼》当中就有记载一些专门负责卫生防疫工作的职官，更早的殷墟甲骨文中就有疫病的记载，称为

“疒役”，役通疫。如：“甲子卜，殼贞，疒役，不延?”“丙子卜，古贞，御役。”董作宾和罗振玉著作中所著录的这两条卜辞是目前我国所见最早的关于传染病流行的记载。此外，“贞：王役[疫]?”“甲戌卜，殼贞：王不役?”这是两片占卜诊断关于王是否感染疫病的记录。对于疫病的认识和治疗，当时人们的观点所带有的迷信色彩较为浓厚。如：“贞：役，隹㞢(有)正?”卜问疫病是否有治。卜辞中还有关于“疒年”的记载，疒，即疾，“疒年”当是疾病流行之年。“贞㞢(有)疾年其井(死)”其意为：在疾疫流行之年是否会死。①

云梦秦简中有世界医学史上最早的麻风病隔离病院的记载。“疠□爰书：某里典甲诣里人士伍丙，告曰：疑疠，来诣。讯丙，辞曰：以三岁时病疕，眉突，不可知其何病，毋它坐。令医丁诊之。丁言曰：丙无眉，艮本绝，鼻腔坏，刺其鼻不嚏，肘膝□□□到□两足下踦，溃一所：其手毋胈；令号，其音气败，疠也。”②另一条秦简写道：“城旦，鬼薪疠，何论？当迁疠迁所。”从第一条描述的症状和体征可以断定，患者所患的是麻风病。另一条所说的城旦、鬼薪是两种刑罚名称。意思是城旦、鬼薪处罚后的人患了麻风病应当送到疠迁所处理。可见当时人们对麻风病已经十分了解，特别是对他传染性的认识以及诊断和隔离处理。体现了这一时期人们对传染病的认识已经达到一定的高度。

随着人们药物知识的进一步积累，对于一些药物所具备的预防作用也有新的认识。《山海经》中就记载了 60 余种具有防病作

① 李经纬，林昭庚. 中国医学通史(古代卷)[M]. 北京：人民卫生出版社，2000：51.

② 张政烺，日知. 云梦竹简Ⅲ[M]. 长春：东北师范大学出版社，1994：100.

用的药物。多处提到“食之无疫疾”“食之可御疫”“食之不蛊”“服之不狂”等预防作用的概述。[①] 从记载描述到预防治疗，这一时期人类关于疫病已经有了一些基础的认识，并寻找到一些治疗和处理的办法，为人类的生存发展提供了更好的生活卫生条件。

（二）秦汉时期传染病防治

秦汉时期由于战乱较多，关于疫病的记载亦多见于史。史书记载疫病的称呼有：疫、大疫、疫病、疾疫、饥疫、疫疠、疠疫、瘴疫、瘴气、霍乱等。《史记·孝景本纪第十一》记载：“后二年（公元前142年），衡山国河东云中郡民疫。”《汉书·西南夷两粤朝鲜传第六十五》记载：“高后遣将军隆虑侯灶击之，会暑湿，士卒大疫，兵不能隃领。”《汉书·翼奉传第四十五》记载：“连年饥馑，加之以疾疫，百姓菜色，或至相食。”《汉书·眭两夏侯京（房）翼李传第四十五》记载：“春凋秋荣，陨霜不杀，水旱螟虫，民人饥疫，盗贼不禁，刑人满市。”《后汉书·马援传第十四》记载：“二十年（公元44年）秋，振旅还京师，军吏经瘴疫死者十四五。”

在上述诸多疫病的记载当中，统治者一般也会采取派遣医官巡回医疗，监控疫情，提供临时医院，遣医送药，隔离患者等措施以控制疫情，疫后亦会采取减免赋税等给民生息的仁政。《汉书·平帝纪第十二》即有“民疾疫者，舍空邸第，为置医药”的记载，被称为最早的时疫医院。《后汉书·灵帝纪第八》记载了汉灵帝时期爆发的多次疫情，如“二年（公元173年）春正月，大疫，使使者巡行致医药。”体现了当时统治阶级对疫病的一般处理办法。引起疫病的原因除了自然灾害外，较多由于战乱。《汉书·王莽传第六十九》记载：“平蛮将军冯茂击句町，士卒疾疫者十六七。”《汉书·西南夷两

---

① 先秦·佚名；王学典编译. 山海经[M]. 哈尔滨：哈尔滨出版社，2007.

粤朝鲜传第六十五》亦有"士卒饥疫，三岁余，死者数万"的论述。疫病的传播对军队士兵的健康状况和战斗力都有着极大的影响，因而在部队中设置隔离病院，治疗疫病的场所应运而生。《后汉书·皇甫规传第五十五》记载："明年（公元162年），规因发其骑共讨陇右，而道路隔绝，军中大疫，死者十三四。规亲入庵庐，巡视将士，三军感悦。东羌遂遣使乞降，凉州复通。"这是史书中记载在军队中设立野战医院或隔离病院之始。

除采用上述隔离办法外，当时人们还使用香药来防治疫病。佩带或焚烧香药以预防疫病古已有之，如《山海经》："有草焉，名曰薰草，麻叶而方茎，赤华而黑实，臭如蘼芜，佩之可以已疠。"《史记·礼书》记载：天子"侧载臭茝，所以养鼻也。"长沙马王堆汉墓出土文物中即有一批香囊、香枕和整枝的茅香。香囊、香枕中多填充有茅香、桂皮、佩兰、辛夷、花椒、杜衡、高良姜、藁本、干姜等香药，具有良好的辟秽防病作用。除了佩带外，当时人们还有在香炉焚烧香药的习惯。河北满城汉墓出土的汉错金博山炉即其中的突出代表。古代人们焚香的目的有多种，一是祈祝以达神明；二是古人席地而居，燃香草以洁室，芬芳缭绕，既祛除卑湿，又怡人心肺；三是古代皇室贵族用以薰衣染被，以显示华贵而又有洁身之益；四是根据不同香药的功效进行配伍可起养生祛病之效。

（三）三国魏晋南北朝时期传染病防治

三国两晋南北朝时期，是我国政权纷争，战乱蜂起的时期。战争中军士长途跋涉，风餐露宿，极易发生各种疾病。特别是疫病，由于士兵群居，且战场多有死伤，养护不能及时提供，为疫病的传播提供了条件。

三国时期，《三国志·吴书·周瑜传》记载赤壁之战前周瑜就已断言：曹军"驱中国（指中原地区）士众远涉江湖之间，不习水土，必生疾病。”两军交战之初，“曹公军众已有疾病。”《三国志·魏书·武帝纪》中也记载：“公（曹操）至赤壁与备战不利，于是大疫，吏士多死者，乃引军还。”将“大疫”作为败还的重要原因。赤壁之战后曹操亦曾进行过总结：“自顷以来，军数征行，或遇疫气，吏士死亡不归，家室怨旷，百姓流离，而仁者岂乐之哉？不得已也。”同时期《三国志·蜀书·刘璋传》中亦有：“会曹公军不利于赤壁，兼以疫死”的记载。可见赤壁之战曹操的失败，与不习水土，疫病流行有很大关系。《三国志》关于这一时期疫病的记载众多，可见战乱对于疫病的流传亦提供了一定的条件。如《三国志·吴书·全琮传》：“初，权将围珠崖及夷州，皆先问琮。琮曰：‘以圣朝之威，何向而不克？然殊方异域，隔绝障海，水土气毒，自古有之。兵入民出，必生疾病，转相污染。往者惧不能反，所获何可多致？猥亏江岸之兵，以冀万一之利，愚臣犹所不安。’权不听。军行经岁，士众疾疫死者十有八九，权深悔之。”又《三国志·蜀书·王连传》：“时南方诸郡不宾，诸葛亮将自征之，连谏以为‘此不毛之地，疫疠之乡，不宜以一国之望，冒险而行’。”

两晋时期，史书当中亦不乏有记载的疫病，较有特色的是这一时期人们提出了一些关于疫病发生和防治的观点以及制度，在下文防治部分论述。

南北朝时期，历书上所载的疫病众多，简单概括为以下几类。

1. 疫、大疫、疾疫、疫疾、疫疠、疠疫

《魏书·刁雍传第二十六》：“兵人不宜水土，疫病过半。”《宋书·天文志》：“泰始四年六月壬寅，太白犯舆鬼。占曰：‘民大疾，死不收。’其年，普天大疫。”《梁书·韦睿传第六》：“初，郢城之拒守也，男女口垂十万，闭垒经年，疾疫死者十七八，皆积尸于床下，而生者寝处其上，每屋辄盈满。睿料简隐恤，咸为营理，于是死者得埋藏，生者反居业，百姓赖之。"《梁书·武帝纪上第一》："流离寒暑，继以疫疠，转死沟渠，曾莫救恤，朽肉枯骸，乌鸢是厌。"

2. 饥疫、旱疫

《北史·突厥传第八百七十一》："种类资给，唯藉水草，去岁四时，竟无雨雪，川枯蝗暴，卉木烧尽，饥疫死亡，人畜相半。"①《宋书·文帝纪》："加顷阴阳违序，旱疫成患，仰惟灾戒，责深在予。"

3. 疟疾、瘴气、瘴疠、流肿

《梁书·殷钧传》："郡旧多山疟，更暑必动，自钧在任，郡境无复疟疾。"《魏书·高宗纪》："西征诸军至西平，什寅走保南山……九月，诸军济河追之，遇瘴气，多有疫疾，乃行军还。"《梁书·任昉传第二十一》："流离大海之南，寄命瘴疠之地。"《梁书·武帝纪上》："初郢城之闭，将佐文武男女口十余万人，疾疫流肿，死者十七八。"

政策方面，两晋时期，朝廷在瘟疫盛行之时停止早朝，《晋书·武帝纪第八》："二年（公元276年）春正月，以疾疫废朝。"之后亦有用于预防传染病的制度，《晋书·王彪之传第四十六》记载："永和末（公元356年）多疾疫。旧制，朝臣家有时疾染易三人以上者，身虽无疾，百日不得入宫。"强调朝臣家中有人患病而且传染三人以上者，百日之内不得入朝。这种隔离患者以杜绝传染源的措施是很先进的，对传染病的传播发挥了很好的抑制作用。南北朝时期各朝针对瘟疫均有相应的政策实施，以刘宋为多。《宋书·文帝纪第五》记载："五月壬午（公元427年），中护军王华卒。京师疾疫，甲午，遣使存问，给医药；死者若无家属，赐以棺器。"《宋书·孝武帝纪第六》："诏曰：'都邑节气未调，疫疠犹众，言念民瘼，情有矜伤。可遣使存问，并给医药，其死亡者，随宜恤赡。'"环境卫生方

① 唐·李延寿撰. 北史[M]. 北京：中华书局，1974：3292.

面，当时人们已经深知保持环境卫生对预防疾疫传播的重要性。《周书秘奥营造宅经》记载："沟渠通浚，屋宇洁净，无秽气，不生瘟疫病。"风俗方面，人们也形成了农历正月初一饮屠苏酒以避瘟疫的风俗，南朝梁代《荆楚岁时纪》记载："屠苏，草庵之名。昔有人居庵中，除夜遗闾里一贴药，令井中浸之，至元日取水置于酒樽，一家饮之不病瘟疫。"唐代·孙思邈《千金要方·辟温》中记录的第一个辟温处方就是"屠苏酒"。[①] 至今南方一些省市仍流传有此卫生习俗。

二、隋代以前医药卫生的普及

（一）先秦时期医药卫生的普及

通过对该时期出土文物以及文献记载的研究发现，人们已经有洗脸、洗手、洗脚、沐浴和洗涤食具等卫生习惯。甲骨文中已有：盥：""即在器皿中洗手的形态；沫：""即人用器皿洗面的形态；浴：""即人在器皿中洗浴的样子；在河南安阳殷墟文物发掘中出土了壶、盂、勺、盘、头梳等诸多盥洗用具，亦是这一时期人们生活卫生习惯的体现。陶器中还有专门用来去掉手上污垢的"陶搓"。周代已经有定期沐浴的记载，并把沐浴当作一种医疗保健方法。《礼记·内则》记载："鸡初鸣，咸盥漱"。[②] 当时人们已注意对牙齿的保护。《礼记·曲礼上》："主人未辩，客不虚口。"客人吃饱后，如果主人没有吃完，不能用酒漱口。虚口，是在饮食结束后用酒清洁口腔促进消化的一种办法。同书还有饮食前"先盥其手"的

① 唐·孙思邈撰；鲁兆麟主校. 备急千金要方[M]. 沈阳：辽宁科学技术出版社，1997：146.

② 西汉·戴圣；冯国超. 礼记[M]. 长春：吉林人民出版社，2005：189.

记载。另外《礼记·内则》还有“五日则燂汤请浴，三日具沐。其间面垢，燂潘请靧；足垢，燂汤请洗。”说明人们已经有定期沐浴以清洁身体的习惯。而且已经建有专供洗浴的浴室，如《仪礼·聘礼》所说：“卿馆于大夫，大夫馆于士，士馆于工商。馆人为客三日具沐，五日具浴。”①并且人们已经形成了沐浴并配合熏香或涂身的习惯，被认为是一种待人恭敬的礼节。《国语·齐语》载，春秋时齐桓公从鲁国接回管仲，“比至，三衅、三浴之。”②以香涂身曰衅，亦或为薰。香熏可以使人气味芬芳，心情愉悦，同时也具有提神醒脑的功效。沐浴不仅是一种清洁皮肤、促进血液循环的卫生方法，《礼记·曲礼上》“身有疡则浴，头有创则沐”则更是将沐浴视为一种治疗疮疡病的方法。

中国作为传统农耕社会型国家，食物的重要性不言而喻。上文已经介绍到《周礼》将医生进行了分科，排列居首的即是食医。统治阶级的饮食，是由食医专门管理的。固定的机构和专门职官人员对饮食营养的调配和食品的储存自然更加重视。《周礼》中就有：“凡用禽献，春行羔豚，膳膏香；夏行腒鱐，膳膏臊；秋行犊麛，膳膏腥；冬行鲜羽，膳膏膻”以及“凡和，春多酸，夏多苦，秋多辛，冬多咸，调以滑甘”的论述。这与《素问·上古天真论篇》“食饮有节，起居有常，不妄作劳，故能形与神俱，而尽终其天年，度百岁乃去”以及“美其食，任其服，乐其俗，高下不相慕，其民故曰朴”的养生论述是相符的。《周易》：“观颐，自求口实。”认为君子应当把好病从口入这一关。“鸿渐于磐，饮食衎衎，吉。”则强调进食时要细嚼慢咽，不贪食过饱。另外还有“鼎耳革，其行塞，雉膏不食。”意思是煮食

① 崔记维校点. 仪礼[M]. 沈阳：辽宁教育出版社，2000：68.

② 左丘明撰；鲍思陶点校. 国语[M]. 济南：齐鲁书社，2005：108.

的鼎坏了，即使有像雉膏那样的珍馐也不能生吃，强调食物熟了方可食用。《周易》中的论述大多是借用生活中的例子来比喻事物的道理和趋势，但也形象地描述了当时人们的生存状态以及生活卫生习俗。《礼记·礼运》提出“饮食必时”，认为饮食必须按四时变化加以安排。《墨子·非攻》亦认为“食饭之不时，饥饱之不节，百姓之道疾病而死者，不可胜数。”①不按时饮食或饮食过量均可致病。《论语·乡党》对饮食卫生的描述则更加详尽：“食不厌精，脍不厌细。食饐而餲，鱼馁而肉败，不食。色恶，不食。臭恶。不食。失饪，不食。不时，不食。割不正，不食。不得其酱，不食。肉虽多，不使胜食气。唯酒无量，不及乱。沽酒市脯，不食。不撤姜食，不多食。祭于公，不宿肉。祭肉不出三日。出三日，不食之矣。”②

在食物的储存方面，考古发现殷商时期的遗址很多地窖有经火烧烘烤或用草拌泥涂抹墙壁的痕迹，主要用来储存粮食，达到防虫、防霉、防潮的目的。《诗经·国风·豳风·七月》记载了：“二之日凿冰冲冲，三之日纳于凌阴，四之日其蚤，献羔祭韭”③的习俗。《周礼》当中亦有凌人的职官，前文已有论述。

环境卫生对人体的健康也产生了重要的影响。考古发现西安半坡村遗址和浙江河姆渡遗址发现，当时人类已经从巢居、穴居转变成自主构建的房屋，而且根据南北气候环境不同，出现了半地穴式和干栏式建筑。达到了防禽兽伤、防寒湿伤的目的。而且人们也逐渐开始学会房屋建筑的选择，《诗经·公刘》记载了周人祖先公刘带领周民迁徙的故事，其中就记载了选择房屋建筑之地的过

---

① 墨翟选集；杨勇注译. 墨子[M]. 重庆：西南师范大学出版社，1995：114.
② 陈国庆，王翼成注评. 论语[M]. 西安：陕西人民出版社，2006：186－187.
③ 葛培岭注译评. 诗经[M]. 郑州：中州古籍出版社，2005：122.

程，要高燥、向阳、寒暖适宜，接近流水。之后房屋建筑进一步发展，人们开始烧制瓦片，用于防雨、遮阳、保温，进一步改善了居住环境，亦有利于人类的卫生保健。《礼记·内则》记载："鸡初鸣，咸盥漱，衣服，敛枕簟，洒扫屋堂及庭。"《周礼》当中亦介绍了专门负责宫廷内外除草、除虫、保持水源清洁的职官。《诗经》中亦有"穹窒熏鼠，塞向墐户"的灭鼠活动的记载，对于环境卫生的保护和传染病的预防具有积极的意义。

导引是一种医疗保健形式，起源于原始社会，是远古先民按照医疗保健需要而创编的"摇筋骨，动肢节"的活动锻炼方法。① 导引源于原始舞蹈，原始社会人们在狩猎前后，播种和采摘成果时用舞蹈表达对劳动的欢乐，收成的期待以及丰收的喜悦，借以消除疲劳。通过长期的实践，人们发现舞蹈具有消除疲劳，舒筋壮骨，治疗关节疾病等作用，进而进一步归纳总结，形成了有目的性的，自主的一种自我保健的方法。《尚书·无逸》："生则逸，不知稼穑之艰难，不闻小人之劳，惟耽乐之从。自时厥后，亦罔或克寿。"②认为适当劳动，对于身体健康长寿有一定的促进作用。《周易》亦有："天行健，君子以自强不息"的思想。《庄子·养生主》首次提出"养生"一词，通过庖丁解牛、右师不善养生、泽雉不蕲樊中、老聃安时处顺哀乐不入四则寓言故事，提出了"吾生也有涯，而知也无涯。以有涯随无涯，殆已！已而为知者，殆而已矣！为善无近名，为恶无近刑；缘督以为经，可以保身，可以全生，可以养亲，可以尽年"③"指穷于为薪，火传也，不知其尽也"的养生观点。《庄子·刻意》提

① 常存库，张成博．中国医学史[M]．北京：中国中医药出版社，2012：35．

② 王世舜译注．中华经典名著全本全注全译丛书·尚书[M]．北京：中华书局，2012：255．

③ 方勇译注．庄子[M]．北京：中华书局，2010：44．

出了“道引”，即导引。记载了“吹呴呼吸，吐故纳新，熊经鸟申，为寿而已矣。此道引之士，养形之人，彭祖寿考者之所好也。”更提出“若夫不刻意而高，无仁义而修，无功名而治，无江海而闲，不道引而寿，无不忘也，无不有也，澹然无极而众美从之。此天地之道，圣人之德也”的养神之道。在学术自由、百家争鸣的春秋战国时期，老子、庄子、孔子、荀子、管子、韩非子等都曾论述过一些养生理论和方法。现存最早的气功理论文物资料《行气玉佩铭》，据考证为战国时期的作品。铭文如下：“行气，深则蓄，蓄则伸，伸则下，下则定，定则固，固则萌，萌则长，长则退，退则天。天几春在上；地几春在下。顺则生；逆则死。”是一套依靠呼吸调整身体的锻炼功法。2008 年北京奥运会纪念金盘亦将这段铭文设计入其中，展示了中国古代体育文化的内涵。

从《周礼》记载当中已经有了职业医生的出现，将其分为食医、疾医、疡医、兽医。这些仅仅是官职的名称，并未有具体医生的姓氏。《补史记三皇本纪》有神农氏“以赭鞭鞭草木，始尝百草，始有医药”的记载，《搜神记》亦有“神农以赭鞭鞭百草，尽知其平毒寒温之性，臭味所主”①的论述。《史记·司马相如传》中有“属岐伯使尚方”的说法，这些尚属神话传说。《左传》“成公十年”“昭公元年”②分别记载了秦国医生医缓、医和的行医经历，为有信史以来记载最早的两位医生。他们提及的病人膏肓、六气致病说，对后世均有较大影响。《史记·扁鹊仓公列传》中记载了扁鹊受业长桑君，越人入虢之诊的习医、行医经历。扁鹊医术精湛，专擅各科，有

① 漆绪邦，张凡. 搜神记[M]. 北京：中国少年儿童出版社，2003：1.

② 春秋·左丘明撰；舒胜利，陈霞村译注. 左传[M]. 太原：山西古籍出版社，2003.

“过邯郸，闻贵妇人，即为带下医；过雒阳，闻周人爱老人，即为耳目痹医；来入咸阳，闻秦人爱小儿，即为小儿医，随俗为变”的记载。另外扁鹊弟子众多，为医学技术的传承亦做出巨大贡献，《汉书·艺文志·方技略》中即有《扁鹊内经》九卷，《外经》十二卷的著录。其弟子据记载有子阳、子豹、子同、子明、子游、子仪、子越、子术、子容等9人之多。①

医学著作的出现，为医学知识的传授和普及，提供了极大的便利。据考证马王堆汉墓帛书《五十二病方》约成书于春秋时期或春秋战国之际。《足臂十一脉灸经》和《阴阳十一脉灸经》亦可能问世于春秋战国之际。《黄帝内经》的成书非一时一人所为，其内容在战国后期已基本成形。《黄帝内经》所引《揆度》《奇恒》《五色》《脉变》《金匮》《针经》《九针》《上经》《下经》等10余种古医书的成书时间必然早于《黄帝内经》。由此可见当时已经有较多医学著作的面世，与百家争鸣的时代背景相呼应。当然这些医书当时的存留与秦始皇焚书坑儒时“所不去者，医药卜筮种树之书”的政令关系密切。《汉书·艺文志》是在刘向、刘歆父子《别录》和《七略》的基础上编纂而成，是我国现存第一部官修群书目录，其中载录医家类著作36种868卷，相当一部分成书于春秋战国时期。

医生职业的出现，师承关系的传承以及医学专著的问世，为传统医学的继承和发扬提供了更加直接的途径，不仅仅依靠个人经验的积累，而逐步形成医疗技术直接的传承关系，以及理论知识的研究和著录。为中医学术的发展指明了方向，为中医学术体系的建立打下了坚实的基础。

---

① 陈邦贤. 二十六史医学史料汇编[M]. 北京：中医研究院中国医史文献研究所，1982：10.

（二）秦汉时期医药卫生知识的普及

文献整理，功在千秋。通过文献整理，前代积累的医药知识得以进一步流传，为后人所传承。秦汉时期对医药文献的整理，以政府层面为多，个人零散的研究工作亦有存在。上文提到秦始皇“收天下书，不中用者尽去之”“所不去者，医药卜筮种树之书”，因而秦以前的医药书籍得以保存。

《汉书·艺文志》记载：“昔仲尼没而微言绝，七十子丧而大义乖。故春秋分为五，诗分为四，易有数家之传。战国从衡，真伪分争，诸子之言纷然淆乱。至秦患之，乃燔灭文章，以愚黔首。汉兴，改秦之败，大收篇籍，广开献书之路。迄孝武世，书缺简脱，礼坏乐崩，圣上喟然而称曰：‘朕甚闵焉！’于是建藏书之策，置写书之官，下及诸子传说，皆充秘府。至成帝时，以书颇散亡，使谒者陈农求遗书于天下。诏光禄大夫刘向校经传诸子诗赋，步兵校尉任宏校兵书，太史令尹咸校数术，侍医李柱国校方技。每一书已，向辄条其篇目，撮其指意，录而奏之。会向卒，哀帝复使向子侍中奉车都尉歆卒父业。歆于是总群书而奏其七略，故有辑略，有六艺略，有诸子略，有诗赋略，有兵书略，有术数略，有方技略。今删其要，以备篇籍。”《汉书·艺文志》是在刘向、刘歆父子《别录》和《七略》的基础上编纂而成，是当时国家藏书的总目录，也是我国现存第一部官修群书目录。刘向将其所校之书摘录其要，撰写《别录》，未成即逝，刘向逝后，汉哀帝令刘向之子刘歆继承父业，刘歆总群书而名《七略》，《七略》现已失传，所幸《汉书·艺文志》较多传承了刘向、刘歆父子的研究成果，《方技略》亦在其中。《汉书·艺文志》记载：“方技者，皆生生之具，王官之一守也。太古有岐伯、俞拊，中世有扁鹊、秦和，盖论病以及国，原诊以知政。汉兴有仓公。今其技术晻昧，故论其书，以序方技为四种。”将方技略分为医经、经方、房中、神仙 4 类,分述如下。

1. 医经类

“医经者,原人血脉、经络、骨髓、阴阳、表里,以起百病之本,死生之分,而用度箴石、汤火所施,调百药齐和之所宜。至齐之得,犹慈石取铁,以物相使。拙者失理,以愈为剧,以生为死。”医经类著录的书目有:《黄帝内经》18 卷、《外经》37 卷,《扁鹊内经》9 卷、《外经》12 卷,《白氏内经》38 卷、《外经》36 卷、《旁篇》25 卷。共计 7 部,175 卷(原书谓 216 卷)。医经主要论述人体的生理、病理、解剖、经脉,疾病的诊断、治疗等相关基础理论。

2. 经方类

“经方者,本草石之寒温,量疾病之浅深,假药味之滋,因气感之宜,辨五苦六辛。致水火之齐,以通闭解结,反之于平。及失其宜者,以热益热,以寒增寒,精气内伤,不见于外,是所独知也。故谚曰:‘有病不治,常得中医’。”经方类著录的书目有:《五藏六府痹十二病方》30 卷,《五藏六府疝十六病方》40 卷,《五藏六府瘅十二病方》40 卷,《风寒热十六病方》26 卷,《泰始黄帝扁鹊俞拊方》23 卷,《五藏伤中十一病方》31 卷,《客疾五藏狂颠病方》17 卷,《金疮瘛疭方》30 卷,《妇人婴儿方》19 卷,《汤液经法》32 卷,《神农黄帝食禁》7 卷。共计 11 部,288 卷(原书谓 274 卷)。经方主要载录有效用的方剂,对症的方药。

3. 房中类

“房中者,情性之极,至道之际,是以圣王制外乐以禁内情,而为之节文。传曰:‘先王之作乐,所以节百事也。’乐而有节,则和平寿考。及迷者费顾,以生疾而陨性命。”房中类著录的书目有:《容成阴道》26 卷,《务成子阴道》36 卷,《尧舜阴道》23 卷,《汤盘庚阴道》20 卷,《天老杂子阴道》25 卷,《天一阴道》24 卷,《黄帝三王养阳方》20卷，《三家内房有子方》17卷。共计8部，191卷，(原书谓186卷)。房中主要记载性医学、性卫生学相关理论。

4. 神仙类

“神仙者，所以保性命之真，而游求于其外者也。聊以荡意平心，同死生之域。而无怵惕于胸中，然而或者专以为务。则诞欺怪迂之文弥以益多，非圣王之所以教也。孔子曰：‘索隐行怪，后世有述焉，吾不为之矣’。”神仙类著录的书目有：《宓戏杂子》20篇，《上圣杂子道》26卷，《道要杂子》18卷，《黄帝杂子步引》12卷，《黄帝岐伯按摩》10卷，《黄帝杂子芝菌》18卷，《黄帝杂子十九家方》21卷，《泰壹杂子十五家方》22卷，《神农杂子技道》23卷，《泰始杂子黄冶》31卷。共计10部，20篇，181卷(原书谓205卷)。神仙主要记载养生、导引、服食、长生等方面的内容。

综上，《方技略》所录之书，实有36部，833卷，20篇(原书谓868卷)。尽管这些医籍除《黄帝内经》外，绝大部分已经泯灭在历史长河中，但《方技略》反馈给我们的是当时国家藏书中医药类书籍的基本情况，其所包括的内容亦相当丰富，涵盖基础理论、临床医学、本草方剂、性医学、养生导引等多种临床诊治、预防保健资料。

除官方的医书征集目录汇编工作外，当时的王侯对于医药知识的积累亦十分重视。如1973年在湖南长沙马王堆3号汉墓(西汉轪侯利苍之子墓)出土的大批医学简帛，1972年在甘肃武威旱滩坡出土的武威医简，1977年在安徽阜阳县城郊西南双古堆一号汉墓出土的阜阳汉简，1983年至1984年在湖北江陵县张家山出土的张家山汉简等。

除上述医学著述的整理工作外，汉代小学的发展也在一定程度上促进了医药知识的普及。《尔雅》是我国最早的一部解释词义的专著，是一本以雅正之言解释古语词、方言词，使之近于规范的著作。其中的“释诂”“释草”“释木”“释虫”“释鱼”“释鸟”“释兽”对诸多疾病名称、药物古名进行了解释。① 许慎的《说文解字》是中国语言学史上第一部分析字形、说解字义、辨识声读的字典。其中亦有较多涉及疾病病名、药物解释的内容，是后世各家注释《黄帝内经灵枢》《黄帝内经素问》《难经》《伤寒论》等中医经典著作时的重要参考书目。同时，当时的一些学者在注释一些经史书籍时亦有不少涉及医学知识。从另外一个角度，侧面反映了这一时期医药卫生知识已不仅仅主要在医生中传播，普通的知识分子、士大夫对医药知识亦有一定程度的理解和认识，甚至对后世理解中医经典著作也产生了重要的影响。

尽管在之前漫长经验积累的基础上，中医学术体系基本形成，以《黄帝内经》《难经》《神农本草经》《伤寒杂病论》为代表的一批经典著作面世，对后世影响巨大。但这一时期仍未形成系统的官方的医学教育机构。医学知识的传播和继承更多地还是依靠师承的力量。《史记・扁鹊仓公列传》记载了仓公习医的经历，“少而喜医方术。高后八年(公元180年)更受师同郡元里公乘阳庆。庆年七十余，无子，使意尽去其故方，更悉以禁方予之，传黄帝、扁鹊之脉书，五色诊病，知人死生，决嫌疑，定可治，及药论，甚精。受之三年，为人治病，决死生多验。”又“闻菑川唐里公孙光善为古传方，臣意即往谒之，得见事之，受方化阴阳及传语法。”同篇当中亦记载仓公有弟子宋邑、高期、王禹、冯信、杜信、唐安等人跟随其习医。《后汉书・郭玉传》记载：“初，有老父不知何出，常渔钓于涪水，因号涪翁。乞食人间，见有疾者，时下针石，辄应时而效，乃著《针经》《诊

---

① 郭璞注. 尔雅[M]. 北京：中华书局，1985.

脉法》传于世。弟子程高寻求积年，翁乃授之。高亦隐迹不仕。玉少师事高，学方诊六微之技，阴阳隐侧之术。和帝时，为太医丞，多有效应。"体现了涪翁、程高、郭玉三人之间的师徒传承关系。《后汉书·华佗传第七十二》亦有："广陵吴普、彭城樊阿皆从佗学"的记载。体现了华佗与吴普、樊阿之间的师徒关系，当时大多数的医生就是通过这种师承关系培养的。

秦汉时期统一、多民族的封建制国家的建立与巩固，促进了社会的发展，为各民族的交流创造了条件，在一定程度上也推动了医药卫生知识的普及。据《史记》《神异经》《荆楚岁时记》记载，当时人们已经有春节燃放爆竹、燃草的习惯，用于驱赶病魔，辟除疫疠。饮用椒柏酒、桃汤，用来预防百病，也给节日添加欢乐气氛。这一时期，人们已经将纪念介子推、屈原、伍子胥等历史人物与节日祭祀、恶月恶日祝禳、辟瘟防疫等医药卫生风俗融为一体。《夏小正》记载端午节时"蓄药，以蠲除毒气。"《后汉书·礼仪志》记载："五月五日，朱索五色为门户饰，以除恶气。"《风俗通义》："五月五日以五彩丝系臂者……令人不病瘟。"及"八月一日是六神日，以露水调朱砂蘸小指，宜点灸，去百病。"《西京杂记》记载："九月九日，佩茱萸，食蓬饵，饮菊花酒，云令人长寿。"[①]这些习俗都间接地反映了人们辟瘟疫、求长寿的殷切心愿。

秦汉时期，养生导引之术普遍存在，除《汉书·艺文志》神仙类中诸多的典籍著录外，史籍中载录的养生方法有服食、辟谷、绝谷、禁寒食、胎息、胎食、吐纳、导引等。如《史记·龟策列传》记载的服食方法："江傍家人常畜龟饮食之，以为能导引致气，有益于助衰养

---

① 晋·葛洪辑；成林，程章灿译注. 西京杂记全译[M]. 贵阳：贵州人民出版社，1993：106.

老。”《后汉书·华佗传第七十二》：“阿从佗求方可服食益于人者，佗授以漆叶青黏散：漆叶屑一斗，青黏十四两，以是为率。言久服，去三虫，利五脏，轻体，使人头不白，阿从其言，寿百余岁。”《汉书·王贡两龚鲍传》记载的导引、吐纳法：“俯仰诎信以利形，进退步趋以实下，吸新吐故以练藏，专意积精以适神，于以养生，岂不长哉！”

（三）三国魏晋南北朝时期医药卫生知识的普及

官颁医书，是指由朝廷统一主持编写，颁布传播的医书。南北朝时的官颁医书，有刘宋时《宋建平王典术》120卷，北魏时李修《药方》110卷，王显《药方》35卷，均为临床方书，反映出当时临证医学的进步。官颁医书多组织众多医家集中编写，往往篇幅巨大，又借助官方地位，有颁行之便，对中医学术的总结提高以及医药卫生知识的传播具有很好的推动作用。《宋建平王典术》120卷，见载于《补宋书·艺文志》《隋书·经籍志》，据考证，概为刘宋建平王宏组织其典医丞所编撰。李修《药方》成书于北魏太和年间，《魏书·李修传第七十九》记载：“太和中（公元477—499年），常在禁内，高祖文明太后时有不豫，修侍针药，治多有效，赏赐累加，车服第宅，号为鲜丽。集诸学士及工书者百余人，在东宫撰诸《药方》百余卷，皆行于世。”王显《药方》编撰于6世纪初。《魏书·王显传第七十九》记载：“世宗诏显，撰《药方》三十五卷，颁布天下，以疗诸疾。”魏武帝永平三年（公元510年）诏书中称：“又经方浩博，流传处广，应病投药，卒难穷究。更令有司，集诸医工，寻篇推简，务在精要，取三十余卷，以颁九服，郡县备写，布下乡邑，使和救患之术耳。”两项记载，时间和卷数相符，所述当为一事。王显《药方》纳入经方之精要，通过行政途径传播到各郡县、乡邑，对医药卫生知识的普及，临床医学的发展和人民疾患的防治甚有裨益。

除官颁医书外，不少医家对《黄帝内经》《难经》《伤寒杂病论》《神农本草经》等中医药经典著作进行了一系列的整理研究和注释阐发。以全元起注《黄帝内经》、吕广注《八十一难经》、王叔和整理《伤寒杂病论》、陶弘景《本草经集注》为代表。经过他们的整理注释，中医的经典著作得以保存并流传至今，对后世经典文献的研究工作和中医药理论的发展与进一步完善有着极其深远的意义。

三国两晋南北朝时期，出现了诸多著名的养生家，包括华佗、嵇康、葛洪、张湛、陶弘景等。他们将养生付诸实践并对其中理论进行总结，促进了养生学的进一步发展。

《三国志·魏书·华佗传》记载："佗语普曰：'人体欲得劳动，但不当使极尔。动摇则谷气得消，血脉流通，病不得生，譬犹户枢不朽是也。是以古之仙者为导引之事，熊经鸱顾，引挽腰体，动诸关节，以求难老。吾有一术，名五禽之戏，一曰虎二曰鹿，三曰熊，四曰猿，五曰鸟，亦以除疾，并利蹄足，以当导引。体中不快，起作一禽之戏，沾濡汗出，困上著粉，身体轻便，腹中欲食。'普施行之，年九十余，耳目聪明，齿牙完坚。"华佗在前人导引术的基础上，结合自己的经验，编创五禽戏。并将其传授给弟子吴普，吴普按照五禽戏坚持练习，年满九十，仍然耳目聪明，齿牙完坚。华佗的五禽戏流传至今，仍然是人们常用的一种养生导引功法。

嵇康，字叔夜，"竹林七贤"之一。《晋书·嵇康传第十九》记录"常修养性服食之事。弹琴咏诗，自足于怀。以为神仙禀之自然，非积学所得，至于导养得理，则安期、彭祖之伦可及，乃著《养生论》。"除《养生论》外，嵇康还有《答难养生论》《答难宅无吉凶摄生论》等篇专论养生。其养生主旨为"清虚静泰，少私寡欲"，这也是嵇氏所主张的清谈玄学思想在养生方面的反映。

葛洪，字稚川，号抱朴子，是东晋著名的道教学者、炼丹家、医药学家。其养生思想多出于《抱朴子》，葛洪总结前人养生经验和方法，提出："是以至人消未起之患，治未病之疾，医之于无事之前，不追之于既逝之后。"①认为养生应当动静结合，应当于年轻、无病之时开始，并提出"养生以不伤本"的观点，如"冬不欲极温，夏不欲穷凉""不欲极饥而食，食不过饱""不欲多睡""目不久视"等。书中还论述到龙导、虎引等导引之术以及"坚齿""明目""聪耳""胎息"等功法，其中"胎息""坚齿"的论述尚属首次，对后世影响很大。

张湛，东晋学者、养生学家，著有《养生要集》10 卷、《延年秘录》12 卷，均已亡佚。后世《医心方》《太平御览》中可以寻找到一些佚文。其著名的"养生十要"："一曰啬神，二曰爱气，三曰养形，四曰导引，五曰言语，六曰饮食，七曰房室，八曰反俗，九曰医药，十曰禁忌。"在陶弘景《养性延命录》、孙思邈《千金要方》等后世著作中均有载录，对后世养生学影响巨大。

陶弘景，南朝著名的医药家、炼丹家、文学家。《梁书・陶弘景传第十五》记载："年十岁，得葛洪《神仙传》，昼夜研寻，便有养生之志。"他收集了前贤养生语录以及前代养生论述，结合自己的体会，编撰《养性延命录》2 卷，包括饮食起居、精神摄养、服气疗病、导引按摩、药物补益等内容。

---

① 晋・葛洪；冯国超. 抱朴子内篇[M]. 长春：吉林人民出版社，2005：266.

第二章 隋唐两宋时期医政

隋代(公元581—618年)是一个承前启后的朝代,朝廷用武力统一中国后,继而进行革故推新。虽然隋政权存在时间短暂,但在隋文帝至隋炀帝统治的初期,国家的政治、经济、文化等均有所发展。隋代是中国医学发展上一个重要的历史时期,中国医学之所以能够一直向前发展,推溯其源,实自隋代开始。[①] 唐代(公元618—907年)则是统一时间最长,国力最强盛的朝代之一。隋唐时期结束长期分裂割据的局势,为医学的发展提供良好的环境。隋唐统治者为了更好地治理国家,逐步产生重视医药的思想,继而颁布一系列比较符合医学发展规律的政策和措施。这些医药律令零星散见于《隋书》《旧唐书》《唐会要》《唐六典》《唐律疏议》等书中。

两宋时期,社会稳定,中国的封建经济发展到一个新的高度。随着社会经济的发展,科学技术也取得很大进步,相应推动医学的发展。又宋政府为了巩固中央集权,统治者普遍重视削夺部下的

① 俞慎初.中国医学简史[M].福州:福建科学技术出版社,1983:91.

兵权，大力发展文官统治，重视文士的培养，在京师设国子学、太学、医学等各类学校，培养各类专业人才。尤其在王安石变法后，其中一部分文士进入到医学队伍，大大提升宋代医药人员的文化水平。另外，宋代历朝皇帝都非常重视医药事业，屡次颁布医药卫生的诏令和制定相关律令，据《宋史》《宋会要辑稿》《宋刑统》等书中记载，仅北宋时期颁布的医药卫生诏令就多达200余条，历代封建统治者都无法与之比拟。此外，两宋政府还施行一系列具有革新倾向的措施，如创设校正医书局，成立药厂、开办卖药所，实行进口药专卖制度，成立太医局，并在国子监设"医学"，举办社会慈善机构和医院，改革与普及医学教育，提高医学与医师社会地位等。

第一节　隋唐两宋时期医药机构的设立

一、隋代医药机构的设立

隋文帝建立政权之后，除改周之六官外，其他的官制名称，多依前代。在《隋书·百官志下》中对隋文帝时期的医药机构名称、隶属均有详细记载：门下省统领"城门、尚食、尚药、符玺、御府、殿内等六局。"其中"尚食局，典御二人，直长四人，食医四人。尚药局，典御二人，侍御医、直长各四人，医师四十人。"内侍省统领"尚食、掖庭、宫闱、奚官、内仆、内府等局。"尚食局置典御及丞各二人。太常寺统领"郊社、太庙、诸陵、太祝、衣冠、太乐、清商、鼓吹、太医、太卜、廪牲等署。各置于令(并一人。太乐、太医则各加至二人)丞……太医署有主药(二人)、医师(二百人)、药园师(二人)、医博士(二人)、助教(二人)、按摩博士(二人)、祝禁博士(二人)等员。"太仆寺有兽医博士员外120人。门下坊统领"司经、宫门、内直、典膳、药藏、斋帅等六局。"其中典膳局、药藏局并置监、丞各二人。药藏局又有侍医四人。《隋书·百官志下》对医官的官阶亦有相关记载：内尚食典御为正六品。御医、尚食、尚药、太子典膳食、药藏等监为正七品。太子食官、典仓、司藏等令，尚食、尚医、军主、太史、掖庭、宫闱局等丞、太子典膳、药藏等局丞为正九品。

隋炀帝即位之后，医事制度相关的官制稍有改革，但与文帝时期基本一致。

从上文可见，隋代医药机构主要有以下四部分。

1. 尚食局

隋文帝时尚食局隶属门下省，隋炀帝时改属殿内省，主要负责皇室的日常饮食事务。尚食局内设置"食医"一职，食医的工作是掌管"和齐所宜"，即评判皇室膳食中的四时五味是否搭配合理，通过调控日常的饮食来对王室成员的身体健康进行保健。

2. 尚药局

尚药局是皇宫内专门服务于皇帝及皇后等的医疗保健机构，主管宫廷内御药的制作、尝试以及疾病治疗。王公大臣以下官员生病，奏请皇帝批准后，也可由尚药局的医官为其诊疗给药。尚药局进奉的药物，每季经由太常检验，凡腐烂发霉者予以退还。

3. 药藏局

药藏局属门下坊管理，是专门为太子服务的医疗机构。局内设药藏郎"掌和剂医药"，丞为之助理。太子有病，先由侍医诊病处方，然后典药、药童进行配药。进呈药物的时候，先由宫臣尝试，如同尚药局之职。此外，太子内官中还设有掌医三人，主管为太子宫人治病。

4. 太医署

太医署隶属于太常寺，内设更全面的官职，既为掌管全国的医疗工作医疗机关，也是医学教育的机构，从而保证源源不断为宫廷输送医药人才。太医署设置太医令一人（从七品下）、丞二人（从八品下）、主药二人、医师二百人、药园师二人、医博士二人、助教二人、按摩博士二人、祝禁博士二人。隋炀帝时又增医监五人、医正十人。太医令掌管诸医疗之法，并掌管该署之政令，丞则为其助理。医师、医正、医工主要为人诊疗疾病。诸博士及助教除进行医疗外，主要职责是教授诸生医术。

二、唐代医药机构的设立

唐代多承隋制，“随时署置，多从省便”①，医药机构隶属、从事医药的官员职位仅有小的变动。

唐代太医署沿袭隋制，但在人员配备上，更加突出了对医政的管理及医学教育的职责。医学方面，在太医署下明确设立医、针、按摩、咒禁四科，针科则为新置；各科均有博士、助教教授学生知识，有医工、医师辅助进行教学；并明确规定太医令、丞每季考核诸医针生一次，明显加强太医署的教育职责。药学方面，太医署仍有主药、药童以管理修合药材，药园师、药园生、掌固等栽培收采药材及药园师负有培养药园生成药师之责。除此之外，还规定上述有关医事人员的官阶和俸禄，“医术者，不得过尚药奉御”，因而医官员阶最高为五品下，并像其他官员一样按品级领取月俸。

唐代地方医事制度也有所建树。如《旧唐书·太宗纪上第二》载：“（贞观三年）九月癸丑，诸州置医学。”并建立了一套完整的机构，其规定是：京兆河南太原等府内设医药博士一人，助教一人，

---

① 刘昫. 旧唐书·志第二十二·职官一. 卷四十二[M]. 北京：中华书局，1975：1783.

学生二十人。大都督府中设医学博士一人,从八品下,助教一人,学生十五人。中都督府中设医学博士一人,学生十五人。下都督府中设医学博士一人,助教一人,学生十二人。上州设医学博士一人,正九品下,助教一人,学生十五人。中州设医药博士一人,从九品下,助教一人,学生十二人。下州设医学博士一人,从九品下,学生十人。①

上述这些都督府,大、中、小州的医学博士,均身兼医疗、教学之职。既以"百药救民疾病",又在助教的协助下,传授学生知识,规定学主有在州境内巡回医疗诊治的任务。唐代州县等之医药设置,是由人口数量决定的。以开元盛世为例言,四万户以上为上州,二万五千户为中州,不足二万户为下州,以每户平均五人计,约万人才有一名医学生,这个比例应该说是挺低的。虽然比例低,但在当时的封建社会,能在地方实行医学教育,可见唐政府对医学的重视程度非常之高。

三、两宋医药机构的设立

宋代政府为加强对医疗事业的管理,对医事体制进行革新,设立翰林医官院及其他保健或慈善机构,将医药行政与医学教育分开,并制定一系列培养和考核医生技能的制度。

(一)医疗机构

1. 国家医疗机构

宋置翰林医官院,属翰林院,翰林医官院是中央较高品位的医疗兼行政管理机构,掌管医之政令和医疗事务,供奉朝廷医药,负

---

① 刘昫. 旧唐书·志第二十四·职官三. 卷四十四[M]. 北京:中华书局,1975:1915.

责对内廷、朝臣疾病以及军旅、学校、民间疾疫派遣医官治疗。元丰元年(公元 1078 年)六月,翰林医官院改称为翰林医官局,然而其职能未改。

宋初时,翰林医官院无固定人员,宝元元年(公元 1038 年)才规定总额为 102 人,包括院使、副使、直院、尚药奉御、医官、医学、祗候等官职。嘉祐二年(公元 1057 年)医官院自直院发下定员 142 人,但后来却恣意叙迁、荫补,以致官员名额滥冗无度。政和二年(公元 1112 年)以后,设置官衔如大夫、郎中多达 22 种。宣和二年(公元 1120 年),机构更加臃肿庞大,人员数量自和安大夫至祗候竟然达到 1 096 人之多。后经过逐步裁汰,宣和三年(公元 1121 年)医官名额减为 350 人,绍兴三年(公元 1132 年)精减至 43 人。

宋代的职官十之八九为官与职分离,本官不管本职,医官职位用武阶,宋徽宗鉴其弊端于政和二年(公元 1112 年),改医官职位武阶为文阶,共计 22 阶,其中和安大夫、成和大夫、成安大夫为从六品,是医官中官阶最高者,翰林医学为从九品,是最低者。

2. 地方医疗机构

宋代各个地方州郡也设有医官。元丰六年(1083 年)规定医生数量为:京府节镇 10 人,内小方脉 3 人,余州 7 人,小方脉 2 人,县每万户 1～5 人,3 人以上,小方脉 1 人,遇有缺,差官于历习方书试义十道,以五通为合格,给帖补之。政和元年(公元 1111 年)规定:京府及上中州设医学博士(政和九年改作医博士)、助教各 1 人,下州设医学博士 1 人,诸州医学博士、助教阙,由本州医生中选医术精良者补充;如无合格人员时,选能医者通过考试录用,诸职医;助教、医生医术不精,治疗多失误者,经上级查验属实,另选合格者充任。

3. 军医组织机构

宋代有庞大的军队，到皇祐初年士兵人数达140万，占总人数的百分之六多。其中半数以上为禁军，一半守护首都，一半驻扎在各路州府。另外，各州还有乡兵、蕃兵等。由于北宋时期火药在战争的使用，其杀伤力极强，促使军队组织日益庞大起来。军医的来源主要由翰林医官院派遣医官，当时还对军医官根据其医疗水平的高低制定出相应的责罚标准。京师部队多是禁兵，政府更为重视，规定太医局的上舍生和内舍生轮流为各营将士治病。宋代军医组织的先进之处，在于它能够在实战中对于战伤进行救护，军医多是擅长外伤科的医官，这对宋代外伤科的独立发展，起重大的推动作用。

（二）人员选拔

宋代非常重视选拔人材，严格考核标准，及时整顿医药队伍，按实际技能水平进行升迁罢黜。范仲淹强调："今后不由师学，不得入翰林院。""外面私习"而医道精通者，须经推荐考试合格后，方可录用。翰林医官的录用、升迁需遵循：选取40岁以上，经过考试本科经义或方脉用药，以通六七分以上者为合格，才能予以录用。为了补充医术精湛的医官，绍兴元年（公元1131年）"命太医局试补并募草泽医人"。即是从各地区官府或民间选取优秀医生。淳熙十五年（公元1188年）九月，诏命文武大臣，从各州县民间医生中保举推荐人才，经初试合格者，可以参加次年省试，合格者五人取一名，给帖补充习医生，二次省试，五人取一名，成绩八通补翰林医学，六通补祗候。反之，不称职的医官将被罢免。除中央外，各州郡也设有医官。如元丰六年（公元1083年）京府节镇置医官10人，包括小方脉3人；各州7人，包括小方脉2人。如出现医官缺额或不能胜任者，由当地通过考试录取补充或除名。

（三）**药政**

宋代药政较为进步，药物被视为专卖品，宋代药事管理体制主要包括药政管理机构和药品贸易供应机构。

1. 国家药政机构

(1) 尚药局：尚药局隶属殿中省，为六尚局（尚食、尚药、尚酝、尚衣、尚舍、尚辇）之一，据《宋会要辑稿·职官》记载，设有典御2人、奉御4人、监门2人，医师2人，御医4人，医正4人，医佐4人，药童20人，封人3人，药工10人，掌库2人，库典7人，局长1人，典事2人，局史4人，直史4人，书吏3人，贴书10人。专门负责御药、和剂、诊疗疾病等事务。

(2) 御药院：至道三年（公元997年）设置，属内侍省，为皇帝御用药房，多由宦官主管。起初御药院以入内内侍3人掌管，仁宗天圣四年（公元1026年）又置上御药及上御药供奉多至9人。崇宁二年（公元1103年），御药院中有关供御汤药的事务改归尚药局管理，鉴于御用药品的重要性，又增置内臣监官4人为奉御。御药院职责是检验秘方，以时剂和药品进御及供奉禁中之用。此外，还负责保管加工炮制国内外进贡药物，采购药材，官员也常奉敕出使，如代表皇帝向驻边将士赐药，率领太医给疫区送药等。

(3) 建立国家药局：熙宁二年（公元1069年）宋政府推行王安石变法，国家对盐、茶、酒等贸易进行控制，以至于后来药物也被列入政府专卖，交由卖药所经营。

熙宁九年（公元1076年）6月，宋神宗诏令撤消合并旧有的熟药库、合药所、卖药所，在京城开封太医局开设了"熟药所"，亦名"修合卖药所"，并委官监制和销售成药，这是中国医学史上第一所官办药局。熟药所掌管制作和出售成药，由于熟药比生药使用方便，在很大程度上方便了病家，因此很受医生和患者欢迎。熟药所出售的成药经营一年之内,获利甚多,收息钱二万五千缗。

至崇宁二年(公元1103年),熟药所增加至5所,另设"修合药所"2处,为制药作坊。

政和四年(公元1114年)后"熟药所"更名为"医药惠民局","修合药所"改称为"医药和剂局"。同时,汴京以外的其他一些地方也陆续建立药局。

绍兴六年(公元1136年)南宋政府在临安设熟药所4处,其一为和剂局,由翰林医官院选保医官辨验药材,12年后改名为"太平惠民局"。不久淮东、淮西、襄阳、四川、陕西等地也相继成立药局,并延续到元代。

宋代药局的组织和规章制度也比较完善,设有官员专门负责监督熟药所的工作。在生药购买方面,由户部派人负责。崇宁间又设"收买药材所",有"辨验药材"一职,革除药材伪滥之弊,从而确保收购生药质量的优良。并强调对药材进行适当保管和处理。还设专人从事药物炮制、对膏丹丸散各种剂型的制作,并规定有具体制作方法,丰富了成药的品种,提高了药物疗效,使宋代成药的研制达到了空前水平。药局制订有若干制度。如轮值制度:保证昼夜售药;如因失职而影响急证病家购药者,予以"杖一百"的处罚。检验制度:经常检查药品质量,及时废弃陈腐过时的药物。施药制度:遇有贫困或水旱疫疠,施给药剂。如西南地区多瘴气,药局为之配制瘴药。南宋时,"给散夏药",预防暑病。绍兴十六年(公元1146年)以后,给散夏药几成定例。

官药局对发展成药和药物的加工炮制起了重要作用。药局制作和销售的成药,服用方便,易于携带,便于保存,且疗效显著。尤其在天灾疾疫,兵荒战乱之时,成药使用更加广泛。另外,成药贱价低息,药价比市价减三分之一,也起到了一定的"惠民"作用。随着宋政权的腐朽，官药局逐渐出现管理混乱，经费亏损，质量低劣、以假充真等现象，成为贪官污吏投机发财的场所。

第二节　隋唐两宋时期医学教育

魏晋以前无医学教育，中医人才培养主要是呈现师徒或父子承传的形式，政府的医生，均从民间选拔，国家尚未设立专门的医学教育机构。魏晋之后，医学教育事业才开始出现。据《唐六典》记载，刘宋元嘉二十年（公元 443 年），太医令秦承祖奏请置医学，以传授更多的人医学知识，此为我国正式由政府设置医学教育之始。秦承祖精于方药，自己编撰教材。但 10 年后，因文帝的离世而不再施行。泰始五年（公元 469 年），周郎奏请恢复医学教育，但因当时政权更换，不久刘宋被齐所灭，因此，他的建议未能实现。至南朝齐代时，曾在太常内设保学医二人传授医学，与此同时，公元 484 年，北魏太医署中也设立太医博士和太医助教之职位，教授医学知识。所有这些设置，其学科制度、考试内容和方式等因缺乏文献记述而欠明确，但为隋唐医学校诞生奠定了一定基础。

一、隋唐医学教育

隋唐是我国医学教育迅速发展的时期。隋统一全国后，在前代基础上，先后建立和完善了太医署，作为国家最高的医学教育机关，包括医学教育和药学教育。

（一）医学教育

隋代太医署设置医博士 2 人，针灸教学由医博士担任，此外，按摩、咒禁等均设置相应的教学人员。隋代所设医学校之师生最多时达 580 多人，可知当时学院式医学教育已得到统治者高度重视。尤其在按摩医生的培养方面特别突出，其编制中按摩博士一职多达20人，按摩师120人，学生100人，这在整个封建社会是绝无仅有的，从隋炀帝命令集体编撰的《诸病源候论》这部医学理论专著可见一斑，虽然并不论述疾病的医疗方法和技术，但却详述了许多疾病的按摩导引等医疗技术和方法。

唐代基本沿袭隋代的制度，并在其基础上加以修订和改善。公元624年（即唐高祖武德七年），正式建立太医署。从此出现了我国历史上最具影响力的官办医药院校。到唐代时，针科正式成为独立的一科，如《新唐书・百官三》所载，设置针博士一职，并设“助教一人，针师十人，并从九品下。”总之，医学教育经过隋代的发展完善，到唐代已经基本确定医、针、按摩、咒禁4个科系的教学体制。

1. 机构组成

太医署在行政归属上隶属“太常寺”，除行政人员之外，可分为医学和药学两个部分，其编制大致如下。

行政管理人员：太医署设太医令2人，掌管医疗之法，为太医署的最高行政长官，负责全面领导之责。丞2人，为令之助理，协助太医署令之工作。医监4人及医正8人，为协助太医令分管教务、庶务等工作，管理教学。

医学人员：分为医、针、按摩和咒禁等4个科，每科有博士以教授学生，下设助教、师和工等；以辅助教学。

药学部分：太医署内有府（掌管药物的）2人，史（管理文书的）4人，主药8人，药童24人。

2. 分科学制

太医署的学习科目有医科、针科、按摩科（包括伤科）、咒禁科四科。

唐代太医署的学制十分严格，据《唐六典·卷十四》记载，“诸医生既读诸经，乃分业教习，率二十人以十一人学体疗。三人学疮肿。三人学少小，二人学耳目口齿，一人学角法。体疗者，七年成；少小及疮肿，五年；耳目口齿之疾并角法，二年成。”即医科各科学习年限：体疗科修业期为七年；疮肿、少小科修业期为五年；耳目口齿科和角法修业期为二年。

3. 教学实习

唐代太医署设置医、针、按摩、咒禁四科，均有规定系统的课程设置和教学方法，从《唐六典·卷十四》中可得以下内容：医博士一人，正八品上；助教一人，从九品上。医博士掌以医术教授诸生习《本草》《甲乙脉经》，分而为业：一曰体疗，二曰疮肿，三曰少小，四曰耳目口齿，五曰角法。针博士一人，从八品上；针助教一人；从九品下。针博士掌教针生以经脉孔穴，使识浮、沉、涩、滑之候，又以九针为补泻之法。凡针生习业者，教之如医生之法。针生习《素问》《黄帝针经》《明堂》《脉诀》，兼习《流注》《偃侧》等图，《赤乌神针经》等经。业成者，试《素问》四条，《黄帝针经》《明堂》《脉诀》各二条。按摩博士一人，从九品下。按摩博士掌教按摩生以消息导引之法，以除人八疾：一曰风，二曰寒，三曰暑，四曰湿，五曰饥，六曰饱，七曰劳，八曰逸。凡人肢、节、府、藏积而疾生，导而宣之，使内疾不留，外邪不入。若损伤折跌者，以法正之。咒禁博士一人，从九品下。咒禁博士掌教咒禁生以咒禁拔除邪魅之为厉者。有道禁，出于山居方术之士；有禁咒，出于释氏。以五法神之：一曰存思，二曰禹步，三曰营目，四曰掌决，五曰手印；皆先禁食荤血，斋戒于坛场以受焉。

以上可见，医科由医博士教授，助教辅导。学生先学习《本草》《甲乙经》《脉经》等医药基础内容，然后再进行体疗（内科）、疮肿

(外科)、少小(儿科)、耳目口齿和角法(外治疗法加火艾烧灸治病)5个专科的学习。

针科由针博士教授,针助教辅助。学生首先学习孔穴,然后学习浮、沉、滑、涩等病症,以及九针的补泻方法。在用针治病时,必须先审查五脏的有余和不足,然后才能决定采取补或泻的方法。需要学习《素问》《黄帝针经》《明堂脉诀》,并兼习《流注》《偃侧》等图,以及《赤乌神针经》等经。

按摩科由按摩博士和按摩师教授"消息导引"的方法。按摩科并强调动手能力,把理论教学和实际操作放在同等重要的地位。

咒禁科由咒禁博士教授,主要使学生能用咒禁来拔除邪魔鬼祟以治疾病。唐代时期,佛教和道教盛行,因此,医学受其一定的影响,咒禁也作为一科进行传授,分为道禁(出于道教)和禁咒(出于佛教)。

唐代太医署的教学已涉及医学实习方面。如学习明堂,必须检图即能认识孔穴;学习经脉时,大家互相诊候,使能了解四时浮、沉、滑、涩的脉候;学习《素问》《黄帝针经》《甲乙经》《脉经》等医著时,必须做到深刻理解,融会贯通。各科学生除学习理论外,还有临床实习。

4. 晋升考核

学生要通过考试才能入学,入学后在每月、每季、每年都有考试,以评核成绩。若业务超过现任官的,可以听候补替,若学习9年仍然不及格者,即令退学,据《唐会要》中记载:"凡学生有不率师教者则举而免之。其频三年下第,九年在学无成者亦如之";"诸博士、助教皆分经教授学者,每授一经必令终讲,所讲未终,不得改业。诸博士助教,皆计当年讲授多少,以为考课等级"。又有"诸生先读经文通熟,然后授文讲义,每旬放一日休假。前一日博士考试，其试读每千言内试一帖，帖三言讲义者，每二千言内问大义一条，总试三条。通二为及第，通一及不全通者，酌量决罚”。

据《唐六典·卷十四》记载，学生“初入学，皆行束修之礼，礼于师”，“其束修三分入博士，二分助教。以每年国子监所管学生，国子监试。州县学生，当州试，并选艺业优良者为试官。其试者，通计一年听受之业，口司大义十条，得八以上为上，得六以上为中，得五已下为下。及其学九年不贡举者并解退”。

太医署对学生之学习成绩考核似更为严格，在原则上虽也指出“其考试登用，如国子监之法”，但又在注解中强调：“诸医针生读本草者即令识药形而知药性；读明堂者即令检图识其孔穴；读脉诀者即令递相诊候，使知四时浮沉涩滑之状；读《素问》《黄帝针经》《甲乙》《脉经》，皆使精熟”。最后在指出考察上述各门课程之学习成绩的制度时，要求“博士月一次试，大医令丞季一试，太常丞年终总试。若业术过于见任官者，即听补替。其在学九年无成者，皆退从本色”。又有“凡医师、医正、医工疗人疾病以其痊多少而书之以为考课”，可见医主之晋升是十分重视实际技艺和诊病的疗效水平的。

（二）药学教育

隋代在太医署中设置正规的医学教育的同时，也设置了药学教育，到唐代，得到进一步完善与发展。太医署中由府、史、主药、药童、掌固等职官管理药物。府的职责是总管；史的职责是负责文书资料；主药则具体管理药物；药童供主药役使，为主药的助手；掌故掌管药库事务。

京师所置药园是药学教育的基地，占地三顷，药园师利用这一药学基地传授药学知识并指导药园生的实习，如学习本草时，必须认识药形，深明药性。

隋唐时期的药学教育只是初具规模，无法与医学教育的规模相媲美。

除太医署具有医学教育的功能之外，在京兆、河南、太原等府、州、县设立医学博士一职，既能“百药救民疾病”，又在助教的协助之下教授学生。医学生还有在州境内巡回医疗的任务。因此，唐代地方性医学教育也有一定的发展。

隋代地方医学教育未见记载。唐代在州府普遍设立博士、助教，传授医学并掌疗民疾病。《全唐文》中记述，早在“贞观三年（公元629年）置医学，有医药博士及学生。开元元年（公元713年）改医药博士为医学博士；诸州置助教”。① 开元十一年（公元723年）七月，玄宗又敕：“神农尝草，以疗人疾；岐伯品药，以辅人命，朕铨览古方，永念黎庶，或营卫内壅，或寒暑外攻，因而不救，良可叹也，今远路僻州，医术全少，下人疾苦，将何恃赖。宜令天下诸州各置职事医学博士一员，阶品同于录事。每州写本草及百一集验方与经史同贮。其诸州于录事各省一员，中下州先有一员者省讫，仰州补熏散官充”。唐玄宗的这些措施，加强了地方医药设置。提倡本草验方与经史同贮，则提高了医学自身的地位。

据记载，医药人员的职责是为百姓诊断治疗疾病，但实际上主要是为州府的官员服务。不论地方官僚和人民谁受益多少，唐代在地方设置这些医药人员比起前代来确是一种进步。另外，更主要的是唐代将医学教育推广至州府一级，这对医药学的发展起到了积极的作用。

---

① 北宋·欧阳修，宋祁，范镇，等.新唐书[M].北京：中华书局，1975：827.

二、两宋医学教育

宋代重视医药人才的培养，医学教育虽不如唐代稳定，但比唐代却有所变革和发展，规模更大，制度更加详备。宋代医学教育医政与医学分立，太医局成为国家最高医学教育机构，地方也设有“医学”专门培养医药人才。

（一）医学教育机构

1. 太医局

太医局为国家医学教育机构。宋初太医署尚隶太常寺，至淳化三年（公元992年）改名太医局，仅主持管理医学教育，协理一些诊治事物。据《范文正公集》记载，范仲淹曾奏请：凡医师未经太医局师学，“不得入翰林（医官）院。”反映出医学职任教育出现正规化的趋势。

始自仁宗庆历四年（公元1044年），太常寺置太医同，从翰林院选拔医官讲授医经。王安石变法后，推行三舍升试法，改革医学教育。

至嘉祐五年（公元1060年），太医局已不兼有医政职能，专门成为医学教育机构。

自熙宁二年（公元1069年），王安石变法之后，医学校、医官的社会地位有所提高。

熙宁九年（公元1076年）太医局从太常寺中脱离出来，成为个独立的医学教育机构，开医学教育独立发展的先河。太医局设提举（校长）1人，判局2人，并规定判局应由通晓医学知识的人员担任。每科设教授1人，选翰林医官以下人员与上等学生，或由外面的著名医生担任。

至公元1102—1106年（崇宁年间）医学校又置于国子监的管

辖之下，其行政组织、学生待遇一概“仿太学立法”。在中国教育史上医学校第一次被正式纳入国家官学系统。

2. 地方医学教育

宋代地方医学教育也较发达和普及，嘉祐六年（公元1061年），各道、州、府仿照太医局的教学方式，设立地方医学，吸收本地学生习医，选官管勾，由医学博士教习医书，学满一年时，委官进行考试，合格者补充为地方医官。学生名额大郡以10人为限，小郡以7人为限，其中小方脉专业各为3人。崇宁三年（公元1104年）后，地方医学普遍建立，以现任官员中精通医术与文章者兼任医学教师。政和五年（公元1115年），州、县医学隶属于当地提举学事司，学生分斋教养，设科及课程均仿太医局。

（二）入学分科考试

1. 入学人数

太医局春季招考学生，嘉祐五年（公元1060年）学生为200人。元丰（公元1078—1085年）改制后，太医局隶太常礼部，学生限额300人，上舍生（高年级）40人，内舍生60人，外舍生（低年级）200人。设大方脉120人、风科80人、小方脉20人、眼科20人、疮肿兼折伤20人、产科10人、口齿兼咽喉科10人、针灸科10人、金镞兼书禁科10人。宋神宗死后，王安石变法被废除，医学教育一度实行的“三舍升试法”也被废止。南宋为了节省开支，学生人数逐渐减少。孝宗时（公元1163—1189年）裁为131人。庆元四年（公元1198年）复减为60人。

2. 专业分科

公元1060年分为9科，即大方脉、风科、小方脉、产科、眼科、疮肿、口齿兼咽喉、金镞兼书禁、疡肿兼折伤等。王安石变法（公元1068—1085年），于熙宁九年（公元1076年）将太医局从太常寺中独立出来，仿三舍教学法，医学亦加改作。科目由九科合并为三科，即方脉科、针科、疡科。本科学生必须兼通其他有关学科，所谓“三科通十三事”，即要求各科学生有广博的基本知识。三科学员均习《素问》《难经》《诸病源候论》《补注本草》《千金要方》等公共课程。另外，方脉科必修大方脉、小方脉、风科，兼习《脉经》《伤寒论》。针科必修针灸、口齿、咽喉、眼、耳，兼习《针灸甲乙经》《龙木论》。疡科必修疮肿、折伤、金疮、书禁，兼习《针灸甲乙经》《千金翼方》等。

但王安石不久便被罢相。元丰中（公元1078—1085年）医学又复为九科。元丰八年（公元1085年）司马光为相，三舍法完全废除。元祐八年（公元1093年），高太后死，宋哲宗又恢复新法。1100年死，旋废。崇宁二年（公元1103年），宋徽宗诏令另在国子监设立“医学”，吸收儒生学医，造就有文化素养的医学人才，以改变医学的社会地位，医学教育恢复“三舍升试法”。由于徽宗的倡导，当时五运六气之说盛行。运气也成为学习重点之一，列为各科必试科目。至1120年又废弃。如此反反复复，终致功败垂成。南宋时虽沿袭三舍法，但毕竟偏安江左，国势衰微，已经无法振作了。

3. 考试方法

考试访大学之法，建立了严格的制度。每月一次私试，每年一次公试。考试内容据《太医局考试程文》记载，分为六个方面，即：① 墨义：医书中的问题解答；② 脉义：脉学理论及脉象分析；③ 大义：人体脏腑生理及其与自然界关系；④ 论方：方剂配伍组成和用药理论辨析；⑤ 假令法：临证理法方药的讨论；⑥ 运气：运气主岁及人身感应之理论，及其处方用药禁忌。

4. 成绩评定

分为“优、平、否”三等，优良者升为内舍，每年一次会试，及格者升为上舍。还根据学生的品德和技术水平，将上舍分为上、中、下三等。学生在学期间为使理论与实践紧密结合，除课业学习外，还要参加临诊，轮流为太学、律学、武学的学生及各营将士治病，年终根据每个学生的临床记录考察其成绩，按疗效高低分为上、中、下三等，其失误多者，酌量轻重给予处罚，严重者勒令退学。

5. 临床实践

太医局非常重视学生实践医疗技术的训练，令医学生轮流为太学、律学、武学的学生与兵营将士治病。每人发给印纸，记录治疗的经过和结果。年终根据治疗结果，评定上、中、下三等。十全为上，十失一为中，十失二为下，失误过多者酌情处罚，甚至开除学籍。这种理论联系实际的做法和奖惩制，促进了医学教育的发展。在针灸教学中采用王惟一发明铸造的针灸铜人，进行直观教学，也是历代医学教育的一大创举。

第三节　隋唐两宋时期特殊群体医药政策

一、隋唐时期特殊群体医药政策

唐律中记载约10条与囚犯有关的医药律令，囚犯有请求给予衣食医药的权利，与家人会面的权利，狱官不得随意克扣囚犯食粮，囚犯有病时不得进行拷讯等，囚犯的这些权利由律令保障，也体现了唐代社会的文明与进步。末条徒囚病愈不计日令陪役者条，说明徒囚有病可以有病假而不服役，然后才会有病愈仍不服役而加刑事。对孕妇犯罪的两条律令是保障婴儿生命和防止流产的措施，关于应议请减条则是对老幼、残疾人的照顾。唐代对囚犯的医药卫主管理是由刑部负责的。刑部有都官郎中、员外郎各一员，

“掌配役隶，薄录俘囚，经给衣粮药疗，以理诉竞雪冤。”[①]但具体执行这一工作的详细过程未见文献记载。

此外，唐律中还有针对在役丁匠、军队士兵及官户奴婢等人群的医事律令，如“诸丁匠在役及防人在防、若官户奴婢疾病，主司不为请给医药救疗者，笞四十；以故致死者，徒一年”。这些对丁匠、士兵及女婢的领导者的处罚虽然较轻，但至少有警示之义，从而在一定程度上保障了他们的生命健康。

除唐律规定的律令之外，皇帝的敕令也同样有律令的作用。如贞观之初，唐太宗在阅读明堂孔穴图时，见五脏之系均在背部，认为刑即鞭背，乃五刑之最轻者，岂能因鞭打背部影响脏腑功能甚或致死，因而在贞观四年十一月下诏：“制决罪人不得鞭背”。

二、两宋时期特殊群体医药政策

宋代建立了其他类型的医疗，如平民医疗机构增加，还建立了与医疗有关的慈善机构，主要有以下七类。

1. 安济坊

由政府设立病坊以收容穷困潦倒、无依无靠的患者，给予一定的医药照顾，起始于南北朝。宋代的病坊设置较前代有较大发展。于崇宁元年(公元1102年)在各路设置安济坊，由僧人主持，专门收容贫病无靠者给予医药治疗。患者按照病情轻重分到不同的房间居住，以防止患者之间的互相传染，又配有厨舍以调制汤药饮食。政府对安济坊的医生和管理人员制定相应的奖惩条例，并有官员经常进行检察。此外，当时有些地方官绅也有个人出资建立

---

① 刘昫.《旧唐书·志第二十三·职官二》卷四十三[M]. 北京：中华书局，1975：1838.

病坊，从事慈善事业，收治贫困无靠病者。宋代病坊备有病房、医生和记录治疗效果的“手历”(类似今之病历记录)，以便年终考绩，可见其组织已渐具“医院”的雏形。在宋理宗绍定二年(公元1229年)绘制的平江图(藏今苏州市博物馆)已见有“医院”地名的记载。

2. 养济院

养济院创建时间大约在淳熙年间(公元1174—1189年)，由私人集资兴办的慈善医疗机构。主要收容在旅途中生病，旅店不能留宿者，轮流派遣医生诊治，等到病愈后再给钱米遣还乡里。养济院对医务人员还进行一定的赏罚。

3. 居养院

居养院是宋代施行于全国的救济设施之一，是收容穷民并提供食宿、病者给予医药的机构。宋元符元年(公元1098年)淮东路设置官房，居养鳏寡孤独贫困不能自存者，月给口粮，病者给医药。崇宁四年(公元1105年)，宋徽宗赐名“居养院”，并在全国范围内推广。对于居养院的口粮供给，日常用钱，柴炭钱，政府有具体的规定。北宋时的居养院主要由国家直接拨款补助。南宋时期居养院的收入来源转变为由地方财政提供的形式。

4. 福田院

福田院，是唐代寺院创办的慈善组织。北宋初年，沿用唐代旧例，在京城开封设置东、西福田院，主要救济那些流落街头的年老之人，以及身有重疾、孤苦伶仃或贫穷潦倒的乞丐。当时福田院规模很小，“给钱粟者才二十四人”。宋英宗嘉祐八年(公元1063年)，又增设南、北福田院，每院统一建制，各盖房屋50间，能收容300人，规模较以前大有增加。福田院所需经费由官府拨给。入院者分两种，一是长期被收养者，属于“老疾孤穷”之人；另一种是临时被收养者。福田院的设置，一直延续到北宋末年。

5. 漏泽园

漏泽园就是国家成立的安葬贫苦者尸骨的公共墓地。北宋时期，宋与元、金之间的战争频繁，人民饱受兵燹之苦。战乱中出现很多客死他乡无人认领的尸体，也有因家贫而无力安葬者。元丰间(公元1078—1085年)宋神宗曾诏令开封府以官地收葬尸骸。崇宁三年(公元1104年)宋徽宗再次下诏，命各地选择土地设置漏泽园，掩埋贫无以葬者或客死暴死者。漏泽园制定一定的规章，如应葬者登记，对葬穴面积、深度也有具体要求。漏泽园的建立，客观上改善了环境卫生，对防止疫病的发生流行具有一定的积极意义。

6. 慈幼局

慈幼局是宋代收养弃婴的机构，主要收养弃婴，兼疗贫民疾病。南宋时期福建沿海一带，很多家庭都把多生子女看作是负担，一些穷困家庭常常把婴儿处死或扔掉。南宋的都城临安(今杭州市)生而弃之不养的现象也大量存在。南宋绍兴八年(公元1138年)高宗颁布命令："禁贫民不举子，其不能育者，给钱养之。"其意是禁止贫民不养育子女，如果无力生养，政府可以出钱资助。淳祐九年(公元1249年)宋理宗给五百亩官田，于临安创建慈幼局，用以收养遗弃的新生儿，并置乳母喂养。

7. 保寿粹和馆

唐代在太医署中设"患坊"，为宫廷中的当差人员治病。保寿粹和馆则是宋代专为宫廷中当差人员患病者治病的医院。它始于宋徽宗政和四年(公元1114年)，位于宫城西北隅建官设属，馆内配备有若干良医。至宣和七年(公元1125年)，宋徽宗下诏令撤消。

8. 病囚院

病囚院是古代在监狱内或其附近为狱囚治病而设立的场所。

官府对生病的囚犯给予医药诊治的制度，秦汉时期已经出现，然后历代相沿袭。狱中的一般病情比较轻的犯人只是简单给药，能进入病囚院的对象多是得了重病的犯人。唐以后，各主要监狱皆设有病囚院，以供病囚治病。宋真宗咸平四年（公元1001年），令诸路置病囚院，集中关押并医治持杖劫贼、徒、流以上病囚，其他病囚则可获得保外就医。

第四节 隋唐两宋时期预防保健政策

一、隋唐时期预防保健政策

隋唐时期，我国人民的卫生保健水平有一定程度的提高。尤其在唐代近三百年较为安宁的社会中，上层统治者的保健制度逐步建立和完善起来。劳动人民的卫生保健尽管与统治者比较之下相差悬殊，但比起前代来，在某些方面也有所进步与改善。

1. 饮食卫生

对于统治者来说，没有比自己的日常膳食更重要的事情了。因而围绕御膳的制造、食禁、品尝等一系列问题产生了一系列的律令，如《唐律疏议》卷十八中记载："诸以毒药毒人及卖者，绞；即卖买未用者，流二千里。""诸造御膳误犯食禁者，主食绞，若秽恶之物在食饮中，徒二年；拣择不精及进御不时，减二等；不品尝者仗一百。""诸监当官司及主食之人，误将杂药至御膳所者，绞。""诸外膳犯食禁者，供膳杖七十。若秽恶之物在食饮中及拣择不净者，笞五十；误者，各减二等。""脯肉有毒，曾经病人，有余者欲焚之，违者杖九十。若故与人食并出卖令人病者，徒一年；以故致死者，绞。即人自食致死者。从过失杀人法（盗而食者不坐）。"以上5条有关卫生法令中，有2条是关于帝王的饮食的律令，误犯食禁、误将杂药带至用膳场所者亦都处以绞刑，同误医者一样，是量刑过重。但此第5条则是对食物中毒之重视，这种处以重罪者可提醒人们对饮食物卫生之重视，对保护身体健康是有利的措施。

2. 疫病防治

隋代江南瘴疠一直严重威胁着人民生命，由于隋代统治者其精力集中在扩大疆域等问题上，而对区域性流行病的控制预防都无暇顾及甚至可以说根本没有认识到危害及后果。这一时期在全国范围内，各地方和军队的防疫设施及措施都比较薄弱。如《隋书·仪礼志第三》中有以下记载："隋制，季春晦，傩，磔牲于宫门及城四门，以禳阴气。秋分前一日，禳阳气。季冬傍磔、大傩亦如之。"傩，是古代的一种驱疫禳灾的宗教活动。可见隋代时在疫病防治方面没有大的举措。

唐代在政治、经济等方面取得显著进步，虽未在疫病的防治方面建立起完善的体制，但也制定了一系列的措施和律令，概括为以下三方面。

一是在国家出现大规模疫情时政府对动用国家的医疗力量控制疫情。如《册府元龟》卷一百四十七《帝王部·恤下二》中记载："贞观十五年(公元641年)三月戊辰……泽州疾疫，遣医就疗。"这样类似记载还有7次。再如《旧唐书·文宗纪下第十七》载："其遭灾疫之家，一门尽没者，官给凶器，其余据其人口，遭疫多少，与减税钱；疫疾未定处，官给医药。"

二是设置"疠人坊"和病坊等机构。"疠人坊"在隋代已经出现，是专门的麻风病院。唐代时流行麻风的各地较大僧寺，均建有"疠人坊"，多由僧人担任护理。病坊起始于唐玄宗时期(公元734年)，主要收留乞讨、老人、贫困潦倒、残疾人及无家可归的人，是一种社会保障机构，不是专为救治疫灾所设，但在疫情出现时，有一定的治疫作用。

三是法典中的防疫规定。《唐律疏议》是唐代的重要法典，其部分律文也有对疾病防治的规定。如在卷第十五《厩库》载："诸畜产及噬犬有抵蹋啮人，而标帜羁绊不如法，若狂犬不杀者，笞四十；以故杀伤人者，以过失论。若故放令杀伤人者，减斗杀伤一等。"这是充分认识到狂犬病对人们健康的损害之后而制定的，对防治狂犬病传播起了一定作用。在卷第二十六《杂律》中有："诸侵巷街、阡陌者，杖七十。若种植垦食者，笞五十。各令复故。虽种植，无所妨废者，不坐。其穿垣出秽污者，杖六十；出水者，勿论。主司不禁，与同罪。"条文中对于污水的排放进行了规定，可见唐代的公共卫生有较为具体的律令，减少了疫病的传播途径。

3. 骸骨掩埋

隋唐时期，疫情流行的一个重要特点是在战争之后，这与战后大量的尸首无人掩埋有很大的关系。尽管隋唐各代政府在控制流行病方面措施不够得力，但是许多皇帝积极诏敕全国掩埋暴骸露尸的措施，在客观上为防止流行病发生起到了积极作用。如高祖李渊于公元620年颁布《收瘗隋末丧乱骸骨诏》，要求各州县负责对隋末战乱中无人认领的尸体进行掩埋。在整个唐代，从武德到中和，唐政府实施尸体掩埋的措施一共有9次，可见唐政府对骸骨掩埋的重视程度。

4. 婚姻方面

对于婚姻方面，唐代也制定若干律令。如同姓不得结婚在周代已很重视，但用法律的形式来禁止，违法要判刑，唐代还是首创。《唐律疏议·户婚》规定，"诸同姓为婚者，各徒二年，缌麻以上以奸论"。同姓者，在古代一般血缘较近，缌麻则是五服以内之近亲，因而这两种婚姻对第二代的影响是很大的，用法律形式加以禁止有利于人口素质的提高。

5. 临床实践

西晋时期的《晋令》四十篇中，第十六篇名为《医药疾病》。南北朝梁时的《梁令》有三十篇，第十篇即是《医药疾病》。到了唐代，唐朝廷在继承前代医药律令的基础上，制定更加完善的医疗法规——《医疾令》，它对推动唐代医疗事业的发展起了非常重要的作用。

《唐律疏议》作为唐代重要的法典，其中含有 6 条有关医药的律令，分别为：卷九载“合和御药误不如本方及封题者，医绞；料理拣择不精者，徒一年；未进者各减一等；监当官司，各减医一等。”卷十八载“诸以毒药毒人及卖者，绞；即卖买未用者，流二千里。”卷二十五载“诸医违方诈疗疾病而取财物者，以盗论。”“诸诈病及死伤，受使检验不实者，各以所欺减一等。若实病死及伤，不以实验者，以故入人罪论。”“诸诈疾有所避者，杖一百。若故自伤残者，徒一年半，其受顾请为人伤残者，与同罪。以故致死者，减斗杀罪一等。”卷二十六载“诸医为人合药及题疏针刺误不如本方杀人者，徒二年半，其故不如方杀伤人死，以故杀伤论；虽不伤人，杖六十。即卖药不如本方者，亦如之。”这些律令的内容充分显示了唐政府当时是通过研究临床实践的过程之后而作出的律令，否则就难以区分是医生自己的原因还是因药误治的种种情况，从而在一定程度上保护了百姓的健康。此外对犯人故意装病或故意自残或请人致残等以逃避罪责的手段也有所认识，而用律令的形成予以处理。合和御药有误而无效或者误治，都要将医者处以绞刑，充分体现其维护封建帝王的特权。

6. 隋唐时期医药知识普及交流

唐政府在整理颁布医书、推广药方方面也多有作为。表现如下。

唐高宗时期的显庆二年(公元 657 年),高宗下令检校中书令许敬宗、太常寺丞吕才、太史令李淳风、礼部郎中孔志约、尚药奉御许孝崇并诸名医等 20 人,对旧本《本草》进行修订,于显庆四年(公元 659 年)修订完成。《新修本草》使唐之前的本草学知识形成体系。同时,成为医学生的必修之书。

《唐会要》卷八十二记载,唐玄宗"开元十一年(公元 732 年)九月七日,亲制广济方颁示天下。"玄宗又在天宝五年(公元 746 年)八月敕:"朕顷所撰广济方,救人疾患,颁行已久,计传习亦多,犹虑单贫之家,未能缮写,闾阎之内,或有不知。倘医疗失时,因致横夭,性命之际,宁忘恻隐。宜令郡县长官,就《广济方》中逐要者,于大板上件录,当村坊要路榜示。仍委采访使勾当,无令脱错。"

唐玄宗李隆基,以及后来的唐德宗李适等普及医药知识的政策是值得称道的。他们继承北魏的经验,采取颁布医方于民间的措施,这无疑对疾病的预防和治疗起了积极的作用。

隋唐时期,中国与海外的医药交流日益密切,近至与周边的日本、朝鲜、韩国、印度、越南等国家,远至阿拉伯诸国。如:

日本派遣留学生到中国学医,起于隋代而盛于唐代,促进中医学在日本的发展。公元 608 年,日本推古天皇派遣惠日、倭汉直福因来中国学习医学,于公元 623 年二人学成归国,并带走《诸病源候论》等重要医学巨著。至公元 701 年,日本仿照唐制,制定医药职令"大宝律令·疾医令",其中规定《黄帝内经素问》《黄帝针经》《明堂脉诀》《甲乙经》《新修本草》等书是医学生的必修科目。谈到中医药对日本的影响,不得不提到鉴真,鉴真于公元 753 年到达日本,他精通医学,造诣颇深,在日本传授中国医药学术,随去的还有大批药书、方书,对当时日本医学的发展影响很大。公元 808 年,日本的医家以《黄帝内经素问》《脉经》《针灸甲乙经》《小品方》《新修本草》等为蓝本，编成《大同类聚方》100卷。

朝鲜进入统一的新罗时代（公元668—918年）后，更加积极地吸收中国的医学制度。公元692年，新罗仿隋唐医事制度，设置医学博士2人，用中国的《本草经》《黄帝内经素问》《针经》《脉经》《明堂经》《难经》《甲乙经》等医药书籍教授学生。从中国引进的《广利方》等医籍大大促进了东医学的发展。

中国对越南、阿拉伯的大食（阿拉伯帝国）、波斯（即伊朗）等国家医药知识的发展也有一定的影响。反之，这些国家的医药知识也对中国的中医药的发展产生一定影响。隋唐时期，对中国的医药知识影响较大的首推印度。

隋唐时期大量的印度医药学理论和医疗技术传入中国，对中国医学影响较大。如在中印僧人翻译的不少佛经中，包含有医学的内容。此外，还翻译一些印度的医籍，据《隋书》《唐书》记载有11部。除此之外，还有不少的印度药物，作为贡品，传入中国。还有一些医生来华行医，以眼科居多。在隋唐所编撰的医药著作中，也明显地反映出印度医药的影响，如印度医学理论"四大"说在《千金要方》《外台秘要》中都有记载，并且收录了一些印度方药和治疗方法，如《千金要方》中有"天竺国按摩法"，《外台秘要》中有"天竺经论眼"等。

二、两宋时期预防保健政策

宋代皇帝有关国家的卫生保健政策的诏令颇多。如宋太宗淳化三年（公元992年）诏："以民多疾疫，令太医署选良医十人，分于京城要害处，听都人之言病者，给以汤药。扶病而至者，即与诊视。赐太医钱五十万，分给市药之直，中黄门一人，往来按行之。”[①]又如宋徽宗于公元1009年“诏医官院处方并药，赐河北避疫灾民”等。据李经纬教授在《北宋皇帝与医药》一书中统计，仅北宋皇帝的医药卫生政令，就达248条。宋代的卫生政策总的说来，许多措施在当时具有进步意义，但是有些法令是专为封建统治者服务而订立，且有些条文规定往往未能得以具体实施，仅仅作为表面文章而已。

1. 饮食卫生

饮食卫生方面，较为突出的是宋人提倡饮用开水。庄绰《鸡肋编》说：“纵细民在道路，亦必饮煎水。”可见在家中饮开水更是平常了。北宋欧阳修《憎苍蝇赋》说“一有霑污，人皆不食”，反映了当时人们讲究卫生，不食被苍蝇沾污过的食物的好习惯。

宋代律令中有不少关于卫生的内容。《宋刑统》卷九对宫廷饮食有这样的规定：“诸造御膳误犯食禁者，主食绞；若秽恶之物在食饮中，徒二年；拣择不精及进御不时，减二等；不品尝者杖一百。”古代宫廷饮食有专门机构专人负责，且制定有关饮食禁忌及不可同食的规定，编成《食禁经》之类的书。对于大众饮食，《宋刑统》卷九规定：“脯肉有毒曾经病人，有余者速焚之，违者杖九十；若故与人食，并出卖令人病，徒一年；以故致死者，绞；即人自食致死者，从过失杀人法，盗而食者不坐。”其饮食卫生的律令更具普遍意义。

2. 卫生法规

宋代发展唐代的律令，出现新的规定，如不得阉割男童，不得杀人祭鬼，禁止弃杀幼婴等。另外，《宋刑统》卷九还规定：“如狂犬不杀者，笞四十。”从卫生防疫角度看，对切断狂犬病传播途径有积极的作用。《宋史·真宗本纪》载，真宗于景德元年（公元1004年）

① 元·脱脱，阿鲁图等撰．宋史．卷五[M]．北京：中华书局，1977：89．

盛夏，因暑热而诏谕“罢京城工役。遣使赐暍者药”；景德四年“盛暑，减京城役工日课之半”，以避开炎热的天气，在劳动卫生方面有一定意义。

3. 清洁卫生

宋代，人们发明了驱杀蚊虫的方法。如北宋刘延世《孙公谈圃》卷上载有艾熏驱蚊法。沈括《梦溪笔谈》载有名为“七里香”的香草，能去蚤虱。储泳《祛疑》则载有香药驱蚊。到了南宋，民间有从事制作和销售驱蚊药的行业。驱杀蚊虫对于预防某些疾病起到一定的作用。

南宋时，临安（今杭州）还有专门处理粪便和泔水等秽污之物的职业。如吴自牧《梦粱录》卷十三载：“杭城户口繁伙，街巷小民之家多无坑厕，只用马桶，每日自有出粪人瀽去，谓之‘倾脚头’，各有主顾，不敢侵夺”；又“人家有泔浆，自有日掠者来讨去”；“亦有每日扫街盘垃圾者，每支钱犒之”。此书还记载每年春天政府令“淘渠人”疏浚河道阴沟；“遇新春，街道巷陌，官府差顾（雇）淘渠人沿门通渠；道路污泥，差顾（雇）船只搬载乡落空闲处。”苏轼《梦中诵参寥子》诗曾有“寒食清明都过了，石泉槐火一时新”之句，描述当时沿袭旧习改水改火的情形。

在一些都市及城镇中，还出现了商业性浴室，对普通人开放，商业性浴室的开办，大大方便了普通民众的洗浴。宋代的一些书籍中还记载用香料药物煎汤沐浴，既能辟邪又能令人香气扑鼻。

4. 推广火葬

到了宋代，火葬在民间较前代更多地被采用，尤其是针对那些没有土地的贫民，因不能安葬在漏泽园内，只得采用火葬的形式。当时已有专门火化的设施，如吴县城外通济寺内，设有“化人亭”，有焚人空亭约10间。对尸体火化后的处理，除土埋之外，有的“焚而置之水中"，有的投入专门的"澈骨池"中。洪迈《夷坚丁志》卷十五"张珪复生"中载："江吴之俗，指伤寒疾为疫疠，病者气才绝，即殓而寄诸四郊，不敢时刻留……至秋，将火葬。"当时对患伤寒之类传染病而死亡者采用火葬，在预防传染病传播扩散方面确实有积极的意义。

5. 医药律令

宋代律令大都承袭《唐律》。《宋刑统》是宋代的一部重要法典，对有关医德、医疗事故、民众医药、饮食卫生、卫生保健、囚犯医药卫生管理等医事管理方面都制定了惩处的法规。律令以法律形式规定医生的职业道德以及医疗事故的处理条例，将医生的责任事故、技术事故区别对待，使医生不至于被误杀。例如，凡利用医药诈取财务者，以匪盗论处；庸医误伤致人死命者，以法绳之。主管官员不恤下属病苦者，予以惩处。对工匠、奴婢、士兵等下层阶级人群的医药保障问题作了具体规定。饮食卫生方面，对造御膳或外膳凡犯食禁者分别处以绞罪和杖罪，实际上是宋代的食品卫生法。《宋刑统》对同姓结婚者约处罚沿袭《唐律》，以律令条文固定下来。关于病囚的医药也有规定，对病囚应给以衣食医药、有病未愈时不能对其严刑拷打。为保障婴儿生命，怀孕的犯妇防止流产，要等产后再行拷决，违者视情节给予处罚。

6. 两宋时期医药知识普及交流

宋代由于雕版印刷术的革新和造纸业的发展，一改过去文献整理和著述书籍困难的局面，使医学著作大大增多。一方面，政府成立校正医书局，系统校注刊印宋以前的经典古医籍，同时，民间的医学家也进行研究和著书立说，他们整理古籍或编著方书或撰写专科书籍，促进了医学知识的推广。

宋代医书的编写和刻印在中国文献史上写下了光辉的一页，

宋太祖开宝六年(公元 973 年)即诏刘韩、马志等 9 人详细校对《神农本草经》,并令马志为之注解,后命李昉、扈蒙、卢多逊审定,刊版于国子监,定名为《李氏开宝鉴定本草》。自此开始,宋代政府、宋代各级地方政府也编刻了不少医书,如公元 978—992 年,集体编写的《太平圣惠方》。再如熙宁二年(公元 1069 年)两浙东路茶盐司刻《外台秘要》等。

嘉祐二年(公元 1057 年)北宋成立校正医书局,任命当时著名的医学家掌禹锡、林亿等负责校正医书,这是世界上最早的国家医药出版局。宋仁宗重视医书的编辑出版,因此宋代大凡医书之刊印于世,皆由校正医书局所校定。校正医书局校正、刊行《黄帝内经素问》《伤寒论》《金匮要略》《金匮玉函经》《脉经》《难经》《针灸甲乙经》《千金要方》《千金翼方》《外台秘要》等众多古医籍。

在官方编刊医书的带动下,宋代民间也编刊了不少医药著作,医学各科著作大量出现。如内科方面有《金匮要略方》等,本草方面有《节要本草图》《本草补遗》等,妇产科方面有《妇人大全良方》等。

宋代雕版印刷术的盛行和造纸业的发达,为医籍的刊行提供了有利条件,为医药知识的普及提供强大的基础。曹之《宋代医书之编刊及其背景考略》一书中,讲到宋代刻书业发达,遍布浙江、福建、四川、江西、湖北、湖南、江苏、安徽、河南、山西、广东等 10 余省。以宋代福建刻书业为例,福州、建阳、泉州等地的刻书以数千、数万卷计,出版的数量大。南宋时期建阳学者熊禾在为同文书院撰写的《上梁文》中写道:“儿郎伟,抛梁东,书籍日本高丽通;儿郎伟,抛梁北,万里车书通上国。”讲的就是建阳的书籍通过崇安的分水关,过江西而运往苏杭等地;或经由泉州传至日本、朝鲜等海外诸国的情形。

宋代医书的大量编写、校正、刊印，推动了中医药知识的普及和学术水平的提高。

两宋时期，海陆交通的发达超越唐代，医药的对外交流也得到进一步发展。

中国与高丽时代的朝鲜之间的交流更加频繁，主要还是以中医药知识对朝鲜的影响为主。宋代曾大力将中国医学输入到朝鲜，中国的医药人员前往朝鲜的人数显著增加，如宋政和八年（公元 1118 年）曹谊率领医官杨宗立、蓝茁、徐竞等 7 人赴高丽，此后，朝鲜就设立药局，置太医、医学、局生等职官制度。高丽从中国引进大批医书并进行刊刻，如《太平圣惠方》《图经本草》等。由于战乱，在中国一些中医药书籍已经散失不见，而有些书籍却可以在别处保存下来，如《黄帝针经》九卷，宋代时已经亡佚，又从高丽传回本土，宋政府很快颁行天下，才能得以流传至今。

中日政府医药交往较少，多见于零散的私人或者学者之间的往来。但中国医学经过隋唐两代在日本的广泛传播，已促使日本的医生能自著方书。如公元 984 年，丹波康赖参考中国方书，撰成《医心方》。

宋代，我国不少药物传入阿拉伯国家，政府于公元 971 年在广州设置“市舶司”，管理对外贸易。依据《宋会要》记载，经由市舶司，阿拉伯商人将 60 多种药物运往欧亚等国，其中尤以牛黄最为重视，以供辟疫之用。

在我国的医药知识向国外传播的同时，也对国外的医药知识进行吸收。如宋代时曾引入越南的治痢疾方，在《本草图经》中载有外来药物胡薄荷等，都是将外来医药知识为我所用的事例。

中国历代规模较大的医术校刊行世，大多靠政府之力，如《汉书・艺文志》中有“侍医李柱国校方技”。到了隋唐，政府也有组织进行医学书籍的校注修订。至北宋，政府编刊医书达到了隆盛时期。我国在宋以前，医籍多赖手抄流传，它既费工费时，又容易出错，以致讹误、脱衍很多。这种文献上的混乱随着医书数量的增长而日趋严重。开国后不久，宋政府即诏令征集收购大量医书，组织专业人员进行整理、修订、刊印。于嘉祐二年（公元 1057 年），宋仁宗诏令编修院置校正医书局，命直集贤院、崇文院检讨掌禹锡等 4 人并为校正医书官，韩琦担任提举，负责对前代重要医籍进行搜集、整理、考证、校勘。这是我国出版史上首次由政府设立的医书校正专门机构。校正医书局集中了一批著名医学家和学者，如掌禹锡、林亿、高保衡、张洞、苏颂、孙兆、秦宗古、朱有章等。校正医书局广泛搜求佚书，征集众本，然后进行认真的校正，甚至对于一言的去取也必须经过详细的考证。每书校正完毕，随即呈请皇帝御览，再请林亿作序陈述校正经过并予以评价，然后交由国子监刻版刊行。在公元 1068—1077 年（熙宁年间）陆续校正、刊行《黄帝内经素问》《伤寒论》《金匮要略》《金匮玉函经》《脉经》《难经》《针灸甲乙经》《千金要方》《千金翼方》《外台秘要》等古医籍。刊刻工作大约持续到绍圣三年（公元 1096 年）才正式结束。校正医书局做了大量艰辛细致的工作，并力图恢复古典医籍的原貌，使许多濒临亡佚的重要医籍得以保存，促进两宋时期医家对医学理论的探讨。校正医书局的成立是我国医政史上的一个伟大举措，它集中人力、物力对古典医籍进行较为系统的校正和刊刻发行，改变用手工抄写医药书籍的落后局面，为保存和传播宋以前的重要的中医古籍，做出了巨大贡献。

第三章　金元时期医政

医学是文化的一个重要组成部分。金、元两朝的医事制度和医学教育制度决定了医学发展的方向。就医事制度而言，金朝廷因袭宋制而有所改革。如合并了宋制翰林医官院和太医局，始设太医院，以掌管医学教育，从而提高了中央医事机构的管理职能；元代的太医院为独立的最高医事机构，掌管医学管理及规章制度，同时又有尚药局、御药院等药政机构的设置。

第一节　金元时期医疗机构的设立

一、金代医疗机构的设立

辽、金、元都是北方少数民族建立的政权，是又一次民族大融合的时期，在中国历史上占有重要地位。辽代，公元907年迭刺部的首领耶律阿保机经部落选举的仪式被推举为契丹部落联盟新的首领，统一契丹及邻近各部落。公元916年，耶律阿保机正式废除部落联盟旧制，按照汉族的政治制度模式建立国家机构，国号契丹。两年后建都皇都（今内蒙古巴林左旗南波罗城），公元947年改国号为辽，改皇都为上京。辽是统一中国北部的一个王朝，共历九帝，统治210年，公元1125年为金所灭。金是我国北方少数民族女真族建立的与宋对峙的割据政权，金太祖完颜阿骨打在统一女真诸部后，1115年于会宁府（今黑龙江阿城区）建都立国，国号大金。1125年金灭辽，1127年灭北宋，1234年在蒙古和南宋南北夹击下灭亡。金也是统治中国北部的一个王朝，共历九帝，统治120年。元代，前身是公元1026年蒙古族领袖成吉思汗建立的蒙古汗国，它先后攻灭西辽、西夏、金、大理，并在吐蕃建立行政机构。至元八年（公元1271年）忽必烈定国号为元，并于至元十六年灭南宋，统一全国。自成吉思汗至元顺帝，凡十五帝，163年。自元世祖忽必烈定国号起，至明太祖朱元璋攻入大都（今北京），凡十一帝，98年。由于辽、夏雄踞北方而未能入主中原，受中州汉人文化的影响较少；至于金、元两朝，则自北而南长驱直入，其政权直接建立在北宋和南宋统治的土地上，不仅在政治上逐渐接受了汉人的统治经验，而且在文化上也广泛继承了汉人的传统。

辽代官员制度为适应治国需要，设立双轨的统治制度，即所谓北院官和南院官。北院治宫闱部族属国之政事，不理民事；南院治汉人州县、租赋军马之事，应付战争。医事方面，太医局和曾医局属南院管理，设置有局使、副局使及都林牙史。另北面著帐官下，设有承应小底局，局内有汤药小底官数名，供皇太后、太妃、皇后、皇太子、亲王使用。汤液局归南院管理，管理及调配汤药，宦官王继恩、赵安仁曾经担任此职。根据辽史记载，天祚皇帝保大二年（公元1122年）有翰林医官李奭、陈秘等10余人，“曾与大计，并赐进士及第,授官有差”。[①] 金元医疗机构之设置,一方面受到了唐宋医疗机构设置的影响,另一方面金元之间存在着医疗机构设置经验的继承与发展。因此金元时期的医疗机构,既有继承唐宋文化传统的特点,也有各自民族文化的特点。辽金医政经验在元代得到很好的继承和总结,形成交错结合的复杂局面。因此,元代医政实际上是辽、金、元整个时期医政的总结。辽、金、元时代,皇帝和皇后年龄在60岁以上的有不少,如辽太祖淳钦皇后述律氏75岁、辽道宗耶律洪基70岁、金世宗完颜雍67岁,西夏仁宗李仁孝70岁,元世祖忽必烈80岁。这反映出辽金元时期多位帝、后除体质健康外,也比较注重保养身体[①],当然也同时说明了统治阶级重视制定医药政策的原因乃出自对自身健康的需求。

金朝在吸收汉文化的基础上逐渐建立了具有本民族特色的政治管理制度,其中包括医事制度。例如,金朝首次创立了“太医院”机构,与尚药局、御药院一起隶属于宣徽院管辖,这在历史上第一次将众多医事管理机构进行统一管理,也是古代医事制度史上前所未有的变化。太医院是根据宋代皇帝翰林医官院的改称,其后为元、明、清各代沿用,归吏部管辖。

金朝宫廷内设有御药院和尚药局等医疗机构,专门负责皇帝医疗,与太医院一起隶属于宣徽院统辖。御药院设于明昌五年(公元1194年)。其官员有“御药院提点,从五品,直长正八品,掌进御汤药。”[②]此外,还设有都监,正九品,这些医官一般由亲信内侍担任。尚药局的官职设置有“提点,正五品,使,从五品,副使,从六品,掌进汤药茶果。”尚药局直长正八品。尚药局

① 陈可冀,李春生.中国宫廷医学[M].北京:中国青年出版社,2004:301.

② 元·脱脱.金史[M].北京:中华书局,1975:1261.

都监，正九品。

为保障宫廷饮食健康，金还设立尚食局，设于金宣宗元光二年（公元1223年），职掌御膳进食先尝兼管其从属官员。尚食局提点使，正五品；尚食局使，从五品；副使，从六品。食直长，正八品。都监，正九品。另设生料库都监、同监各1员，掌管接收和发放食品及各种调料。收支库都监、同监各1员，掌管接受和发放金银裹诸色器皿。

金朝设有专门为皇太后、皇后及皇太子服务的医疗机构，其独立于国家医政管理机构之外，直接由皇太后、皇后及皇太子直接领导。在皇太后位下设"医正局"负责其医疗，命医术精湛者充任。例如，元好问于元宪宗七年（公元1257年），为金朝尚药吴辨夫作《寿冢记》一文中说到，金代东平（今属山东）医家吴辨夫，幼失怙恃，年十七，金尚医王继先以子妻之并授其医术。贞祐初（公元1214年），金朝渡河迁都汴梁（今河南开封），辨夫以医术精博，被收充侍药局药童。正大元年（公元1224年），金哀宗即位，吴辨夫受到哀宗恩泽而令其掌药太医院，不久遵旨充皇太后医正局掌药。[①] 同年，哀宗在太后官署内又置医令（正八品）和医丞（正九品）两医官，负责太后医疗。大安元年（公元1224年），金朝在皇后位下设"掌馔一员，八品；奉馔一员，九品，掌饮食汤药酒醴蔬果之事。"[②]负责皇后的饮食调理，相当于今天的医疗保健。同时，隶属于卫尉司，掌皇后宫事物的掖庭局，也设医官，由尚药局、太医院医官兼任。太医院医官兼任皇室医官，强化了太医院对宫廷其他医

---

① 金·元好问.文津阁四库全书（第398册）.遗山文集[M].北京：商务印书馆，2005，129-130.

② 元·脱脱.金史[M].北京：中华书局，1975：1299.

疗机构的领导;詹事院总统太子内外庶务,在詹事院中设“侍药,正八品。奉药,正九品。承奉医药”①专门负责太子医疗。金代的皇太后、皇后以及太子的医疗机构的医务工作人员多由太医院医官担任或由太医院选派。

金代宫廷有遣太医为别过臣下治病的事例。据《金史·西夏传》记载,大定八年(公元1168年)西夏王李仁孝遣殿前太尉到金国为其大臣任德敬请医生治病,金世宗完颜雍下诏派保全郎王师道带银牌前往。其诏书告诫王师道说:“如病势不可疗,则勿治。如可治,期一月归。”王师道赴西夏认真给任德敬治疗,终于治好了德敬的疾病。

在宫廷医生的待遇上,辽代居中,金代最差,元代较好。但因种族歧视的存在,辽金元世代的宫廷医学未能成为中医学发展的主流。金废帝海陵王完颜亮是一个极其残忍无道的皇帝,视太医如草芥。据《金史·海陵纪》描述,矧思阿补为海陵的儿子,乃柔妃唐括氏为生,出生后即寄养在宫廷之外的小底官东胜家,请乳母喂养。正隆二年(公元1158年)正月五日,矧思阿补病死,在世不足三岁。海陵王大怒,“杀太医副使谢友正,医者安宗义及其乳母,杖东胜一百,除名”。正隆四年(公元1159年)十二月乙亥,太医使祁宰,上疏谏伐宋之事,海陵王怒杀之。由上可知,当时金代虽有医疗机构,但宫廷太医的地位低下,统治者随意杀害。

金代医疗机构的设置要比辽代详备。金代官制在初期还只有本族的简单称号。熙宗时皆废。自太宗始渐袭辽宋旧制,用汉官名。其不同者在于尚书省总揽政务而不是设中书门下。六部官制

---

① 元·脱脱.金史[M].北京:中华书局,1975:1300.

大体均承袭前朝。金代官职制度缺乏系统性，往往随事置官。如惠民司掌汤药而又隶属于礼部。

金代开始设置太医院，取代了辽代的太医局而主管医政及医药事务，太医院隶属于宣徽院。其基本官职设置有“提点，正五品；使，从五品；副使，从六品；判官，从八品。掌诸医药，总判院事”。[①] 此外，太医院中还设有正奉上太医、副奉上太医及长行太医。以上这些医官是常设的官职。除了这些医官外，太医院还设有医散官，根据天眷（公元 1138—1140 年）制，医散官自从四品到从九品，每一品中还有上、中、下或上、下之分：太医官，旧自从六品而下止七阶，天眷制，自从四品而下，立为十五阶：从四品上曰保宜大夫，中曰保康大夫，下曰保平大夫。正五品上曰保颐大夫，中曰保安大夫，下曰保和大夫。从五品上曰保善大夫，中曰保嘉大夫，下曰保顺大夫。正六品上曰保合大夫，下曰保冲大夫。从六品上曰保愈郎，下曰保全郎。正七品上曰成正郎，下曰成安郎。从七品上曰成顺郎，下曰成和郎。正八品上曰成愈郎，下曰成全郎。从八品上曰医全郎，下曰医正郎。正九品上曰医效郎，下曰医候郎。从九品上曰医痊郎，下曰医愈郎。太医院太医施治对象非常广泛，他们或直接服务于皇室贵族，或承诏为军旅或地方百姓看病。他们均为国家医官，享有国家俸禄，“太医长行，（钱粟）八贯石。正奉上太医，十贯石。副奉上，同。”[①]

官办药局制度始于宋代，金仿宋制亦设，隶属尚书礼部。但其名称与宋代相比有所变化，初称“惠民局”，后改称“惠民司”。金 1154 年设立惠民局，其名称显然是效仿宋代。后又改惠民局为惠

---

① 元·脱脱. 金史[M]. 北京：中华书局，1975：1260，1347.

民司，“天兴二年（公元1233年）八月，设四隅和籴官及惠民司。”①金代官办药局惠民司的管理制度和宋代大致相同，即官发本钱，以岁入息钱修合、发卖汤药，负责贫病者医疗。惠民司旧设惠民司丞一员，后罢不设。设“（惠民司）令，从六品，掌修合发卖汤药；（惠民司）直长，正八品；（惠民司）都监，正九品”。①金代官办药局的局官多由儒学出身的进士或皇帝的亲信大臣等非医人担任。例如，大定二十八年（公元1188年）进士张殷，历任陵县主簿、泰定军节度判官、同州观察判官、尚书省令史、知郑州防御使事、北京盐使、监察御史、武宁军节度副使等官。后于贞佑二年（公元1214年），改惠民司令；天兴二年（公元1233年）八月，“设四隅和籴官及惠民司，以太医数人更直，病人官给以药，仍择年老进士二人为医药官”。①又如“惠民司都监余里痕都“以荫得官……后擢惠民司都监”。①可见，金代的惠民司官员并非均为医人，还有很多非医人出身者。

与中央相应，金代在地方上也设有医疗机构。在地方各行政单位均设有医官，负责地方医事。在“东京、北京、上京、河东东西路、山东东西路、大名、咸平、临潢、陕西统军司、西南招讨司、西北路招讨司、婆速路、曷懒路、速频、蒲与、胡里改、隆州、泰州、盖州并同此。皆置医院、医正一人，医工八人”。①

金代还在地方设立医学，培养医学人才，但医学学生的员额有明确规定。“大兴府学生三十人，余京府二十人，散府节镇十六人，防御州十人，每月试疑难，以所对优劣加惩劝，三年一次试诸太医，虽不系学生，亦听试补”。①金代虽设中央和地方医生，但就其规模来说，远不及宋代。

---

① 元・脱脱. 金史[M]. 北京：中华书局，1975：400，1153，1285，1305，2224.

二、元代医疗机构的设立

元代医政，是指蒙古族统治期间（公元1206—1368年），蒙元王朝所制定和实施的一切与医药相关的管理制度。它涉及中央及地方医药管理机构的建立、运行；各级医药管理政策的制定、实施以及医疗、药物法律制度的确立等内容。

太祖成吉思汗时期，蒙古国并没有正式建立太医制度，只是将大部分战争中掳掠来的医人留在自己帐中，负责军队和自身的医疗事务。在蒙古军队并服务于蒙古大汗中的这部分医人，他们在实际的医疗活动中其实已经自觉不自觉地扮演了金朝太医的职能。随着蒙古国所掌控的医人数量的增加和提高军队医疗效率的需要，蒙元统治者为了对这些医人团体实行有效的制度化管理，以确保蒙古铁骑的战斗力。于是在公元1232年太宗窝阔台下令"罗天下医，置太医大使，佩金符"。正式设立医官，建立太医机构。由于蒙元初期，蒙古国正处于四处征战的不稳定时期，因此当时的太医机构仍主要负责军队和蒙古大汗的医疗，太医相当于随军医生。供职于太医机构的太医，除自身土生土长的蒙古医人外，大部分主要来自于对所占领地区医人的搜集。

公元1271年，元世祖忽必烈正式定国号为大元，又于公元1279年将南宋残余力量完全消灭，大一统的局面重新出现。蒙古统治者重视"医卜方术星历异能之士"，"自昔帝王勃兴，虽星历医卜方术异能之士，莫不过绝于人，类非后来所及，盖天运也。元有中土，钜公异人，身兼数器者，皆应期而出，相与立法创制，开物成务，以辅成大业，亦云盛哉。"[①]蒙元统治者为统治需要，对包括医

① 明·宋濂.元史·卷二百三[M].北京：中华书局，1976：4535.

学在内的所谓“方技”相当重视，特别对医学，其重视程度并不亚于宋金两代，反而在某方面有过之而无不及。元代的医政体系颇有特色，它是元代政治制度的重要组成部分，元代医政对元代整个医药事业，包括医学教育、医法制度和医药科研水平的发展提高，起到明显的推动作用。元代的医药管理制度是在金代的基础上建立和发展起来的。从其管理制度和管理机构的性质来划分，元代医政包括太医院（政府性质的）和非太医院（非政府性质的）两大管理系统，两者虽不互相统属，但又存在着一定的联系。元代医政的核心内容是太医院，它是国家最高的医药管理机构，又是最具权威的医药专业机构，具有制定全国统一的医药管理政策以及监督医政实施等多种职能，是集行政、管理、司法于一身的管理机构，备受统治者重视。地位之高，职权之大，在历史上绝无仅有。

元代，帝、后为了自己的切身利益，对为他们服务的宫廷医药人员的待遇相应较优厚。例如，绛州曲沃人许国祯，精于医术，进阶礼部尚书、光禄大夫、翰林集贤院大学士、提点太医院事，著有《御药院方》问世，其子许扆，曾任礼部尚书，亦提点太医院事。南康星子人刘岳，以医闻名，曾任奉议大夫，官太医院使。河东人刘哈喇八都鲁，世业医，曾疗王妃疾，官至长史、太医院管勾。野里牙、王猷，均曾担任太医院使，王安仁、韩麟，均曾任太医院副使。韩麟还曾以医术官升二品，进嘉义大夫，佥书太医院事。此外，滕州人李元，以医术受诏进京，元世祖曾赐宴万安阁，“俾掌御药局，奏对称旨，赐白金五百两”，等等，以上史实表明，元代统治者对宫廷医药人员待遇是较高的。另据元代问世的《珍珠囊药性赋》一书，有“医者九流之首”的说法，提示在元代社会上的医药人员，地位与待遇较历代有很大提高。

元代统治者重视食疗，设立尚食、尚药局。“世祖即位，立尚食尚药二局。”[①]各局设有提点，主管皇帝的饮食、医疗。在至元二十年（公元1354年），“省并尚药局为尚食局，别置生料库。”[①]

除尚食局外，元代前期还曾在宫廷内设置专门为皇帝修合御用药物及供奉御用药饵的机关，如修合司、药正司、行厘司药局，均隶属于徽政院。如“修合司、药正司，秩从五品。达鲁花赤一员，副使、直长各二员，掌药六人。掌修合御用药饵。至治三年（公元1323年）罢。”[①]除这些机构外，宫廷内还设有“御香局”，掌修合御用诸香，至大元年（公元1308年）始置。

掌医署（典医署）是主管太子医药等事务的机关，先隶詹事院，后改隶徽政院。其长官为掌医监（或称典医监），品秩在正三品至从五品之间变动，下设医官有达鲁花赤、卿、太监、少监、丞等，人数在十八到二十四人之间。其下属机构有典药局、行典药局和广济提举司等。掌医署则总领东宫太医，并领修合供进太子药饵等事务。

太医院是元代最高的医政管理机关。至元五年（公元1268年）五月辛亥朔，“以太医院……隶宣徽院。”[①]“太医院，秩正二品。掌医事，制奉御药物，领各属医职。中统元年（公元1260年）置宣差，提点太医院事，给银印。至元二十年（公元1283年），改为尚医监，秩正四品。二十二年（公元1285年），复为太医院，给银印，置提点四员，院使、副使、判官各二员。大德五年（公元1301年），升正二品，设官十六员。十一年（公元1307年），增院使二员。皇庆元年（公元1312年），增院使二员。二年，增院使一员。至治二年（公元1322年），定置院使一十二员，正二品；同知二员，正三品；佥院二员，从三品；同佥二员，正四品；院判二员，正五品；经历二员，

① 明·宋濂．元史［M］．北京：中华书局，1976：118，2203，2247，3970．

从七品;都事二员,从七品;照磨兼承发架阁库一员,正八品;令史八人,译史二人,知印二人,通事二人,宣使七人。"[①]上述为太医院的组成情况,人员的选任与职品不断变化并有相关规定。如关于太医院使的选任及待遇,政府明确规定:"省拟太医院令史,于各部令史并相应职官内选取。"[①]元代太医院掌管一切医药事务,领各属医职,变成了一个纯粹的医药管理机构。从太医院官吏的品秩看,普遍高于以往任何朝代。且不论是纵向比较还是与同期其他医疗机构横向比较,太医院从品秩到实际职能均大大提高和加强了。

太医院医官和元代其他官员一样,均享受国家俸禄。蒙古国俸禄制的最终确立是在元世祖忽必烈即位初期。上到朝臣百司,下到地方州县,莫不有禄。但各地官员俸禄制的时间却不一致,太医院职官属于"朝廷职官"范围,其官俸是中统元年确定,为元代俸禄制落实最早的一批。元代规定:太医院、典瑞院、将作院、太史院、储政院等职官的俸禄和中政院相同。中政院职官俸禄如下:"院使(俸一百一贯三钱三分三厘,米一十石五斗)、同知(俸八十二贯六钱六分六厘,米八石五斗)、佥院(俸七十贯,米七石五斗)、同佥(俸五十九贯三钱三分三厘,米六石)、院判(俸四十三贯,米四石五斗)、司议(俸三十四贯六钱六分六厘,米三石)、长史(俸二十八贯,米三石)、照磨(俸二十二贯,米二石),管勾同",可见太医院官员的俸禄应该还是相当高的。

元代太医院在其后来不断的完善过程中,逐渐形成了许多自身特点:第一,与金代相比,元代太医院的地位非常高。在其隶属徽政院时,品秩也同徽政院相同,均为正三品;即使其降到正四品

① 明·宋濂.元史[M].北京:中华书局,1976:2075,2220-2221.

时，也比迄金代为止的历代医官的品秩要高；后又升太医院为正二品，地位高于六部，这在历代都是没有的。第二，元代太医院不再受任何部门管辖，结束了历代将医药管理事宜附属于另外一个部门之下的历史，说明地位有了提高。第三，元代在太医院之下分别设立不同管理机构，并在地方设立分支机构，负责具体事宜，最终形成了一张自上而下的管理网。

御药院（局）是元代管理药物制造和储存的机关。元代由于扩张战争的不断胜利，四方贡纳也就越发频繁。其中输入的药品也就越来越多。为此，元政府在至元六年（公元 1269 年）设立御药院，“秩从五品。掌授各路乡贡，诸蕃进献珍贵药品，修造汤煎。至元六年始置。达鲁花赤一员，从五品；大使二员，从五品；副使三员，正七品；直长一员，都监二员。”[①]此外，又于至元十年（公元 1273 年）始置“御药局秩从五品，掌两都行匣药饵……大德九年（公元 1305 年）分立行御药局，掌行匣药物。本局但掌上都药仓之事。定置达鲁花赤一员，从五品；局使二员，从五品；副使二员，正七品”。[①]以上机关主要负责管理各种进贡药物并负责煎熬制作药品的职责。太医院和与御药院共为元代医药管理的最高机关。

广惠司及阿拉伯药物院都是阿拉伯医药专门机构，掌修制御用阿拉伯药物及合剂以疗诸宿卫士及在京孤寒者。元朝西征时与阿拉伯医药发生了密切关系。元世祖忽必烈时就先后设立了西域医药司、京师医药院、广惠司、大都与上都阿拉伯药物院及阿拉伯药物局等 6 个阿拉伯医药专门机构。广惠司的秩品与官员的设置经历了逐步提高和充实的过程。“至元七年（公元 1270 年）始置提举二员。十七年（公元 1280 年）增置提举一员。延佑六年升正三品。七

---

① 明·宋濂．元史[M]．北京：中华书局，1976：2221.

年，仍正五品。至治二年，复为正三品，置卿四员，少卿、丞各二员。后定置司卿四员，少卿二员，司丞二员，经历、知事、照磨各一员。”①广惠司主要有三个任务，一是修制御用阿拉伯药物；二是负责用阿拉伯药物为诸宿卫士治病，特别是为阿拉伯人组成的侍卫部队治病；三是用阿拉伯药物救济在京的孤寒贫民。阿拉伯药物院“秩从五品，掌回回药事”①，阿拉伯药物院主要负责收集、贮藏加工阿拉伯药物，并配合广惠司救济发放药物。由于元政府的重视，通过广惠司和阿拉伯药物院的作用，阿拉伯医药在中国广泛传播开来。

元朝上到中央三大官僚机构，下到地方各行省的三大分支机构，都有服务于本系统官员的医疗人员，提供免费医疗。元代中书省总天下政务，据《元史·百官志》记载，中书省机构中设“省医三人”，省医的主要职能是负责中书省官员的医疗问题。同时，还有制药的功能，制成的成药也主要用于中书省官员，费用由中书省拨给。可见，“省医”为中书省官员的公费医疗机构。可谓“自垂相执政，而下至士庶群吏，咸赖焉”。元代除中书省外，其余各行省，亦设立省医机构，称为“行省医”。职能和“省医”完全相同，即为各行省官员的公费医疗机构。枢密院掌天下兵甲机密之务，御史台担任着纠察百官善恶、政治得失之责，两者可谓元政府的枢纽机构。据《元史·百官志》记载：枢密院设“院医二人”；御史台设“台医二人”。与中书省一样，“院医”和“台医”的职能和省医是一样的，都是隶属于本机构的公费医疗机构，负责为本系统官员看病，保证他们的健康，受本系统正官管理。相应地，行枢密院和诸道行御史台也设立“行院医”和“行台医”。②

① 明·宋濂. 元史[M]. 北京：中华书局，1976：2221－2222.
② 武香兰. 元代医政研究[D]. 暨南大学博士论文. 2008.

元太医院建立后，开始对各类医药事务实行分类管理，并设立了一些下属机构负责具体事务。同时，在实际的管理和操作过程中，为了解决管理过程中的种种弊端，完善太医院的管理制度，先后增设了一些机构以加强相关事务的管理。例如，设立“医学提举司”专门负责管理各地医学。完善了太医院的管理职能，并且将这些新增设的机构逐渐推行到地方，完善了地方医药管理制度。元代救济贫民医药机关有惠民药局、广惠司和广济提举司三个，这些机关共同的功能是救济贫民，三者有别。惠民局是太医院领导的中央及地方都有设置的专门医药救济机构。而广惠司则是主管御用阿拉伯医药之同时兼有救济京城范围内孤寒贫病者。广济提举司则是以太子詹事院名医对贫民的医药恩赐机关。官医提举司则是对地方上的医户进行管理的专门机构。

惠民药局(惠民局)是元代政府以官钱置本，收息市药救疗贫民疾病的机关。太宗九年(公元 1237 年)，始于燕京等十路置局，以奉御田阔阔、太医王璧、齐楫等为局官，给银五百锭为规运之本。世祖中统二年，又命王佑开局。[1] 同年又设大都惠民局，秩从五品。中统四年(公元 1263 年)又置上都惠民司，设提点一员、司令一员。至元三年(公元 1266 年)五月，敕太医院领各路医户、惠民药局。元代设置惠民局在救济贫民和囚犯医药方面发挥了一定作用，但是由于吏治腐败，贫民得到的救济与实惠有限。

惠民药局所要承担的无偿看治对象(国家规定人群)主要有以下几种：首先，是没有能力支付药费的贫病者。这是元政府开办惠民药局的初衷。其次，负担军人、罪囚的一定药费。例如，大德七年(公元 1303 年)九月，元朝宣布“病囚合用药饵与贫病之人一

① 明·宋濂. 元史[M]. 北京：中华书局，1976：2467-2468.

体于惠民药局内请给，合该价钱，于本局营到利息钱内通行”。因惠民药局本身不具有盈利性质，其经济主要来源是为了放贷所得利钱，国家每年拨给惠民药局的钞本有限。随着惠民药局所承担施治人群的增加，必然增加其经济负担，导致资金不足。所以，元代出现了惠民药局和三皇庙合建的现象。

在元代，和官办惠民药局类似的机构还有养济院、孤老院。它们都属于官办性质，主要功能是养“鳏寡孤独，废疾不能自存之人”。官府提供居处、口粮、衣物及丧葬费用等。其中有疾病者，“命官医调治，其药物惠民药局支给”。这些机构和惠民药局一起，为社会鳏寡孤独等贫民提供了一定的生活保障。

元将从事与医药职业相关的居民立为“医户”。这些医户包括任职于太医院或其下属机构的医官；御医或民间行医之人以及各地医学学生等。这些医户最初是通过战争掳掠而来，后经过元政府的征召和大臣的推荐等方式不断聚集而成。还有部分医户是由它籍改入医籍。中统三年（公元 1262 年）九月忽必烈在正式创立医学时，规定各地医学生（医户）享有免除部分杂役的特权。同时，也明确规定了各地医户具体的免役范畴。规定自中统三年后，各地医户“除丝棉、颜色、种田纳税、买卖纳商税外，其余军需、铺马、抵应、递牛、人夫诸科名杂泛差役，并行蠲免”。[①] 可见，最迟在中统三年，元代就已有了医户制度。为了加强对医户的管理，元政府设置了专门管理机构即官医提举司。该司“秩从六品。提举一员，同提举一员，副提举一员。掌医户差役词讼”。[②] 不设司的行省则

① 元·熊梦祥；北京图书馆善本组辑. 析津志辑佚[M]. 北京：北京古籍出版社，1983：208.

② 明·宋濂. 元史[M]. 北京：中华书局，1976：2312.

设提领所或置太医散官进行管理。除此之外，行省下根据路的大小等情况还配备提举、副提举等不同数量的医官。元代官医提举司的设置，是封建社会中地方医政设置的创举，它对加强个体医户的管理起到了积极作用。

元代各地惠民药局、官医提举司及医学提举司，他们都不是独立地管理本部门事务，都或多或少地和其他行政部门发生一定的联系。例如，地方和太医院共同管理惠民药局；各路总管府和官医提举司共同选拔医生；路一级的医学教授由中书省任免。元代增设了“医学提举司”和“官医提举司”分别管理全国医学和各地医户。这些机构的建立大大提高了太医院的工作效率，有利于元代各项医药管理政策的顺利推行，表明元代医政的不断完善。

元代并未产生民间的医疗机构。官医提举司的设置是元代医政的创举，但它是由政府设置的。元代统辖的地域较为广阔，在中央医政机构下面，需要设置管理地方医政的机构。另外元代民间医生也较多，需要有专门的机构管理他们的差役词讼，以及打击假冒医生胡乱行医货卖假药、毒药等，维护医疗秩序。

元代民间和寺院也出现了非盈利、非官办性质的药局。例如，吴澄《吴文正公集》卷三十三《元赠亚中大夫轻车都尉怀孟路总管武功郡侯苏府君墓碑》一文中记载，顺德（河北邢台）苏思温、苏思让、苏思敬、苏思义四兄弟，乐才好施，自大德九年（公元 1305 年）至延祐六年（公元 1319 年）15 年间，以米贩济穷人或减价出售，又用褚币五万络开办药局，用所得利息炮制药剂，施惠贫民，不取药值，说明元代民间也出现了私人药局。同时，一些寺院也创办了寺院药局。例如元好问《遗山先生文集》卷三十五《少林药局记》载：“昔青州辨公初开堂仰山（仰山在江西），自山下十五里负米，以给大众。其后，得知医者新公，度为僧，俾主药局，仍不许出子钱致赢余，恐以利心而妨道业。新段，继以其子能。二十年间，斋厨仰给，而病者亦安之。故百年以来，诸禅刹之有药局自青州始。兴定末，东林隆住少林，檀施有以白金为百年斋者，自寇彦温而下百家。图为悠久计，乃复用青州故事，取世所必用疗疾之功博者百余方以为药，使病者自择焉。"①以元好问的记载推算，至少在南宋时期诸禅刹就出现了以"子钱（利息）"办药局的现象。但杜绝以放贷形式经营，即"不许出子钱致赢余"，其制药资本均来自信徒的捐赠。民间和寺院药局成为元代具有慈善性质的药局的重要组成部分。

元代统治者对医人的重视使得药铺业有较大发展。元代药铺一般都挂有特殊的标志，表明医生的专长和治疗范围。如大都城内，"市中医小儿者（儿科药铺），门首以木刻板作小儿，儿在锦翻中若方相模样为标榜；又有稳婆收生之家（接生药铺），门首以大红纸糊蔑筐大鞋一双为记，专治妇人胎前产后以应病症，并有通血之药；而生产之家，门悬草圈，上系以红帛，则诸人不相往来；医兽之家（城市内还有兽医，主要为马、牛治病），门首地位上以大木刻作壶瓶状，长可一丈，以代赭石红之。通作十二柱，上搭庐以御群马。灌药之所，门之前画大马为记。"②为了加以区别，"世以疗马者曰兽医，疗牛者曰牛医"。这些药铺在治病的同时，还卖药品，理所当然要收取一定的费用。

---

① 元·袁柳. 文津阁四库全书（第402册）·清容居士集[M]. 北京：商务印书馆，2005：115-116.

② 元·熊梦祥；北京图书馆善本组辑. 析津志辑佚[M]. 北京：北京古籍出版社，1983：208.

第二节　金元时期医学教育

一、金代医学教育

为了提高医疗水平，我国历代都重视医学教育，少数民族建立的王朝也不例外。辽代虽无医学教育制度，但重视习医。《辽史·耶律庶成传》云："初，契丹人鲜知切脉审药，上命庶成译方脉书行之。自是人皆通习，虽诸部落，亦知医事。"金代医学教育较辽代有所进步。据《金史·选举志》记载，当时设立了司天医学试科"凡医学卜科，大兴府学生三十人，余京府二十人，散府节镇十六人，防御州十人，每月试疑难，以所对优劣加惩劝。三年一次，试诸太医。虽不系学生，亦听试补。"

金太医院兼有医学教育的功能，设有管勾一职，从九品，管理医学教育。据《金史·选举制》记载，当时设立了司天医学试科。太医院有医学生 50 人，如某一科达 10 人时，则设管勾一员。不满 10 人时，须合并至 10 人再行设置。管勾要求以术精之人充任。

地方医学此时也有相关设置，然而各地区参差不齐，重视程度不如中央，部分府、州医学生数量屈指可数，如"大兴府学生三十人，余京府二十人，散府节镇十六人，防御州十人"，[①]尽管金代从中央到地方都设有医学教育，但学生的人数还是较少，远不及同时期的南宋。

金代医学人才受到重视，医学生可免除徭役，"系籍学生、医学生，皆免一身之役"。[①]金代对医学生制定了专门的考核制度，如优

---

① 元·脱脱. 金史[M]. 北京：中华书局，1975：1056，1153.

秀者可选拔入宫廷为官，不合格者进行惩劝，“每月试疑难，以所对优劣加惩劝，三年一次，试诸太医，虽不系学生，亦听补。”[①]金代太医品位最高为从四品，比太医院提点还高。当太医官为从四品时，不仅可以改换文武官，还能荫及后代，太医迁至四品诏换文武官者，荫一人。例如，“太医院保全郎李中、保和大夫薛遵义俱以医药侍光英，李中超换宣武将军、太子左卫副率；薛遵义丁忧，起复宣武将军、太子右卫副率。”[①]另外，个别医生凭借医术得到统治阶级的赏识，则能另辟蹊径，直接当官。如“洪辉……弥月，封寿王。闰六月壬午，病急风，募能医者加宣武将军，赐钱五百万。”[①]金朝的这一创制为医者由医而入仕打开了一个渠道，这更助推了儒士由文转医以谋取仕途的风气，壮大了医学队伍，并客观上导致医学理论创新争鸣的出现。

二、元代医学教育

元代医学教育基本沿袭宋制。但在分科方面，元初世祖在世时，由九科扩大到十三科，即：大方脉、杂医科、小方脉、风科、产科、眼科、口齿科、咽喉科、正骨科、金疮肿科、针灸科、祝由科、禁科。至成宗大德九年（公元1305年），又规定医学十三科合并为九科，即大方脉杂病科、小方脉科、产妇兼妇人杂病科、口齿兼咽喉科、风科、正骨兼金疮肿科、眼科、针灸科、祝由书禁科。

元代历朝皇帝对医学教育都比较重视。元世祖忽必烈尚未统一中国时，于中统三年（公元1262年）接受太医院王猷、副使王安仁的进言，在全国各路设置医学学校，还规定教授医学的人员依例

---

① 元·脱脱. 金史[M]. 北京：中华书局，1975：1153，1853，2059.

免除差役，医学生员亦免除本身检医差占等杂役。待学友所成，每月试以疑难，以其所答对问题的优劣，酌情给以奖惩。医学提举司是元代医学教育管理的专门机关。该司在世祖至元九年（公元1272年）始设，十三年罢，十四年复置。其职能是主掌考校各路医生课义，试验太医教官；校勘名医撰述的文字；辨验药材；训诲太医子弟；管理各路设立的医学提举。医学提举司秩从五品。设提举一员，副提举一员。至元二十三年（公元1286年），忽必烈命令各道按察司检查医学，依每年降下十三科题目，要求学生每月听授学习医义一道，年终由上级考核优劣。元代医学教育的主管机构是医学提举司，但太医院领各署医职，因而对提举司也有制约作用。

元代医学教育主要由各地医学提举司主持。中统二年（公元1261年）夏五月，太医院使王猷言医学久废，后进无所师授，窃恐朝廷一时取人，学非其传，为害甚大。希望依两宋设立医学校。同年八月，太医院遣副使王安仁授以金牌往诸路设立医学，校址一般在各州县的三皇庙内。至此，元代医学教育开始建立起来。元成宗大德九年（公元1305年），平阳路泽州知州王称上书奏道："窃闻为世切务，惟医与刑。医者司命于人，刑者弼教于世。人以风寒暑湿遘其疾，以放僻邪侈陷其心，须用医以治，施刑以断。医欲明，须玩前贤之经训；刑不滥，在究本朝之典章。今各路虽有医师学，亦系有名无实。宜督责各处有司，广设学校。"奏章中提出，应由高明的医生主持学校工作。作为医师，要求必须通晓医学的经典和儒家的四书（即《论语》《大学》《中庸》《孟子》），"不习四书者，禁治不得行医"。学生的讲课内容和后进医师的提高水平，都应讲习《素问》《难经》《伤寒》《金匮》及王叔和的《脉经》和《脉诀》之类。要达到的目的是"务要成材，以备试验擢用”,以方便官民的医治疾病。以上奏章被皇帝采纳以后,批转中书省依其所议内容办理。于是太医院定考试之法,一为合设考试科目,一是定各科合试经书。大德十年(公元1306年),又定医学馆罚俸条例,要求各处学校应设大、小学。凡今后有不在学校坐斋学习肄业,有名无实的医官,一经发现,除此对其教授罚俸1月,主管者罚中统钞7两;再次对其教授罚俸2月,主管者倍罚;3次对于教授和主管者下文调离。提拔这种有名无实医官的上级提调官,则按照学官之例减等,“初次罚俸半月,再次一月,三次二月”。凡在校学医的大小学员,由于教授管理和教育无法,对于考试应付了事的,一经发现,“初次教授罚俸半月,主管各罚中统钞五两;再次教授罚俸一月,主管罚中统钞七两;三次教授、主管者‘取诏别议’;提调官‘初次罚俸半月,再次一月,三次两月’”。

出于不断征战的需求,蒙古人十分重视各行业技能人才的招揽,其中包括了各民族的医药人才,这是蒙古大汗的共同特点。蒙元王朝历代大汗对身怀高明医技的人给予少有的重视和礼遇,这必然是出于保证军队医疗的现实要求。因而,早在蒙古国初年,太祖成吉思汗身边就收揽了一批医者,其中个别擅长医术的医家受到了成吉思汗父子的重用,如刘仲禄、郑景贤、耶律楚材、高善长等人。世祖忽必烈早在潜邸时,就开始搜罗人才,其中医人是重点目标。公元1260年正式建立元朝后,又多次下诏各地搜求医才。如至元丙寅(公元1266年)“诏下所属,收拣明阴阳、医术之士”。忽必烈在后来统一南方的战争中,继续奉行祖辈的作法,赦免被俘医人,著名医家还得到重用。后随着战争的结束,世祖又将搜求医人的范围扩大到江南各地。如元代文人邓文原在其《皇元赠亚中大夫淮东淮西道同知宣慰司事轻车都尉庐江郡侯王公神道碑》一文中描述“江南款附，世祖收贤俊，广罗方技”。被召集的名医有许国祯、颜飞卿、窦默等，这些人此后在朝中均身居显职，由此可见蒙元统治者对医生的礼遇与重视。元代在派专官搜求医人之余，鼓励地方积极保举有名医家充任医官。也正因为大蒙古国对医人的重视和需要，因而后来在“确定了医人、医事的制度化管理过程中，太医院官员地位之高和医政管理机关的独立性之强都超过了历代之最”。①

关于医学生的选拔，元政府逐步建立一套制度。其中包括对考生来源有专门规定。录取后的医学生免除本身检医差占等役。另外要注册申报尚医监，毕业时依成绩科别录用。关于医生的考选也规定了若干办法。至元八年（公元 1271 年）经省部仪定《选试太医法度》六卷。规定每 3 年选试一次太医；将应试经论预先下发各路总管府，严行榜谕各人温习本科医经。各路一般在八月举行考试。一般取 100 名，中试者，于次年二月赴大都省试。省试合格者，开报姓名奏明朝廷，收充内医。省试一般取 30 名，考试减为两场：第一场测验本经义一道，治法一道；第二场再测验本经义一道，药性一道。试中 30 人内分三甲，一甲充太医，二甲为副提举，三甲为教授。府试中选者，补充随路学官并听从省试收补录用。

元代还对现任太医等医官也进行考核，如公元 1316 年仁宗规定：每 3 年一次设立科举，考验太医、教谕、学录、学正、教授等。不在京都的提领和提举，则在上任时也必须考试医义，不合格的不准行医，只能管理医户。

---

① 武香兰. 元代医政研究[D]. 暨南大学博士论文. 2008：26.

第三节 金元时期医药立法

一、金代医药立法

1. 医生资格法规

金代律法规定，太医官至四品，可以荫一人，尤其是泰和二年规定太医年六十以上退，或因患疾及身故者，可令子接班，而对医生的资格并无严格的规定。如"凡门荫之制，天眷中，一品至八品皆不限所荫之人。贞元二年，定荫叙法，一品至七品皆限以数，而削八品用荫之制……七年五月，命司天台官四品以上官改授文武资者，并听如太医例荫"；"旧制，司天、太医、内侍、长行虽至四品。如非特恩换授文武官资者，不许用荫……泰和二年，定制，以年老六十以上退、与患疾及身故者，虽至止官，拟令系班，除存习本业者听荫一名，止一子者则不须习即荫。"[①]由此可看出，金代对医生资格并无严格之要求，官至四品的太医可以荫一名习本业的后人继续担任医官，从事医生的职业，假如医官仅有一子并未习医，仍可靠荫庇而当医官。

2. 医生从业法规

据《金史·志第二十六·刑》记载，金章宗时期制定《泰和律义》，以《唐律疏议》为蓝本，并取《宋刑统》的疏议加以诠释，其篇目与唐律相同，但内容有所不同。泰和元年"十二月，所修律成，凡十有二篇""凡五百六十三条，为三十卷，附注以明其事，疏义以释其疑，名曰《泰和律义》"，其中包含"医疾令五条"，可谓是与医生从业

① 元·脱脱.金史[M].北京：中华书局，1975：1159.

相关的法规。

在《金史》中记载了三则与医生被论罪的案例。如“乙卯，太医侯济、张子英治皇孙疾，用药瞑眩，皇孙不能任，遂不疗，罪当死。上曰：‘济等所犯诚宜死，然在诸叔及弟兄之子，便应准法行之，以朕孙故杀人，所不忍也。’命杖七十，除名”；[①]“三年正月五日，矧思阿补薨。海陵杀太医副使谢友正、医者安宗义及其乳母，杖东胜一百，除名”；[①]“亳州医者孙士明辄用黄纸大书‘敕赐神针先生’等十二字，及于纸尾年月间摹作宝样硃篆青龙二字，以诳惑市人。有司捕治款伏。”[①]从上可知，虽然金代医生之社会地位较之前历代有所提升，但在统治者眼中，医生仅仅是为他们健康服务的人员，在为上层贵族治疗时，如出现医疗事故致死，不管责任是否在医生，均须问责，轻则惩罚，重则以死罪论处，如太医侯济、张子英治皇孙疾案及太医副使谢友正、医者安宗义治疗矧思阿补案。而亳州医者孙士明则因“诳惑市人”而获罪，可谓是假冒医生而被查处的案例。

二、元代医药立法

1. 医生资格法规

元代在社会等级、官品等级等方面提高了医生的地位，如元代将各族人民分为十等：即一官、二吏、三僧、四道、五医、六工、七猎、八匠、九儒、十丐。医生位居第五。其次元代医官之品秩高于封建社会任何一朝，元代医户还享受免除徭役的待遇。元代在提高医生地位的同时，为了提高医疗质量，规范行医资格，采取了各种措施。

---

① 元·脱脱. 金史[M]. 北京：中华书局，1975：359，1855，2192.

医人必须通过太医院举办的医学考试才能获得从医资格。至大四年(公元1311年),元朝廷下令:地方路、府、州、县之教授、学正、学录、教谕以及负责地方医政的官医提举司或提领所之提举、提领等医官,应对医人的从医资格严加监管。“禁医人非选试及著籍者,毋行医药。”①医生的后人可以继承祖业行医,但必须精业务。延佑七年(公元1320年)三月,“罢医、卜、工、匠任子,其艺精绝者择用之。”①至元三年(公元1323年)丙辰又敕:“医、卜、匠官居丧不得去职,七十不听致仕,子孙无荫叙,能绍其业者,量才录用。”①对于还没有走上从医职业的在校医生,要督促其在校期间认真学习医义、医书。并根据太医院颁发的十三科考较诸生,务使“明察脉理,深通修合者,方许行医看候”。“若有诊候不明,妄投药剂,误插针穴,以致伤人命者”(《元典章·礼部五·禁治庸医》),该地方的提举、教授等官因训诫失宜,禁约不到,亦行究治。实际上实行庸医、提举、教授连罚的管理办法。医教人员通过医学考试获取执教资格,同时也就取得了行医资格。实行庸医、提举、教授的连罚办法在一定程度上遏制了庸医现象的增加。

元代还规定对现任太医等医官进行考验。如仁宗延祐三年(公元1316年)规定:今后每3年一次设立科举,试验太医、教谕、学正、教授等。不在京的提领和提举,在上任时也必须考试医义,不及格的不准行医,只准管理医户。从此,医生的考选逐步严格起来。不合格或不尽职的医生及教学人员还要受到处罚。如“诸医人于十三科内,不能精通一科者不得行医。太医院不精加考试,辄以私妄举充随朝太医及内外郡县医官,内外郡县医学不依法考试,

---

① 明·宋濂.元史[M].北京:中华书局,1976:546,600,629-630.

辄纵人行医者，并从监察御史廉访司察之。”①

2. 医生从业法规

元朝将医人另立户籍，统称为“医户”，医户成为社会上一个技术群落，他们享有免除差徭等照顾性特权。户籍隶太医院管辖，太医院在各地设有官医提举司，负责医户的具体管理。为了规范医人行为，元代制定了医人法规。而医人法规的建立是伴随着社会上大量庸医害命事件的增多而最终确立的。例如，至元七年（公元1270年）医生李忠给患者割治瘿瘤身死。又益都府医生刘执中针死了人。又至大二年（公元1309年）曲周县医生张永给人吃藜芦末中毒身死。因此规定医生必须经过考试。大德四年（公元1300年）禁止庸医治病。元代统治阶级对医生的从业制定了相关法规，对不通经书、不知药性、胡乱行医用药针灸者进行禁止，并强调禁止当街聚众、施呈小技、诱说俚俗、货卖药饵，医生治死患者要治罪。至元六年（公元1269年）敕：“今后凡有村野说谎、聚众打当、行医不通经书、不著科目之人，尽行禁断，庶免妄行针药，误人性命……诸科目人各令务本业，遇有患人，依经方对证用药或针灸看治……”（《元典章·刑部十九》）据元史记载，医疗事故出现后医生常常受到官府刑责及赔偿处理。如至元七年（公元1270年）七月，北京路医生焦转僧因医治陈某病证不效死，审刑官断杖焦七十七下，追征烧埋银给付苦主。同年四月，泰安州李忠割瘿致患者死亡被决杖四十七下，烧埋银不征。

3. 药物法规

元律对医师、药铺以治病为名，弄虚作假，贩卖假药、毒药的行为，规定了严厉的惩罚制度。药物法规是元代医药立法的重要组

---

① 明·宋濂．元史[M]．北京：中华书局，1976：2638.

成部分，其条令主要是对药铺、药商出售药品的品种、买卖权限的规定，核心内容是对销售有毒药品的管理，还有对贩卖假药的打击与遏制。蒙元初期，大汗们并没有对致命药物制定相关的法律规定，乌头、附子、砒霜等可以致人性命的毒药可自由买卖，故社会上不断发生因各种原因服用毒药而死亡的事件。世祖时，这种现象已相当严重，引起政府的关注。至元五年(公元 1268 年)十二月十四日，提点太医院奏请奉圣旨，仰中书省之力“严行禁约开张药铺之家，内有不畏公法之人，往往将有毒药物如乌头、附子、巴豆、砒霜之类，寻常发卖与人，其间或有非违杀伤人命及不习医道诸色人等，不通医书、不识药性，欺狂俚俗，假药为名，归图财利，乱行针药，误人性命。又有一等妇人专行坠胎药者，作弊多端”(《元典章·刑部十九》)，要求禁绝，这一奏请得到了批准。至元五年(公元 1268 年)禁止售卖乌头、附子、巴豆、砒霜等，同时禁卖坠胎药。至元六年(公元 1269 年)禁止假冒游行货药，并于至元九年(公元 1272 年)八月二十六、十月六日又两次诏令禁止货卖假药毒药，并强调对买卖毒药之人，各杖六十七下，并追至元钞一百两正赏于原告人，规定卖假药致人于死者，买者、卖者都处死。至大四年(公元 1311 年)政府明确规定：砒霜、巴豆、乌头、附子、大戟、芫花、藜芦、甘遂、侧子、天雄、乌喙、莨菪子等 12 种药为禁卖毒药。元延祐六年(公元 1319 年)更禁止玩弄禽兽，聚集人众，街市售药，违者处以重罪。

为加强销售环节的管理，规范买卖双方的销售行为，元政府首先规范卖方行为，对卖方“严加整治”。卖方主要是药材采集商和药铺，元政府规定，药材采集商采集来的毒药只许卖给药铺，药铺成了毒药的唯一收购地，其他任何形式的毒药收集行为均被视为违法。而作为唯一可以销售禁售毒药的药铺，也只能将毒药卖给医人,也就是拥有行医资格的职业医人(相当于今天的职业医生)。其次,把买方规定在"医人"范围内。而其他"闲杂人等"一律不得介入其中。当药铺和医人发生买卖关系时,双方必须要有见证人。同时,销售方(药铺)对每一次销售活动都必须要有记录,即"卖的人文历上标记着卖与者",其内容也不外乎某年某月某医人买某药(禁售毒药),目的是留底备察,自然买卖双方都应该签字画押。可见,要完成某种禁售毒药的买卖,必须要有3人在场,即买方(医人)、卖方(药铺)和见证人,这显然是为了加强监督,以杜绝毒药害命事件的发生,保证禁售毒药用于正常的医疗活动。元代对医生从业资格、行医法规、禁止乱行针医、禁卖假药毒药等一系列措施的制定,不仅打击了冒牌医生及出售伪劣药物、毒药以牟利的人,而且对维护整个社会的医药秩序都起了积极的作用。

元代除了通过规范毒药的销售来减少毒药害命的事件发生外,还禁止最能导致毒药非法买卖的其他流通渠道——市井买卖。元朝廷规定:"不通医术,制合伪药,于市井贷卖者,禁之。"①尤其对那些"诸弄禽蛇、傀儡、藏撅撇拔、倒花钱、击鱼鼓,惑人集众,以卖伪药者,禁之,违者重罪之。"①至元九年(公元1272年)八月,元朝廷命中书省榜示天下,禁止在街上出卖假药,如在榜示后仍有违犯之人,依着扎撒(蒙语法令之谓)处死。可见,元朝廷禁止利用各种"非正规"形式的售药。这一方面显然是为了杜绝假药的泛滥,但在一定程度上也是为了防止毒药通过这种形式被买卖,以致伤害人命。可见元代的毒药是不可以随意买卖的,它的出售有严格的法律规定。

综上所述,元代医政在承袭了金代"太医院"名称,对其制度作

---

① 明·宋濂.元史[M].北京:中华书局,1976:2685,2687.

了根本性的变革。使“太医院”成为统一的最高医事管理机构，将服务于皇氏宫廷的御医系统分属其下，结束了自汉代以来御用系统和医事管理系统并行的管理模式。最终形成了自上而下的集权式的管理体制。这种管理模式集中了管理权，大大便利了医药管理政策的推行。同时，元代还产生了超逾宋、金，严密而复杂的医官制度，医官之品阶最高可至二品，大大提升了医生的社会地位，这在中国古代医官制度史上有着不可忽视的地位。

第四节　金元时期预防保健政策

一、金代预防保健政策

1. 中央对医疗机构的管理政策

金是我国北方少数民族女真族建立的与宋对峙的割据政权，自金太祖完颜阿骨打于公元1115年立国后，金朝在吸收汉文化的基础上逐渐建立了具有本民族特色的政治管理制度，其中包括医事制度。例如，金朝在历史上首次创立了“太医院”机构，与历代的尚药局、御药院一起隶属于宣徽院管辖，在历史上第一次将众多医事管理机构隶属于一个部门的管理之下。这在古代医事制度史上可说是前所未有的变化。

金朝在与宋的频繁接触中不断吸取汉文明，其某些政治制度必然深受北宋的影响，所以，宋金两者的某些制度存在一定的相似性，其中包括医事制度。例如，宋金均设立了具有官办慈善性质的贫民医院惠民司（金朝）和惠民局（宋）。

2. 国家应对传染病的政策

金代比起辽代来，流行病相对增加，危害也较惨重。仅公元

1232 年发生在汴京的疫病，死亡人数近百万人。金代发生如此严重的流行病，其直接原因就是元兵围汴，人口高度密集，医药没有保障。其根本原因是五代及宋辽对峙以来，中原战乱较多，人口高度密集，医药没有保障。预防措施不力，这给汴京之大疫奠定了基础。金代早期政府对于疫病之控制总的来说还是比较有力的。天德三年(1151 年)汴梁因参与筑城的兵民爆发疫病，当时正是金王朝兴盛，渐次向南推进之际，因而强有力的政权也就采取了强有力的控制措施。“既而暑月，工役多疾疫”，当时金朝执政者海凌王完颜亮诏令：“发燕京五百里内医者，使医疗，官给医药，全活多者与官，其次给赏，下者转运司举察以闻。”[①]这在一定程度上控制了疫疠的蔓延，减少了损失。在《金史》中还有两处提及当年疫情，如“杨云翼……三年，筑京师子城，役兵民数万，夏秋之交病者相籍，云翼提举医药，躬自调护，多所全济。”[①]亲身参与救疗疫病的医药提举杨云翼，是当时政府组织人员进行抗疫的官方代表人物。疫情过后，金朝政府采取有效的措施，及时保证了疫后的重建与稳定。“辛未，复修汴城。以疫后，园户、僧道、医师、鬻棺者擅厚利，命有司倍征之，以助其用”。[①]

而金朝后期统治者一方面是由于应付元兵之进攻，另一方面是本身统治无力。无所对策，致使汴京两次大疫死亡惨重。如天兴元年(公元 1232 年)五月辛巳“汴京大疫，凡五十日，诸门出死者九十余万人，贫不能葬者不在是数”。[①]

3. 国家保障人民健康政策

金朝统治者屡次从全国各地以重金诏求医生方药，但几乎都是为了保障统治者的健康，如金贞元元年(公元 1153 年)，“四月大

---

① 元·脱脱. 金史[M]. 北京：中华书局，1975：387－388，1862，2422.

氏有疾，诏以钱十万贯，求方药。”[①]这一时期，中原许多地区每年都要向金统治者进贡许多药物，客观上丰富了药物的种类，促进了药物知识的增长。金代对保障百姓健康的投入十分薄弱，主要依靠“惠民司”来进行，辛丑，设四隅和籴官及惠民司，以太医数人更直，病人官给以药。设置惠民司本是极好的措施，但因数量及惠及面太窄，并没有多少民众受益，且因惠民司盈利薄弱甚至亏本，一度被奏请取消。如大定三年，有司言：“惠民岁入息钱不偿官吏俸。”上曰：“设此本欲济民，官非人，怠于监视药物，财费何足计哉！可减员而已。”[①]

金代统治者常赐医药予朝廷官员或外国使臣，以示恩宠。如“赵兴祥……十五年……上谒于良乡，赐银五百两，感风眩，赐医药”；[①]“行省左丞相仆散端先亦告老，遣太医往镇护视其疾”；[①]“再揖副使鞠躬，使出班谢远差接伴、兼赐汤药诸物等”。[①]另外，为维护统治，避免大面积疫病，金代统治者偶尔会对被征用于修城或修河的工匠、劳夫提供医药，如“六月甲子朔，时暑，给修城夫病者药饵”；[①]辛亥，金主谕参知政事胥持国曰：“河上役夫聚居，恐生疾疫，可廪医护视之”。[①]

纵观金代历史，统治者并未专门制定长期面向特殊群体，尤其是下层阶级的医疗政策，统治者的善心屈指可数，对贫民百姓的生死漠不关心，《金史·列传·后妃下》记载“（哀宗正大元年）初，王氏姊妹受封之日，大风昏霾，黄气充塞天地。已而，后梦丐者数万踵其后，心甚恶之。占者曰：“后者，天下之母也。百姓贫窭，将谁诉焉？”后遂敕有司，京城设粥与冰药。”这条史料

① 元·脱脱.金史[M].北京：中华书局，1975：234－235，317，345，866，1507，1285，2027.

记载了宣宗王皇后因梦数万乞丐后，在京城设粥与冰药的慈善之举。

4. 国家整理医药文献政策

金代虽在战争中重视招募、保护医生，并对进贡的国家索取各种珍贵药物，以维护健康需要，但对收集及整理历代医药文献并无任何兴趣，并未出台相关政策。金代在攻陷宋都汴京时，掳回宋宫廷诸科医生数百人，医书及药物也众多，光宋太医局之灵宝丹就有二万八千七百帖。医生及药物可以直接为统治者的健康服务，然而医书则未被进行专门的组织整理。

据文献载录，在金代，张存惠等校补《政和本草》，而成《重修政和经史证类备用本草》一书。同时医家张元素曾撰有《珍珠囊》和《洁古本草》，对临床本草学的发展有重要贡献，其影响甚大，惜《洁古本草》已佚。《重修政和经史证类备用本草》(30卷)，为张存惠等据《政类本草》校补，成书于金大定二十九年(公元1189年，即宋淳熙十六年)。简称《重修政和本草》。该书是在当时流行于中州(金国)《政和本草》庞氏刻本基础上校补而成。该书对《政和本草》精心校订，保存了大量宋以前本草资料，使后人能从此窥得该书原貌。此书以《政和本草》为主，但又补入《本草衍义》内容，合两书而为一体。《珍珠囊》，为金张元素所撰。约成书于金天兴三年(公元1234年)。原书已佚，辑入《济生拔萃》。该书载药113种，所载药名、性味、阴阳属性、引经、主治、药物配伍之相反相使等，阐述简略。该书将归经学说首次系统化、具体化，开拓了临床用药理论，具有较高使用价值。后世医家对该书甚为推重，如王好古《汤液本草》摘引了部分条文，明清诸本草，亦常引述该书内容，李时珍尤为推崇，赞张氏为“《灵》《素》之下，一人而已”。

二、元代预防保健政策

虽然元代医务人员的社会地位较疗、金有较大提高，但由于南北战争的需要，始终存在着民族歧视。元朝将全国的百姓分为蒙古、色目、汉人、南人四等，坚持民族压迫政策，在客观上阻碍了医学的发展，尤其是宫廷医学的发展。金元时代著名的医家，如寒凉派的刘完素、攻下派的张从正、补土派的李杲、滋阴派朱震亨等，尽管医名显赫，但都未担任过宫廷太医。元代江西南丰人危亦林，是元代著名医学家和骨伤科代表人物。他在至元三年（公元 1337 年）编著《世医得效方》19 卷，保存了大量古方和家传有效方剂。特别是对骨折、脱臼的整复，主张用乌头、曼陀罗先行麻醉，创造性地采用悬吊复位法治疗脊柱骨折等，这些都居于当时世界医学的前列。尽管有如此成就，元代仅给予南丰医学教授的职务。由此说明，这时期医学发展的主流，在野不在朝。元统治阶级制定的医疗政策受惠的主体还是他们自身，对于地方的医疗政策还是严重不足，尤其是对地方上的传染性疾病的应对毫无作为。

1. 中央对医疗机构的管理政策

据《元史》《新元史》记载，元代医政机构设有太医院、典医监、掌医监。太医院是中央医药卫生管理机构，职能为“掌医事，制奉御药物，领各属医职”。世祖中统元年（公元 1260 年），置宣差，提点太医院事，给银印。太医院隶宣徽院。大德五年（公元 1301 年），太医院升阶为正二品，设官 16 员。太医院下辖广惠司、御药司、御药局、行御药局、御香局、大都惠民司、上都惠民局、医学提举司等机构。典医监为詹事院（元皇太子之辅翼机构）下属机构，等级正三品，领东宫太医修合供进药饵。典医监下辖司一局二：广济提举司，掌修合药饵以施贫民。行典药局，掌采办供奉东宫药饵。典药局，掌修制东宫药饵。掌医监，隶属徽政院（掌中宫事务及侍奉皇太后之机构），等级正五品。

元代药政机构有广惠司、回回药院、御药院、御药局、行御药局、大都惠民局等。广惠司元太医院所辖主管修制御用回回药物，调和药剂以治疗诸宿卫士及在京孤寒者。至元七年（公元1270年）为正五品，延祐六年升正三品。大都、上都回回药院，等级从五品，主管回回药物加工炮制及用药诸事。御药院等级从五品，主管接受各路乡贡、诸蕃进献的各种珍贵药品，炮制饮片，供奉水煎汤药。至元六年（公元1269年）设立。御药局，等级从五品，掌管大都、上都行箧药饵。至元十年（公元1273年）设立。大德九年（公元1305年）从该局分立出"行御药局"专掌行箧药物，则本局只掌管上都药仓之事。惠民药局，元代地方上负责医药研究的机构。朝廷拨给药局钞本，药局经营取息，以购买药品研制药剂，并择良医为贫民治病。太宗九年（公元1237年）始于燕京等十路置药局，设局官，给银500锭为经营之本。成宗大德三年（公元1299年），复于各路设置，由诸路正官提调，同时接受太医院的指导。其中大都和上都两处惠民局，编制相同，从五品。所设良医，上路2名，下路、府、州各1名。所给钞本，验民户多少而定。此外，还有官医提举司，主管与医药有关的差役词讼。至元二十五年（公元1288年）于河南、江浙、江西、湖广、陕西各立一司，余省无。

2. 国家应对传染病的政策

元代发生的流行病，据不完全统计，至少有26次。元朝统治100余年，平均每5年则发生一次流行病。元朝晚期流行病更为猖獗，从明宗天历二年到惠宗至正二十年的31年中就发生15次。至正十二年至二十年的9年中则发生8次流行病。如此严重的流行病，元朝统治者除发放一些粮食赈济外，医药方面的措施几乎没有。根据记载，虽有个别开明官吏出医药解救患者的，然缺乏全面有力的政府抗疫举措。如至元十四年(公元1277年)，江南大疫，"师颜出粟募民，异尸坎瘗，可医食者，亲抚视以活之。"(《新元史·传第一三六徐师颜》)至元十五年，"中书省宣使，奉使河南，适大疫，义坚亚礼命村坊构室庐，备医药，以畜病者，全活甚众。"(《新元史·传第三十三铁哥术》)尽管少数官吏的举动对控制当时疫病的流行以及救助百姓确实起到积极作用，但就整个元朝来讲，发生多次疫病而政府几乎没有什么控制及预防的措施，这说明元代统治者对疫病流行是不太重视的。

3. 国家保障人民健康政策

元朝对外战争频繁而残酷，屠城是常用手段，因此每逢战役，人民死伤惨重。而医生是保护人类健康的使者，元统治者为巩固他们的封建统治，在战争时对医生、工匠等技术人员采取了保护措施，而在非战争时，也注意从江南及国外诏求医生、医书为他们服务。元世祖在至元十二、十三、十八年先后3次遣使江南搜求名医等技术人员。在扩张中，新归附的周边国家和地区都定期不定期地向元朝贡献医生、药物等。如要求安南国"自中统四年(公元1263年)为始，每三年一贡，可选儒士、医人及通阴阳卜筮、诸色人匠，各三人，及苏合油、光香……等物同至。"[①]元朝统治者保护诏求医生的政策使其周围聚集了一批中外各族名医。这一政策还使大量医生在战乱中被保护生存了下来，这些医生不仅为元统治阶级及军队健康服务，也为保障人民健康提供了保障。元朝在保护诏求医生及通过医药提举司兴办医学教育以培养医疗人才的同时，还制定禁止乱行针医及货卖假药、毒药等有关政策对保障人民

① 明·宋濂. 元史[M]. 北京：中华书局，1976：4635.

健康起了积极作用。

惠民药局，为元代地方上负责医药的机构。朝廷拨给钞本，药局经营取息，以购买药品研制药剂，并择良医为贫民治病。太宗九年(公元1237年)始于燕京等十路置药局，设局官，给银500锭为经营之本。成宗大德三年(公元1299年)，复于各路设置，由诸路正官提调，同时接受太医院的指导。其中大都和上都两处惠民局，编制相同，从五品。所设良医，上路2名，下路、府、州各1名。所给钞本，验民户多少而定。如腹里(《元史·地理志》："中书省统山东西、河北之地，谓之腹里。")3,780锭，河南行省270锭，湖广行省1,150锭，辽阳行省240锭，四川行省240锭，陕西行省240锭，江西行省300锭，江浙行省2,615锭，云南行省真贝贝币11,500索(1索值银1钱)，甘肃行省100锭。以上政令，在一定程度上对改善群众的医疗条件，起到了积极作用。①

然而在疫病流行之际，元政府缺乏有力抗疫组织与政策，对平民百姓的健康重视不足。元代救济贫民医药的机构既有惠民医药局，又有以太子名义设立的广济提举司。另外还包括施散阿拉伯药物的广惠司等。但缺乏统一组织和协调。惠民药局隶属太医院。广济提举司隶属詹事院。广惠司又属于阿拉伯医药专门机构。这三个机构都有救济贫民医药的职责，但又都不负责任，使医药施舍救济缺乏全盘考虑和统一组织，致使救济工作有名无实，疫病流行时，这些机构没有任何恩惠人民医药的措施。

元代对特殊群体的医疗政策主要体现在对囚犯医药方面。元代继承了唐宋关于罪囚医药待遇的若干规定，根据本朝实际也制

---

① 陈可冀，李春生. 中国宫廷医学[M]. 北京：中国青年出版社，2004：300.

定了系列关于罪囚医药的政策，丰富了元朝医政的内容。据《元典章》记载，中统四年（公元 1263 年）七月，政府规定："囚病患，主司申提，牢官验实，于本处医人内轮番应当看治。每日一替，若有死者委官验复有无他故，推治施行。"还规定："妇人犯罪有孕应拷及决杖笞者，须候产后百日决遣；临产者，召保听候出产二十日，复追入狱，无保及犯死罪者。令妇人入禁省视。"至元六年四月及至元十三年三月，政府两次对囚犯医药及孕妇出禁分娩等问题作了强调，以保证中统以来的囚犯医疗政策得到贯彻落实。至元二十三年时又重申：提控牢狱病患时"即令良医对证用药看治。其加减分数次第逐旋申报。其所用药物，官为应付。如药饵不真，罪在医工。夏日须要将牢房洒扫凉净，冬日温暖。将罪囚非理苦虐，如有不行依前提控牢狱或提控不严及罪囚患病不即申报看治……轻者责罚，重者别议施行……"元贞三年（公元 1297 年）正月，行御史台据监察御史呈江南府州司县罪囚比江北为多。重刑往往追会不完未经结案而死，明正典刑者甚少，轻囚亦有监击致死，官司视以为常，深恐中间枉直不辨，冤抑莫申，因此政府重申："今后严责各处官司，如有必合监禁之人，疾早追问断决，勿致淹禁；遇有疾病，则罪轻者召保，罪重者令医看治，仍令亲属入侍，期于痊愈；或有不幸身故，于月报内明白开写：某人因犯何罪，自几年月日收禁，追会其事未完，自其日因是何病症，是何医工，对是何亲属，及日申病症分数，身死月日，行移某处官司，初复检验，有无他故。如此备细牒呈廉访司，一一照勘得。如有不应监收而监收，应疏决而不疏决，及非理死损者，严刑究治。仍每岁终具死讫罪囚数目开申。"罪囚所用药饵问题，大德七年九月政府明确规定要从"惠民局内付。"尽管关于罪犯医药问题，政府先后规定了若干条例，但并未彻底得到贯彻。如湖广、江浙、江西等地，仍有因仲夏盛暑，牢狱不为修治，秽气蒸熏，罪囚病疫，有司不加医疗，因而死伤人命的情况。因此，政府又在大德九年（公元 1350 年）八月与至大二年（公元 1390 年）二月采取了更为周到的措施。如规定："病囚亲属，常切看视汤药饮食，仍取用过药方、品味、分两、制度，同六脉之数、治法源流、病势增减、结罪文状。倘遇死损，逐一开坐，令官医提领、医学教授，一同仔细考较。但诊脉处方，用药治疗，稍涉不如法者，随事究问。如果精通方脉，治效经年，量囚多寡，保充医职，仍每季依前备牒，官医提举司更为考证。若有差错，具由回报。如提举司考验不当，罪亦及之。夫如是则枉禁淹延，讯其簿书；非理死损，考其治法。既有司官医，互相警惧，各知罪有所归，庶使囚无冤滞，死不非理。"（《元典章·刑部二》）

随着罪囚医疗政策的不断完善，法医在这一时期也得到了一定发展。成宗贞元（公元 1296 年），政府令各路荐举儒吏，每年 2 人，由廉访司试举，并且规定了儒吏考试程式。其中将罪证的法律鉴定作为必须精通的业务。其内容包括了尸、伤、病、物等罪证检验，均为医工所负责。

4. 国家整理医药文献政策

元朝在扩张战争中重视保护医生，非战时也重视从江南及国外诏求医生、医书为他们服务。当时作为医学教育管理的机关——医学提举司的职能之一是校勘名医撰述的文字。然而元代官方并无多少制定针对医药文献的整理政策，仅见有许国祯等奉诏增修本草的记载。元初，许国祯等曾撰《至元增修本草》。《医籍考》引王圻云："世祖至元二十一年，命翰林承旨撒里蛮、翰林集贤大学士许国祯，集诸路医学教授增修本草。"当其时，元世祖认为中原本草遗阙较多，又无四方之药，宜遍征天下医师夙学多闻者，议板增入，遂命许国祯等人增修本草，历时四年成书，名《至元增修本草》，此书是元代的惟一官修本草著作，可惜书已亡佚，无从得知其内容，推测其书，当时根据宋代《政和本草》增修而成书。另据陈邦贤《中国医学史》"至元二十五年（公元 1288 年）庚戌太医院新编本草"①，但语焉不详。

据文献载录，元代还有许多由太医或兼其他医官职务的名医所著医药书籍存世，如提点太医院事许国祯等的《御药院方》、医学教授危亦林的《世医得效方》、饮膳太医忽思慧的《饮膳正要》等，对后世影响颇大。

《御药院方》（11 卷）原撰者名佚，元许国祯等增订，成书于元至元四年（公元 1267 年）。御药院始设于宋代，金、元承袭之，为宫廷药局机构，"掌按验秘方和剂药品，以供奉禁中之用"。此书为御药院的成方配本。许国祯，《元史》有传，谓其博通经史，尤精医术。元世祖即位，授荣禄大夫，提点太医院事，后迁礼部尚书、拜集贤院学士。许氏暨二、三僚友，"取御药院壬寅年所刊方书版，正其讹，补其缺，求其遗亡而附益之"。其内容与宋本颇有出入，全书分治风、治伤寒、治一切气、治痰饮、补虚损、治积热、治痢疾、治杂病、治咽喉口齿、治眼目、治疮肿折伤、治妇人诸疾、治小儿诸疾等 14 门，集录宋、金、元宫廷成方一千余首，多为丸散膏丹。许多方剂不见载于其他方书，借此可见元代宫廷用方之一斑。

《世医得效方》（19 卷）元危亦林编。成书于元至元三年（公元 1337 年）。危氏江西南丰人，官本州医学教授，其因世代业医，遍及诸科，尤擅长骨伤科。因有感于古医方浩繁，难以检索应用，乃

① 陈邦贤. 中国医学史[M]. 北京：商务印书馆，1937：218.

取平时所用古方之验而无失者，并与其高祖父以来得之师授者，“依按古方，参以家传”，仿医学十三科目，编成是书。危氏所著治法、方剂对骨伤科学有很大贡献，如书中详细论述了骨折、脱位的整复治疗，术前创用麻醉法；首创悬吊复位法，治疗脊柱骨折，比西方公元1927年始用此法早了六百年。对其他各科的诊治也颇多阐发，如口内灌漱“破毒方”治疗双蛾风；喉内吹入“雄黄散”治疗缠喉风；对喉风的治疗主张针药并施。还记载较大的腹中手术处理方法，如“肠及肚皮破者，用花蕊石散敷线上，轻用手从上缝之，莫待粪出，用清油捻活，放入肚内”，并强调缝合必须“从里重缝肚皮，不可缝外重皮”。对古方亦多能融会贯通，灵活运用，如认为小柴胡汤治半表半里证，而用于解血热、清恶血也可获效。凡此，均反映了危氏丰富的临床经验和善于化裁古方的创新思想。

《饮膳正要》(3卷)元忽思慧撰。成书于元天历三年(公元1330年)。卷一载“三皇圣记”“养生避忌”“妊娠食忌”“乳母食忌”“饮酒避忌”，另“聚珍异膳”章，选录累朝所进，以山珍异品制作，有益寿延年之效的膳食94种，介绍诸品功用、原料及调剂方法。卷二载各种饮膳方。分诸般汤煎、诸水、神仙服饵、食疗诸病等4篇，系统介绍饮膳方238种，同时讨论了食物利害、食物相反、食物中毒等。卷三则以单味食物为主，介绍诸品的性味、良毒、功效主治、宜忌等，分米、谷、兽、禽、鱼、果、菜、料物诸品，计230种。书中对蒙古族的卫生习惯、食物名称、医药状况、饮膳术语等史料保存较多，为研究我国北方少数民族医药状况和生活习俗提供了丰富的文献资料。

元代存世较重要的本草学著作还有王好古的《汤液本草》。该书成书于元至大元年(公元1308年)。上卷载“五脏苦欲补泻药味”“脏腑泻火药”;次为李东垣《药类法象》《用药心法》,其后为王氏论述,载五宜、五伤、五走、服药可慎、论药所生、天地生物有厚薄堪用不堪用、气味生成流布以及七方、十剂等内容。中、下 2 卷载药 242 种,分草、木、果、菜、米、谷、玉石、禽、兽、虫九部,各药阐明气味、厚薄、阴阳、有毒无毒、规定、性能、主治等,病详述历代本草文献而以张元素、李东垣学说为主。该书反映金元时期药物学理论发展成就。《四库全书提要》认为:“好古此书所列,皆从名医试验而来,虽为数无多而条例分明,简而有要,亦可云适乎实用之书矣。”

5. 国家加强医户管理的措施

元代政府在保护医生的政策、提高医生的社会地位的同时,还采取措施严厉打击乱行针医的冒牌医生。为了杜绝不法分子假冒医生骗取钱财,提高民间医生的医疗水平,加强了政府对医户的管理,元代政府还在各行省、路府等地方设置官医提举司、提领所等医户管理专门机构。这些机构的设置不仅使著籍医户差役、词讼管理得到加强,且通过定期医疗经验的交流制度,既防止了伪滥医生的行骗,又使民间医生的医疗水平得到一定程度上的提高。官医提举的设置是我国封建社会医政史上的一个伟大创举,是加强地方医政管理行之有效的措施。从这种医政设置本身和初步的实践方可以看出这是一种较好的管理方法。医官提举司之所以能够诞生离不开客观条件的影响,同时与统治者也有着密切的关系。客观上,元代统辖的地域较为广阔,在中央医政机构下面,需要专门设置管理地方上医政的机构;另外,元代民间医生非常之多,他们的差役词等也需要专门的机构管理。还有,这一时期假冒的医生胡乱行医卖假药骗取钱财的人也不少,需要专门的机关打击制裁。以上的这些方面都是设置官医提举司的客观原因。从主观动因上，主要是元代统治者根据经验和判断，决定设置这一机构，不过这一机构的医政管理思想是极其可贵的。若是没有元代统治者的这种智慧和管理思想，那么官医提举司这种机构也不可能在元朝诞生。

第四章　明代医政

第一节　明代医疗机构的设立

一、中央医药卫生机构的设立

朱元璋称吴王之始，即建百司官属，公元 1364 年五月，仿照元代建制，设立置医学提举司，提举从五品，同提举从六品，副提举从七品，医学教授正九品，学正、官医、提领从九品。[①] 旋改医学提举司为太医监，设少监、监丞，以孙守真为少监，葛景山为监丞。吴元年九月，改太医监为太医院，设院使、同知、院判、典薄等职，其中院使为正三品，仍以太医监官孙守真为院使，葛景山为同知，陆惟恭、杜天僖为院判。洪武十四年九月改太医院为正五品，设太医院令 1 人，丞 5 人，吏目 1 人，属官御医 4 人。明代将都城迁到北京后，又对太医院的建制进行了改革。二十二年正月，复改太医院令为院使，丞为院判。此后，明代太医院定制，设立正五品院使一员，正

① 王凯旋. 明代科举制度研究[M]. 北京：万卷出版公司，2012：104.

六品院判二员，正八品御医四员，后增至十八员，隆庆五年定为十员。从九品吏目一员，后以医士年深考升不拘定员，在内于圣济殿、在外于本院及各差供事，隆庆五年定为十员。太医院所属衙门有二：惠民药局设大使一员、副使一员，生药库设大使一员、副使一员，俱不入流。

明代太医院分十三科，大方脉，小方脉，妇人，疮疡，针灸，眼，口齿，接骨，伤寒，咽喉，金镞，按摩，祝由。① 与元代相比，取消了禁科，将风科改为伤寒，金疮一科细分为疮疡、金镞二科。根据明代的制度规定，太医院各级人员必须各司其职，医生各专其科。据隆庆五年的统计，太医院除正官院使、院判外，有御医、吏目共20人，负责管理十三科具体业务。由于太医院具有较强的专业性，其管理人员多从内部提拔。一般由普通医生提升为吏目，由吏目而御医，由御医择其优者提升为院判、院使。正德十六年定，凡太医院官不由常选，院使、院判、御医多奉旨升用。御医有缺听礼部于本院吏目内选补，吏目有缺于医士内考补。各王府良医俱于医士内选用。其中吏目的历练最为重要，太医院吏目之职虽微，然拾级而上之则御医、院判使，上保圣躬，内调宫眷，下疗军匠，故必历岁月以练习，而又严殿最以激励之。从普通医生升职为吏目要经过较长的时间，在御药房供事的医士，内殿6年、外差9年考升吏目，吏目6年考升御医。在司礼监供事的医士，历役3年给与冠带，再历3年授吏目。在会同馆从事医疗业务的医士，历役9年才可升授吏目。韩公茂，先任藩府良医正，永乐元年升太医院判，岁余升院使。

太医院系统医生的数量，目前没有明确的史料记载，但根据有

---

① 张德信.明朝典章制度[M].长春：吉林文史出版社，2002：228.

关材料分析，总人数当不在少数。宣德五年，行在太医院判韩叔旸奏，仅行在太医院医士逃逸及丁忧服满不起者即达到七百余人。随着太医院职能逐渐增多，其需要的医士人数也不断增加，正统二年，应礼部尚书胡濙的请求，增南京太医院医士 50 人，顺天府医士 25 人。在太医院听差的普通医生，一般由各地选送。正统六年，行在礼部奏太医院医士事故者 155 人，应由浙江等布政司直隶府州取补应役，但至京应役者十无一二，导致太医院无医生可用。明代在太医院的一般医士、医生属于徭役性质，待遇非常低。宣德三年，令太医院医士有家小者月支米五斗，无者三斗，医生二斗。成化十年奏准，医士有家小者月支米增为七斗，无者五斗。医生有家小者四斗，无者三斗。

太医院的首要职能是为皇帝及宗室提供医疗服务。按照规定，本院院使、院判、御医每天于内府御药房分两班轮值供事。嘉靖十五年设御药库，本院官于该库分班轮值。凡各王府差人请医视疾，本院奉旨差官或医士往视。

在中央政府各衙门，太医院往往派遣专门的医生负责。如国子监派驻有官医 2 名，每遇监生患病即为其医治。正统十年又令顺天府拨医士 2 名，监生患病于本府医学给药疗治。而在会同馆的医生，遇使人及伴送人等有疾，即与医药，年终将用药若干、活人若干开送提督主事处核实，其药材由太医院供给。此外，太医院还奉命给王公大臣诊疗疾病，参与京城附近的瘟疫救助。永乐七年，刑部侍郎张本督视河工，疏通河道，大大便利了船只往来，后积劳成疾，皇太子命太医院派遣医生亲自为张本治疗。宣德八年，平江伯陈瑄董漕事，在淮安患痰气疾，皇帝命太医院选良医一人前往救治。嘉靖二十一年，“时都城疫疠盛行，死者枕藉。礼部左侍郎孙承恩请命太医院及顺天府惠民药局，依按方术预备药饵施给，以济阽危。上从之。”[①]世宗皇帝令太医院差官、顺天府措药物救济民众。万历十五年，京城内外灾疫盛行，小民无钱可备医药，皇帝令太医院精选医官人员，多发药料，分投诊视施舍，仍照嘉靖年间例，每家量给与银钱一次。据事后报告，此次太医院共医男妇孟景云等十万九千余人，给药料一万四千余斤。[②]

太医院还有一项重要职能，针对部分官员以疾病为理由不理政务的情况，太医院医生负责为其诊断，查看有无推诈情由，并出具是否有疾在身的报告。洪武二十六年定，凡内外官吏自告老疾者，札付太医院转行惠民局委官相视，分别堪与不堪医治，明白具奏。正统四年奏准，凡有年老废疾官员告病者，太医院派员验实。嘉靖九年，彰武伯杨质不朝二年有余，太医院遣官查验，查出其伪病不上朝，后被夺俸 4 个月。嘉靖三十八年，刑部左侍郎杨大章以疾久不理政务，太医院也遣官前往验证。

祭祀医神。嘉靖十五年建圣济殿于文华殿后，以祀先医，以羊、猪等物品祭之，太医院正官负责。二十一年，明政府决定在北京设立三皇庙，正位以伏羲、神农、黄帝，配位以勾芒、祝融、风后、力牧，其从祀僦贷季天师、岐伯、伯高、鬼臾区、俞跗、少俞、少师、桐君、太乙雷公、马师皇 10 人，外复增伊尹、秦越人、淳于意、张机、华佗、王叔和、皇甫谧、葛洪、巢元方、孙思邈、韦慈藏、王冰、钱乙、朱肱、刘完素、张元素、李杲、朱彦修 18 人从祀，以仲春、仲冬上甲日，遣大臣行礼。次年七月，太医院三皇庙成，名其殿曰景惠殿，门曰咸济门，礼部尚书张璧奉命祭告。三皇庙建成后，于每岁春

① 俞汝为．荒政要览[M]．北京：北京古籍出版社，2003：439.

② 鞠明库．灾害与明代政治[M]．北京：中国社会科学出版社，2011：152-153.

冬仲月上甲日遣礼部堂上官一员行礼，太医院堂上官二员分献二殿之祭。

二、宗室医疗机构

吴元年，朱元璋置尚药局。洪武六年，置御药局于内府，秩正六品，设尚药奉御 2 人、直长 2 人、药童 10 人，俱以内官内使充，设太医院御医 4 人，以太医院医士充。凡供用药饵，明初令医官就内局修制，本院官诊视御脉，御医参看校同，内臣就内局合药。将药帖连名封记，具本开写本方药性治证之法，于日用之下，医官内臣书名以进。置簿历，用中书省印合缝，进药奏本既具，随即附簿年月下书名，内臣收掌以凭稽考。凡烹调御药，本院官与内臣监视，每二服合为一服，候熟分装二器内。其一器御医先尝，次院判、次内臣。另一器进呈。在御药局供事的医士一般为太医院医术高明之人，“天下名医皆聚于太医院，又选其尤者入御药房担当专任而信用之，自收万全之效。”①

御药局之外，为皇室服务者另有御药房。设提督太监正副二员，分两班，另有近侍二三十员，习医官人三四十员。御药房专职负责皇帝用药，与太医院相表里。凡选习医官人，拨年少者三五十人，选医教习，读《药性赋》《医要集览》及《素问》《脉诀》等书。凡圣体违和，传放御医。4 人或 6 人吉服入宫，第一员膝行跪诊左手，第二员跪诊右手，仍互更再诊。诊断完毕，各将圣恙大略面奏数言，出至圣济殿，计药开方具本，御药房用金罐煎进之。

至于后宫医疗机构，明初规定，宫嫔以下，遇有病，医者不得入宫，以证取药。洪武五年，明政府定后宫制度，设立尚食局，局分四

---

① 刘俊荣. 中华传统医德思想导读[M]. 北京：中央编译出版社，2011：78.

司，其中之一即为药司，设司药2人，上述人员一般由女官担任，永乐以后，宦官多充任此职。其实，若皇后或嫔妃有疾，多由太医院遣官诊治，尚食局医疗机构主要为后宫普通人员提供基本的医疗服务。

三、地方医药卫生机构的设立

明朝建立后，对全国医疗行政机构的设置非常重视。洪武三年（公元1370年），“置惠民药局，府设提领，州县设官医。凡军民之贫病者，给之医药。”[①]洪武十七年（公元1384年）规定，府、州、县均设医学，作为专门的医疗行政管理机构。洪武十八年（公元1385年）朝廷下令设医学正科，“至三十一年乃定制，设官铸印。”[②]在明代，地方官比较重视当地的医疗事业，将之视为重要职责，采取种种措施扶持医学的发展。永乐四年（公元1406年）七月，太宗皇帝在与大臣的一次谈话中，特别提到必须关注全国的惠民药局，“朕一衣一食不忘下人之艰，独于咫尺不能济，何况远外。遂命礼部申明惠民药局之令，必有实惠勿徒为文具而已。”[③]

从全国各地医学机构的设立看，明代各级地方政府按照中央政府的规定，建立起比较完备的医疗系统。以福建省为例，在全部八府一州的府级行政体系中，每个地区均设立有专门的府医学或者州医学。在全部57个县级行政建制中，有46个县设立了医学，11个县没有设立医学，设置比例达到80%。另外应值得注意的是，在没有设立医学的11个县中，部分县尽管自身没有设立专门

① 张德信.明朝典章制度[M].长春：吉林文史出版社，2002：227.
② 皇甫录.皇明纪略[M].北京：中华书局，1985：43.
③ 李国祥.明实录类纂经济史料卷[M].武汉：武汉出版社，1993：1098.

的医学机构，但并不代表当地就没有医疗机构的存在。如闽县和侯官县是福州府的驻地、莆田县是兴化府的驻地、邵武县是邵武府的驻地等，据我们的初步推测，可能是府医学承担了所在地的县医学的部分职能。如果考虑到这一点，明代各行政区域设立医学的比例会更大。真正没有医学机构的区域极少。据嘉靖十四年《广东通志》等记载统计，明代广东 93 个府州县至少有 80 个府州县设立了医学，可见地方医学的设立具有一定的普及性。每当新设立一个县级行政单位，包括医学在内的各种机构均会配备齐全。弘治十五年，升陕西开城县为固原州，隶平凉府，设知州、阴阳、医学、僧道正司官各一员。

同时，作为地方医政的医学多与惠民药局合而为一，即医疗行政和医疗机构合为一体。应当明确，医学和惠民药局是两种性质不同的机构，医学是明朝政府在各地设立的医疗行政管理机构，它的管理者是医学正科、医学训科。惠民药局是政府在全国各地设立的诊病疗疾的医疗机构，它的主要成员是医生。在明代这两个机构多有重叠，甚至合而为一。由史料分析，在官方主持下，明代医学和惠民药局不断重修增置。宣德三年，行在礼部尚书胡濙即谈到，洪武时期惠民药局发挥了较大的作用，但宣德时期出现了有医无药的情况，“在外府州县旧设惠民药局，洪武间官置药材，令医官医者在局凡军民之贫而病者给医药，今虽有医官医者而无局舍药材，宜令有司亦于农隙修药局，遵洪武之法行之，庶不负朝廷惠恤军民之意。”[①]由于种种原因，无论是医学还是惠民药局，在发展过程中都出现不同程度的损毁现象，或者改为他用。面对以上种

① 龚纯. 中国历代卫生组织及医学教育[M]. 西安：世界图书出版公司西安公司，1998：90.

种情况，地方政府积极开展重新修复活动，有效地保证了医学机构的延续。

按照明政府规定，府设医学正科1人，州设典科1人，县设训科1人，负责辖区的医药卫生。各府正科纳入国家职官正式编制，为从九品；各州医学典科和各县医学训科未入流。洪武十七年（公元1384年），“置府州县医学、阴阳学，府置医学正科一人、阴阳正术一人、秩从九品；州置医学典科一人、阴阳典术一人，县置医学训科一人、阴阳训术一人，皆杂职。”①

参与国家性质的社会医疗救助是明代医学的重要职责。作为医疗行政机构的医学，其主要职责是负责印信管理和辖区内有关医疗的各种日常事务，并各率医生主疗治疾疫及监狱囚人患病诸务。惠民药局主要是掌管贮备药物、调制成药、诊断疾病等事务，军民工匠贫病者均可在惠民药局求医问药。即所谓国家设医官医生、置医学置惠民药局，令守令以官价收贮药物，俾凡疾病者皆以脉证依方服饵。宣德三年（公元1428年），令天下军民贫病者，惠民药局给与医药。如松溪县惠民药局，“使署训科者司其事，医者分而治之，凡民之有疾者造焉。”②地方政府的参与程度是其职能发挥与否的重要因素。

在中国古代医疗条件非常落后的情况下，瘟疫的发生将会引发巨大的灾难，对人们的心理造成极大的恐慌。在瘟疫爆发的过程中，作为医学管理机构，在地方政府的参与下，医学和惠民药局发挥了主导性的作用。嘉靖间，林希元上《荒政丛言疏》，建议地方灾荒之时注意医疗救济，“盖时际凶荒，民多疫疠……臣愚欲令郡

① 邓铁涛. 中国防疫史[M]. 南宁：广西科学技术出版社，2006：140.
② 王尊旺. 医疗慈善与明清福建社会[M]. 天津：天津古籍出版社：12.

县博选名医，多领药物，随乡开局，临症裁方。郡县印刷花阑小票，发各厂赈济官，令多出榜文，播告远近，但是饥民疾病，并听就厂领票，赴局支药”，[①]此议得到政府批准并在全国推广。

第二节 明代医学教育

一、医药教育政策

《明史》言：“医与天文皆世业专官，亦本周官遗意。攻其术者，要必博极古人之书，而会通其理，沈思独诣，参以考验，不为私智自用，乃足以名当世而为后学宗。”[②]从这里可以看出，尽管明代医生地位不高，但社会民众对医家依然有较高的要求，认为医生乃专业人士，从医之人必须博览古人之书，通明其理，复参以实务考验，才可名扬后世。从明代医学教育实践看，较为强调两点：一是必须长时期下苦功夫认真钻研，医术高明方能名扬后世，“世上养生之法、积德之术，医为第一，若能治人有效，自然名利两全，常见名医公侯敬重家累万金，学医者苟能用心十年，终身受用不尽。”二是学习要有所取舍，学有专长，学有所精，万不可贪多求全，“医学最不可多贪门类，图揽病家，总之不精反以误人，又不得利。今择此方易生之病，各习专门，果得其精，受用不尽。”[③]

明代中央系统的医学教育主要由太医院负责，地方系统的教育由地方医学负责。其课程设立与前代相似，以《黄帝内经》《难

---

① 陈子龙. 明经世文编[M]. 北京：中华书局，1962：1633.

② 张廷玉. 明史[M]. 北京：中华书局，1974：5014.

③ 马涛. 吕坤评传[M]. 南京：南京大学出版社，2000：135－136.

经》《神农本草经》《脉诀》《伤寒杂病论》等为基本必修教材，学生对上述课程必须达到熟读成诵的地步。明代官方医学教育所使用的教科书，仍以前代的医学名著为主，这些医学经典是医生学习和考试的基本依据。“医之为道，非精不能明其理，非博不能至其约。是故前人立教，必使先读儒书，明《易》理，《素》《难》《本草》《脉经》而不少略者，何也？盖非《四书》无以通义理之精微，非《易》无以知阴阳之消长，非《素问》无以识病，非《本草》无以识药，非《脉经》无以从诊候而知寒热虚实之证。”①除经典之外，明代还出现了一些通俗易懂的医学教科书，如刘纯《医经小学》6 卷，分本草、脉诀、经络、治法和运气，将深奥的医学知识编成朗朗上口的韵语，便于学生背诵，他如《医学纲目》《医学入门》《医林集要》等也常为人们作为医学教材使用。

在太医院，弘治五年，礼部应太医院院判刘文泰之请，命太医院精选年二十以下十五以上官生子弟分拨各馆习学医术，仍推素读儒书精医业者二三人教之，以太医院堂上官相兼提督。学习期间定考试制度，3 年一考、5 年三考。考试之时，令太医院堂上官一员择取医官二员，率子弟赴礼部，公同出题考试。若考生果通医业，准充医士，否则发回本院听习。一年再试，三试不中，黜退回家。凡医户子弟，止令专习医业，不许营求科举。对于太医院的教习，若能培养出较为优秀的人才，无官量升一职，有官者量加旌擢。明代在各地方设立的医学机构，除了负责当地的医疗卫生事业之外，还承担当地医学教育的功能。地方医学“聚天下习医者，俾其教之养之，读轩岐之书，研张孙之技，试之通而授之职，因其长而专

---

① 武斌. 中医与中国文化[M]. 沈阳：辽海出版社，2006：209.

其业。”[①]可见，地方医学教育同样强调医生要学有所专，凡是业务不精者将禁止行医。至于具体的学习办法，吕坤有详细的说明。医生各认读医书一部，掌印官量其资质，限以一月之数，自某处起至某处止，责令医官每日背诵，除医方分两不能全记外，其议论脉法方下病证务须成诵，每一月掌印官或委佐贰官唤至堂上掣背一次，惰者量责三五板，勤者量赏谷三二斗。医学是一门实践性非常强的学科，为防止医生纸上谈兵，不且实用，明代医学教育非常注重实践教学，凡是熟背医书一部者，方许医官引领治人，每医生给医案一本，令病家亲自填写，要见病家是何病证，用何药方治好，每四季掌印官查验医案。治好人三十以上者赏谷一石，百人以上者终身免丁，三百人以上者准送牌匾。先前业医者，多挟技而自重，地方官办医学对医药知识的普及发挥了很大的作用。对于明代的医学教育，明代文人邱濬有精彩的评论，“我祖宗内设太医院，外设府州县医学，医而以学为名，盖欲聚其人以教学，既成功而试之，然后授以一方卫生之任，由是进之以为国医。”[①]

二、医士考选政策

明代太医院医士来源于各地方选送，但须经过严格的考试方才能留在太医院供事。“旧制天下医学官举保送京者，必经本院考中方许选除。”[②]弘治十一年，明政府规定，凡太医院各官升迁，俱从礼部衙门考选定拟职事，咨送吏部铨注，医士医生俱 3 年一次大考。凡太医院官医士生册籍每 3 年一次各清查造报，如有虚增隐漏等弊，将承行官吏及造册人等参治，该院官医士生有离任回籍

---

① 邱濬. 大学衍义补(上册)[M]. 北京：京华出版社，1999：50.

② 李国祥. 明实录类纂宫廷史料卷[M]. 武汉：武汉出版社，1992：1509.

者，俱赴部告明给牒定限，如私逃及违限径行除籍。凡各府州县举到医士堪任正科等官者，俱从礼部勘明，医士札付太医院，仍委司官会同各堂上官考试，考中者咨送吏部铨选，不中者发回原籍为民，原保官吏治罪。

经过层层考察进入太医院的医生，在太医院继续研习医书，由礼部会同都察院考试，分别等级，任命不同的职务。随着时间的推移，太医院对医生的考核也逐渐流于形式，导致精通医术者或被阻蔽，水平庸下者又肆奔竞并。嘉靖六年，礼部尚书桂萼等言，古者医师岁终皆有考核，故术业久而益精。现今拘于世业，按籍收人，一入供事，永无考较，导致医术普遍低下。他建议加强对太医院供事医生的考核，一岁四试，根据考试成绩列为三等，上者入御药房，已入者准与授职；中者授冠带办事本院，已冠带者与之俸给；下者应役本院如故；或良医大使有缺，中下者得赴吏部铨补。其不系世业精通医术者，听其应试，试高等得入籍而汏；其世业不通者，无令冗食。① 嘉靖十二年(公元1533年)又规定：太医院医士医生不分新旧，通令学本业，按季考试，每年终呈送礼部，委该司会同考校，验其有无进益，如无进益，根据情况予以惩罚，甚至停发月粮，对畏避逃考者也予以追究。学习三年满期后，由太医院医官出题考试，根据成绩分为三等：一等派至御药房供事，二等给与冠带，二等、三等派回太医院当差。

嘉靖二十八年(公元1549年)七月，礼部因内殿供事医士有人不由本部考选，夤缘收用，且旷职私回原籍，规定今后本部年终通将院医士、医生严加考试，分为三等。一等者留候圣济殿缺人送入供事，其余悉遵旧制，仍令太医院堂上官协心钤束，官医不许违旷

① 顾明远.历代教育制度考[M].武汉：湖北教育出版社，1994：1123.

一职业，其有逃回或患病日久不能供役者，呈报查处。事后礼部尚书徐阶将太医院未经考试医士侯时泰等24人革职问罪。此后，冒滥问题一直困扰着太医院，四十三年，有清查出冒滥官生应除名者42人、应除户者161人。为此，礼部建议，自清查之后将本院医籍新生幼丁每3年保结报册，其余并不得私收一人，其现在子弟及寄籍候补医丁，现有父祖收充年月世次可凭者，悉听礼部委官教习，仍按月按季考试，一次不到者量责，二次除名，三次除户，年终送部考试，量加赏罚。3年大考分三等，一等补医士，二等补医生，三等发院习学。又3年再考新补，照旧役一体甄叙。两次不堪收补者，发为民。纳银吏目必经三考类考，一等方准同在院医士，遇缺考送铨选。纳银冠带例该收考医士，亦必经3年类考，方准挨次拨差。其概院医士终岁考医业无成者量责，或住支月粮。3年大考，一等原系医士无冠带给冠带，原在内殿供事者升俸一级，俱各候内殿缺人，该院于各科内挨次呈部收补。二等原系医生与充医士食粮，原系医士无冠带者给冠带，原在内殿者不准供事。三等原有冠带者不准冠带，原支品级俸者降俸一级，支杂职俸者降充冠带医士食粮七斗，医士降医生，医生住支月粮。俱听习学半年，送部再考，如有进益，仍给服俸如故，如再不通，俱降医生，发回该院专供铿碾之役。①

明代地方医学的考试和选拔，一般地方教育机构和卫生机构共同负责。广东提学副使魏校对广东的地方医学教育有所记载，“医学人命所系，岭南瘴地既多疾病，复少医药夭阏之由也。各属长吏俱体天地好生之德，择通明医术者，集数医教之，各专一科，候按临考试，有疾病者分使治之，视其功效，以行赏罚，医术未通者仍

① 顾明远.历代教育制度考[M].武汉：湖北教育出版社，1994：1124.

禁毋得行医。”[①]医学关乎人命，明政府对地方从医人员的素质考核也相当关注，至于地方医学的具体考试办法，吕坤有理想化的设计，“四境行医人等，不分男妇，俱委佐贰会同医官考试，各认方科，分为三等。上等堪以教习，授读医书；中等不通文理，令记单方；下等止许熬膏卖生，不许行医。”“凡在医学者，置签堂上，掌印官或暂委佐贰首领，各限以书随其所习，每月拘背一次，验其生熟，问其义理。精熟者，本生量赏医官同赏生；疏者，量责医官纪过，一年之外，验其稍通者。”最为可贵者，在明·何柬编撰的《医学统宗》中保存当时南直隶地区地方医学考试的试卷，其题目分别为“儒谓医类小道其说当否”“不知《易》不足以言医”“五运六气变化胜复淫治抑果切于医否”“痰火病源形症脉治”等4篇。从这4篇的内容看，明代地方医学考试既注重专业技术知识的考察，又注重对从业者医学通识和医生自身地位的考察。

第三节 明代医药立法

与前代相比，明代在医药立法上进步不大，基本沿袭了唐宋时期的医药立法。本节主要依据《大明律》的相关规定简述其规定。

一、关于医生的从业资格

明代沿元制，将户口分为民、军、医、儒、灶、僧、道、匠等，规定各户必须子袭父业。一入医户，子孙就必须世代业医，史称“世医”制度。世医制度下，实行严格的户籍管理，某人一旦入医户，一般

---

① 王振国.中国古代医学教育与考试制度研究[M].济南：齐鲁书社，2006：388.

要世代为医，不得随意变更身份，根据《明会典》卷十九《户口一》的规定，“国初核实天下户口，具有定籍，令民各务所业。”“凡军民医匠阴阳诸色户，许各以原报抄籍为定，不许妄行变乱，违者治罪，仍从原籍。对于私自变动医户籍贯者，或有司协助其变动籍贯者，均给予处罚。《明会典》卷一百六十三《律例四·户律一》载，“凡军民驿灶医卜工乐诸色人户，并以籍为定，若诈冒脱免避重就轻者，杖八十，其官司妄准脱免及变乱版籍者罪同。”医户制度下，明代无论是太医院还是地方医学，均出现父子相继，甚至若干代相继的情况。洪武时期郝文杰即代替其父任太医院院使，景泰元年，太医院院判陆子材以老疾乞致仕，其子陆道源以医学训科升御医。在地方，医学官员代代相继、子承父业的情况也相当多。如福建省的情况，顺昌县人冯宗佑于宣德四年(公元 1429 年)任医学训科，天顺七年(公元 1463 年)其子冯顺继任该职；清流县从景泰至嘉靖年间共有伍惟德、伍锐、伍璋、伍燔、伍奎光等 5 人出任医学训科，这 5 人籍贯所在地相同，可能也属于同一家族。福宁州人林彦圭，精医药，争于救人，无计利之心，远近称之。殁后子思齐授医学训科，孙琦登乡荐璧，授典科。

二、合和御药

凡合和御药误，不依本方，及封题错误，医人杖一百；料理拣择不精者，杖六十。若造御膳误，犯食禁，厨子杖一百，若饮食之物不洁净者，杖八十；拣择不精者，杖六十；不品尝者，笞五十。监临提调官各减医人厨子罪二等。若监临提调官及厨子人等误将杂药至造御膳处所者，杖一百；所将杂药就令自吃，门官及守卫官失于搜检者，与犯人同罪，并临时奏闻区处。据上述法条可知，合和御药各有处方，其品味分两亦各不同，若合和御药而失误不依本方，及虽依方而包封上题写错误者，杖一百。若止是料理拣择不精者，杖八十，皆坐医。人食各有禁，如干脯不得入黍米、猪鳖肉不得和姜苋之类，若造进御饮膳而误犯所忌者，杖一百。止是不洁净者杖八十，拣择不精者杖六十。食必品尝，欲其调和也不品尝者，笞五十，皆坐厨子。其太医院使等官与御膳所官皆有监临提调之责，而不行检点，各减医人厨子前项所犯罪二等。若御膳所非用药之地而监临提调官及厨子人等误将杂药至造膳处所者，杖一百，所将之药即令自吃，防隐祸也。其值日门官及守卫官失于搜检而致其将入者，是为疏虞，亦杖一百。

三、庸医杀伤人

凡庸医为人用药针刺误，不如本方，因而致死者，责令别医辨验饵穴道，如无故害之情者，以过失杀人论，不许行医。若故违本方诈疗疾病而取财物者，计赃准窃盗论，因而致死及因事故用药杀人者斩。据上述法条，凡庸常医人为人疗病，或用药饵或用针刺，有错误不依本方因而致人身死者，官府责令别医辨验其原用药饵及针刺穴道，如果系错误而无故意害人之情者，以过失杀人论，准斗殴杀律坐罪，依律收赎给付死者之家，其庸医不许行医。若其明于针药，知有本方而故违之，乃以诈为疗病而取财物者，计所得之赃，准窃盗论，免刺。若因而致人于死及因患者有仇嫌之事而故用反症之药杀人者，则与谋杀之情无异，故坐以斩。

四、夫匠军士病给医药

凡军士在镇守之处，丁夫杂匠在工役之所而有疾病，当该官司不为请给医药救疗者，笞四十；因而致死者，杖八十。若已行移所司而不差拨良医，及不给对证药饵医治者，罪同。据上述法条，军士在镇守之处、夫匠在工役之所，与在卫下班者不同，若有疾病而镇守及管工官吏不行移所司请给医药救疗者，则失优恤之仁，或虽行移所司而所司不即差拨良医及不给对证药饵者，则是苟且塞责，并笞四十。若因不救疗及不拨医给药以致死亡者，则人命所关为尤重，故并杖八十。若因药不对证以致死者，罪在医人，依庸医杀人本律科断。

五、狱囚衣粮

凡狱囚应请给衣粮医药而不请给，患病应脱去枷锁杻而不脱去，应保管出外而不保管，应听家人入视而不听，司狱官典狱卒笞五十；因而致死者，若囚该死罪，杖六十，流罪杖八十，徒罪杖一百，杖罪以下杖六十徒一年，提牢官知而不举者，与同罪。若已申禀上司不即施行者，一日笞一十，每一日加一等，罪止笞四十；因而致死者，若囚该死罪，杖六十，流罪杖八十，徒罪杖一百，杖罪以下杖六十徒一年。据以上法条，在狱之囚冬夏合给衣粮、疾病合给医药，而司狱官典狱卒不即申禀上司给与，及囚有患病，死罪以下应与脱去枷锁杻而不脱去，笞罪应保管出狱而不保管，或应听令家人入内看视而不听者，司狱官典狱卒笞五十。若因不给衣粮医药、及不脱去枷锁杻、不令保管入视而致死者，若囚该死罪，狱官典狱卒杖六十；流罪杖八十；徒罪杖一百；杖罪以下杖六十、徒一年。提牢官知其不给衣粮等项及因而致死之情而不行举问者，与司狱官典狱卒同罪。若司狱官典狱卒将应给罪囚衣粮等项已行申禀本管上司，而上司官吏承报不即施行给与者，若一日不行笞一十，每一日加一等，至四日之上，罪止笞四十。因不施行给与而致囚身死者，若囚该死罪，杖六十；流罪杖八十；徒罪杖一百；杖罪以下杖六十、徒一年。衣粮等项职掌在上司，申禀施行则官典狱卒之责，不申禀而上司不知，故专罪主守；已申禀而不即施行，故专罪上司。

第四节 明代特殊群体医药政策

一、弱势群体的医药政策

赡养孤老残疾，是中国历代政府关注的社会问题之一，明代也不例外。明朝统治者非常注意对于鳏寡孤独的关照和收养。洪武元年，明政府即开始在全国推行赡养孤老残疾事业。洪武元年（公元1368年）八月，朱元璋诏以金陵为南京定为国都，随即颁大赦天下诏书，涉及军事、经济、流民、灾荒、礼仪、教育、司法、地方官职责等诸多方面，为更有效地加强对国家的治理，朱氏特别强调"民间有不便事宜，与利所当兴害所当除诏书所不载者，有司明白具闻。"在这份诏书中，对于慈善事业的表述是"鳏寡孤独废疾不能自养者，官为存恤。"可以确认，洪武元年（公元1368年）的诏书涉及"鳏寡孤独废疾不能自养者"的救济问题。洪武元年（公元1368年）制定的《明令》说，"凡鳏寡孤独，每月官给粮米三斗，每岁给棉布一匹，务在存恤。监察御史、按察司官常加体察。"①考虑到无论是宋代的居养院、元代的孤老院还是明代的养济院救助对象均系"鳏寡孤独废疾不能自养者"，基木可以断定，洪武元午（公元1368年）明朝政府的确就孤老的养济问题做出过制度性安排。

从全国各地养济院的设立时间看，洪武初年不少养济院均已设立。如洪武二年（公元1369年）福建省安溪县、顺昌县，洪武三

① 夫马进.中国善会善堂史研究[M].北京：商务印书馆，2005：44.

年(公元1370年)福建省则有宁化县、惠安县、将乐县、德化县、光泽县、崇安县、南平县等七县有修建养济院的记载。浙江省象山县、永康县有相关记载。另外在正德《德安府志》、嘉靖《尉氏县志》、隆庆《海州志》中也有洪武二年(公元1369年)各地设立养济院的描述。由此可见,洪武初年设立养济院系全国性行为。从地方志的材料分析,明代养济院的修建可以分为三个时期:即洪武年间的创建时期,成化弘治年间的增建时期和嘉靖万历年间的重修时期。

与清代就养济院收养人数做出明确规定不同,明代未曾就人数问题做出明确的规定。从中央政府看,明代各种有关政令的基本理念是凡符合标准的人员则收养之。洪武十九年(公元1386年)六月定,笃废残疾不能自存未入养济院者,诏书到日火速验口入孤老处,依例关支,使得遂其残生,有司如命勿怠。嘉靖六年(公元1527年)八月定,各处俱设有养济院,但有司不能用心稽考,衣粮柴薪不得以时关给,今后抚按上司督责有司,务将境内鳏寡笃废之人照例养,应得柴米不许缺少。河南沈丘县养济院载:"诏户部,令天下府州县,凡民之笃废残疾孤独鳏寡不能自存者,皆于此养焉。"[①]如果限定人数,极有可能出现符合标准者无法入院的情况,这显然与执政者的制度设计意图不符。从地方看,由于经济实力和区域大小各异,各地建立的养济院差别甚大,所能容纳的人数自然也不相同。

终明一代,中央政府都非常注重养济院的收养问题。洪武二十四年(公元1391年)八月命户部遣官行县询鳏寡孤独之民,令有司修理养济院,勤加存恤。天顺八年(公元1464年)三月,对于有

---

① 李宗元.沈丘县志[M].上海:上海书店,2000:1004.

老残疾不能生业者，即便收入养济院，照例给与衣粮，勿令叫街乞食，违者罪之。嘉靖元年（公元1522年）二月诏令，在外有鳏寡孤独废疾不能生业者，即便收入养济院，照例给予衣粮，毋令失所。明代养济院的收养程序和具体运作方式，现有史料多语焉不详。明人吕坤任职山西巡抚时，曾制定一个十分理想化的养济院审收则例。其审收凡10条。从吕氏制定的该则例分析，养济院的收养强调如下几个原则，一是必须为鳏寡孤独没有生活能力，即所谓“老弱废疾及鳏寡孤独不能自存者”；二是所收养之人必须为遵纪守法者，根据应收养人的不同情况分别等级，按照次序进入养济院；三，值得注意的是，其中规定“失迷乡贯久在地方者，上等孤老惟于冬生院收恤，其瞽目残肢不能自存者，与本州岛岛县人一视同仁可也。”如果我们以倒读史料的思维分析，无疑其中包含明代养济院收养的另外一个重要原则，即强调原地原籍，即所谓“境内”之人，凡是外地流浪之人必须遣送给原籍收养。当然，也有例外的情况。如成化二年（公元1466年）十二月，礼部尚书姚夔等言，京城街市多有疲癃残疾之人，扶老携幼，呻吟悲号，无问老小男女有家无家及外来者，顺天府尽数收入养济院记名养赡。

夫马进在谈到明代养济院和宋代相关机构的差别时指出，明代养济院中没有医疗设施，在明代的史料中，看不出在养济院配备医生和药物的记载。其实，他的说法是错误的。按照政府的制度设计，养济院中应当配有医疗设施。洪武二年（公元1369年）建立的安溪县养济院病给之药，死惠之棺，永乐三年（公元1405年）二月，巡按福建监察御史洪堪言十事，“其三曰存恤孤老……或有疾病，令医疗之，庶无告之民不至失所。”[①]成祖采纳了这个建议，责

---

① 顾明远. 历代教育制度考[M]. 武汉：湖北教育出版社，1994：1129.

令各地付诸实施。在建阳的养济院中,则供奉着作为医疗神的观音大士。嘉靖年间,地方官重修长乐县养济院,时人颜容端作《养济院记》,特别指出该院“籍邑之无告者宅而养之,月有粟岁有帛体瘥有医,遵制也。”[①]山东滋阳县载养济院所养孤老有疾病者督医疗治。浙江省武进县养济院对于院内收养之人病给药以医,死给棺以葬,罔敢或忘。吕坤在谈到他本人实施的收养存恤孤老的运作办法时也提及孤老疾病管理禀官拨医调理。综合各种证据,明代养济院作为抚恤机构,同样也配备了医疗设施。

二、军队医药政策

据《明史》记载:明廷在边关卫所及人聚处,各设医生、医士或医官,俱由太医院试遣。岁终,会察其功过而殿最之,以凭黜陟。洪武二十七年(公元 1394 年),朱元璋下旨:凡卫所军士本身若有暴疾,本管官旗即放归营所,请医调治。或看视迟慢、放回犹豫,致令病甚,亲管小旗杖一百,总旗杖九十,百户住俸一月。其病军食钱带去,不必琐碎来奏。万历《大明会典》记载有各地派遣医官医士人数,其中团营医官一员,医士 12 名;五军营医官一员,医士 2 名;神枢营医官一员,医士 3 名;神机营医官一员,医士 4 名;锦衣卫医士 3 名;万全右卫医士 1 名;怀来卫医士 1 名;独石医士 1 名;白羊口医士 1 名。

在永乐皇帝南征北战之时,即命令医生随军出征,随时提供医疗服务。永乐八年(公元 1410 年),朱棣见行军途中多人病倒,命马载至营中治疗,并令太医院遣医分疗各营将士之病者。二十年(公元 1422 年),命太医院增医士于各营,谕之曰:“将士,

---

① 王尊旺. 医疗慈善与明清福建社会[M]. 天津:天津古籍出版社,2010:25.

国家爪牙。今从征在外，朕夙夜念其艰难，食则虑其饥，衣则虑其寒，惟恐有失所者。人风雨寒暑饥饱忧劳不调，皆足致疾，况一身远役哉。其令医者朝夕巡视，各营将士有疾者，与善药，勿苟为文具。”①

随着各地军事卫所的逐渐设立，明代也开始配备医生，用于军队医疗。宣德五年(公元1430年)，副总兵都督方政报告：独石、赤城、雕鹗备御官军有患病者，无医治疗。明廷令太医院给药，遣医士二人往疗，半年一更。正统三年(公元1438年)，大同参将石亨上奏军中往往有疾病者，乏人治疗。明廷命山西布政司及都司各选医一人，随军往来，仍令支给官钱措置药饵。正统十年(公元1445年)，协赞延绥军务监察御史马恭奏：“沿边诸寨军士不下数万，荒远偏僻，不近州县。兼无药饵，疾疫时行，坐以待毙，诚可矜悯。请东自孤山寨，西至定边营，凡十六处，各设医一人，随营治疗，并支给官钱，措置药饵。”②马恭的建议得到朝廷批准。天顺三年(公元1459年)题准，淮、徐、临、德、济宁、通州等处药局官给药饵，遇官军患病，随即调治。

为解决军队医疗力量不足的问题，明政府还在部分卫所设立医学，培养医疗人才。如宣德四年(公元1429年)从守备都指挥刘永所请设河州卫医学，宣德十年(公元1435年)设四川都司松潘等处军民指挥使司医学，正统二年(公元1437年)置辽东都司医学及属卫药局。景泰五年(公元1454年)，从山西右参政叶盛所请，命太医院选谙晓方脉医士一名，往口外独石等八城教军士习医，岁一更代。成化十七年(公元1481年)，户部报告称：今陕西、甘肃等

---

① 刘俊荣.中华传统医德思想导读[M].北京：中央编译出版社，2011：83.
② 吴廷燮.明督抚年表(上)[M].北京：中华书局，1982：249.

10余卫所医、药俱缺，疾疫无所疗治，请敕所司各立医学一所，选精通医术者教军余子弟习业，并获得批准。

三、狱囚医药政策

洪武元年（公元1368年）令禁系囚徒年七十以上、十五以下，轻重不许混杂。枷杻常须洗涤，席荐常须铺置。冬设暖匣，夏备凉浆。无家属者日给仓米一升，冬给绵衣一件，夜给灯油，病给医药。其所有费用于本处有司系官公粮内支给。对于狱囚医药来说，最大的问题是经费如何筹集。成化十二年（公元1476年），明政府再次就该问题作出明确的规定，命给狱囚药饵。当时法司囚人患病，医者自备药饵，每致缺乏及误治疗。刑部尚书董方等言："囚人无衣食者，旧例从太仓及官库赃罚内支给，惟药饵无所于出，诚宜处置。乞令内外有司量给官钱置买，或惠民药局给与，其衣食仍于各仓库取给，庶囚人疾病饥寒皆不失所。从之。"①正德十四年（公元1519年）题准，每月囚饭煤价银四两，狱中灯油银三两，疗病药材银二两五钱，俱于入官赃物银两内开支。嘉靖二年（公元1523年）题准，囚医于太医院原拨听用医士内择一人提牢厅诊视，岁支赃罚银一十二两充雇直，月给本部仓米七斗充饭食。

地方囚犯一般由各地医学官员和医生负责。成化间，福建连江知县凌玉玑改建惠民药局，设医官一员驻局施诊，又择品味炮制施药以济穷民及患病之狱囚。广东香山县医学训科一员，学医治官吏、军民、狱囚人等疾病，俱不支俸，医生15名。为防止在此过程中出现草菅人命的现象，地方官一再强调必须按照有关规章处理医疗事故，否则要受到处罚。在明代编纂的地方官行为规范中，

① 王伟凯.《明史·刑法志》考注[M].天津：天津古籍出版社，2005：131.

一般也强调必须给予囚犯正常的医疗待遇。正所谓牢狱之设虽所以待恶人,但常须点视墙壁坚完,牢房洁净,衣粮及时,遇有囚徒患病,随即委付官入狱诊视,给与药味。

第五节 明代预防保健政策

一、明代传染病防治政策

明代是传染病的多发时期,据研究者的保守估计,在明代276年中,至少有168年出现过传染病,总的次数在330次以上。明代传染病在时空分布上呈现出一些明显特点。在整个明代历史时期,前期传染病次数少,中期和后期次数多。传染病在季节分布上的基本特征是:夏季最多,冬季最少,春秋两季偏多,夏秋两季偏少。在空间分布上。如果按北部、中部和南部三大区域的地理角度划分全国,基本特点是中部地区偏多、南部地区偏少、北部诸省传染病次数居中。从南北方的划分方法来看,明显表现出南方较多、北方较少的特点。导致传染病出现的因素有很多,大体可以分为自然因素和社会因素两类。具体来说,前者包括大水、大旱、虫灾、地震、天气反常等原因,后者包括饥荒、战争或军事行为以及人群过于密集等原因。在各种因素中,有的单独导致传染病,有的是交织作用使然。传染病造成多种多样的影响。首当其冲的是人户减少,人口流亡。它对社会生活也产生广泛的负面影响,如卖儿鬻女、田地荒芜、牲畜死亡、生活艰困、商人闭市、治安恶化等。军队是典型的人群密集场所,在一定条件下,特别是在军事行动过程中,传染病容易发生,病菌也易传染,对军队的战斗力和战争结果会有负面影响。传染病也对政治、伦理观念和司法刑狱等也产生影响。①

面对巨大的灾难,从中央到地方都展开了积极的救助,采取了一些行之有效的政策。

建立畅通的传染病信息系统。在中国古代,传染病属于灾荒范畴,历代政府均设立了完备的报灾制度,明代也不例外。报灾之法,洪武十八年(公元 1385 年)令,灾伤去处有司不奏,许本处曹宿连名申诉,有司极刑不饶。弘治中期,才开始定下时间限制,夏灾不得过五月终,秋灾不得过九月终。万历年间,又分为近地五月、七月,边地七月、九月。各地官员都应如实报灾,若奏报不及时、报灾过期或者失实者,要遭受处罚。明仁宗曾称:"田土民所恃以衣食者,今所在州郡奏除荒田租,得非百姓苦于征徭,相率转徙欤?抑年饥衣食不给,或加以疫病而死亡欤?自今一切科徭务蹲节,仍令有司,凡政令不便于民者,条具以闻。"②隆庆元年(公元 1567 年)三月,御史王得春条奏四事,建议皇帝谕中外臣工毋得仍蹈故辙,四方水旱疾疫寇贼奸尻,即宜据实报闻。接到地方政府汇报当地发生传染病以后,中央一般要派遣专门人员到当地查看核实,并命令各级相关部门迅速开展工作。如永乐六年(公元 1408 年),当时福建省建宁、邵武等地发生大的瘟疫,死亡达到七万余人,皇太子命速遣人巡视灾疠之处,令有司加急赈恤。永乐八年(公元 1410 年),江西建昌府新城县民多疫死,官民田 480 余顷俱荒,户部建议遣官核实除税,皇太子从之。

采取各种措施多方筹集救治物资。成化七年(公元 1471 年)五月,顺天府府尹李裕等上言,近日京城饥民疫死者多,请乞于户

---

① 林欣华. 明代疫灾研究[D]. 南昌:江西师范大学,2010.

② 余继登. 典故纪闻[M]. 北京:中华书局,1985:130.

部借粮赈济。明宪宗批准其请求。万历十年(公元 1582 年)五月,当时北京瘟疫盛行,营军和班军死者众多。刑科给事中王凤上言灾情,因此明神宗特发太仆寺子粒银三千两都督府,赈给贫困的京营军士。后兵部奏请连同中都、山东、河南三个都司的班军,在京操练因为染疫病故者,也人给二两作为赈济。天顺元年(公元 1457 年)五月,山东数府饥疫大作。明英宗命发"内努银"赈济,后因资金不足,又发银三万两。并命户部查明灾情,灾重之处当年粮草尽予黜免,灾轻之处也免起运的赋税存留在地方,同时停止各府冬季采柴民夫的徭役以便纾解民困。天顺二年(公元 1458 年)五月,巡抚南直隶右佥都御史李秉上奏,苏州府农业歉收,已经发放官粮赈济。但资金不够,"民之饥疫未已",上请将浒墅镇征收的船料税,改为每钞二十五贯折米一斗收受以备赈济。明英宗表示同意。

成化十八年(公元 1482 年)三月,当时户部主事汪洪催征边储,上言建议:山西连岁遭受荒歉、疫病流行、死亡无数,请求缓征税粮及暂行停免不急征的徭役摊派之费。户部商议后同意其建议,并请巡抚山西都御史何乔新、大同都御史郭幢都、布、按三司的官员赈济"极贫"的军民。并以丰赡库所收救荒并备用买草折钞银买粮发散,并开中河东积出的余盐四万八千余引,听乔新斟酌时价定为则例召商纳粮,司府各属两考役满吏及考满官纳米如往例奉行,以便凑集资金。如果遇有死亡的军民,就掩埋安置不使尸骨暴露。明宪宗批准了这些建议。成化二十三年(公元 1487 年)三月,巡按福建御史董复等奏,福州等府州县连年灾伤,民饥疫起,预备仓积蓄未完,乞存留本处劝借盐商银,以备赈饥。户部认为,陕西等处边报未宁,欲尽数起解,以充边储。"上谕户部曰:前日劝借盐商,正所以备今日之用。况小民既知官府有积,皆日夜嗷嗷仰给于词，今尽取以来，宁不缺所望也，宜暂留本处赈济，如或边储不足，尔等当别为之图，慎勿顾此失彼，以轻一万民命也。”从这里看出，中央政府对于地方灾异还是非常重视的。从这里看，明代用于传染病救治的资金来源多元化，在饥荒、天灾、瘟疫并发情况下，由于灾情严重，开支更加浩大，明朝除了地方起运的赋税可以存留之外，启用救灾仓储资金、皇帝发“内努银”、开中盐引、召商纳粮、船料税折米收用、考满官吏纳米或纳银、开放军职纳米免试条格、借贷户部资金等。

中央和地方政府派遣医生积极救治。传染病爆发之时，最有效的办法便是派遣医生赴灾区救治，稳定民众的情绪。在北京和南京，传染病的救治主要由太医院负责。嘉靖三十三年（公元1554年）四月，北京城内外爆发大疫。明世宗敕令太医院发药、户部同锦衣衡官以米五千石煮粥赈济生者，这项措施使得贫民全活甚众。万历十五年（公元1587年）五月，明神宗敕谕礼部：“朕闻近日京城内外灾疫盛行，小民无钱可备医药，尔部便行太医院精选医官人等，多发药料分投诊视施给，以称联救民疾苦之意，仍照嘉靖年间例每家量给与银钱一次。”[①]传染病发生后，给予医药非常重要，明人曾对此有细致的规划，“盖时际凶荒民作疫疠，极贫之民一食尚艰，求药问医于何取给。昔宋赵抃知越州为病坊以处病民，给以医药者，正为此也。往时江北赈济，官府亦发银买药以济病民，然敛散无法，督察无方，医人领银，不尽买药，而多造花销。穷民得药，初不对病而全无实效。今各处灾伤重大，贫民疾病所不能免，此或不必官自开局，即有行义士绅皆可为之。臣愚欲令郡县博选名医，多领药物，随乡开局，临证裁方。郡县印刷花阑小票，发各厂

① 赵其昌.明实录北京史料[M].北京：北京古籍出版社，1995：172.

赈济。官令多出榜文播告远近,但是饥民疾病,并听就厂领票赴局支药。仍开活过人数,并立文案,事完连册缴报,以凭稽考济人多寡,量行赏罚,侵克钱粮照例问遣。如是则病者有药,而民免于夭札矣。"①

在地方,各地政府官员负责当地的传染病救治工作。永乐四年(公元 1406 年)进士魏源,曾任陕西巡抚。某年西安大疫,魏源督促当地官员不但多买药物、还寻求良医分派到各地区救灾,因此全活者甚多。正德六年(公元 1511 年)福宁州大疫,知州万廷彩聘请当地医生丁杞开展救治活动,且命施药于申明亭,不半月州人饮者皆愈。嘉靖二十三年(公元 1544 年)冬建宁大疫,知县何孟伦市药发医分遣各乡调治,民赖以愈者甚众。万历后期,泉州疫疠大作,知府蔡善继多方劝赈,施药施钱,全活甚众。复借帑金,差官远籴接济,米价以平。嘉靖二十四年(公元 1545 年)正月,侍郎孙承恩等奏边方军民亦宜拯疗,况今疲于征伐,之后岂免疾疢,兹一体施济,遣锦衣卫千户同道录司官一员赴宣、大、山西等处,会同抚按官立法给散。万历十八年(公元 1590 年)福安县时疫,分巡道李管恤民,发纲银买办药材,被疫者如宪票制方,所疗者众。万历三十八年(公元 1610 年),山西阳曲大疫,抚院魏知府关各发积贮遣医施药救之。为防止传染病的扩散,地方政府一般均考虑到隔离的问题。如麻风病,人们对此非常恐惧,在寿宁县,由于其"踞一郡最高之处,峦气中人易病,而癞疾传染尤可畏,即至亲亦仇视之。贫儿无援,有未绝而被焚烧者。"②正德十三年(公元 1518 年)巡按御

① 李文海. 中国荒政全书(第二辑第一卷)[M]. 北京: 北京古籍出版社,2004: 823.

② 明·冯梦龙. 寿宁待志[M]. 福州: 福建人民出版社,1983: 54.

史在福州东门外易俗里官窑厂建闽县养济院，专门用来收养感染了麻风病的患者。

修省与祈神禳灾。在疫灾出现时，明朝皇帝常常下令中央和地方官员都要“修省”，甚至皇帝下“罪己诏”，停止或减少其他庆典活动。祈祷或祭祀也成为了中央和地方多数官员为对付瘟疫所青睐的方式，祈神活动主要表现为：祈祷城煌神等各种神灵、找僧道大作凡日道场、扶植地方神灵为官方祭祀等。巡按直隶监察御史史兰奏：顺天等府、蓟州遵化等州县军民自景泰七年（公元1456年）冬至今春夏瘟疫大作，一户或死八九口，或死六七口，或一家同日死三四口，或全家倒卧无人扶持，传染不止，病者极多。臣切详瘟疫虽称天灾流行，然亦人事有乖，或因大臣失职不能调燮阴阳，或因用刑夫中有伤天地和气，或因有司贪酷失于抚字，伏望皇上体天地至仁，戒谕群臣，使各修省改过，以回天地之和，以弭群黎之患。仍遣官于各处应祀神祇祭告，仿周礼逐疫之典以禳灾患，庶几天意可回，灾患可弭，事下，礼部覆奏，宜移文戒示。弘治七年（公元1494年）九月，礼部尚书倪岳等言，四川瘟疫盛行。长宁等县病死男妇三千余人，希望皇上惕然致警于中，赫然修正厥事，上嘉纳之。既然上天对人间降下灾害以警示统治者，统治者如果认为自己感应到了苍天的不满，那么在采取相应政策措施的同时，朝廷遣派使者甚至是皇帝亲自祭祀天地，向各路神仙表表心迹，表达自己会虔诚修省的事情自然就不足为怪了。

每当瘟疫发生之时，祈求上天的保护成为地方政府对付瘟疫的例行程序。永乐九年（公元1411年）七月，陕西大疫。户部侍郎王彰就被专门派去祭祀西岳华山及陕西山川等神。疫灾发生后，遣派使者祭祀诸神的记载是很多的，如：永乐九年（公元1411年）

七月庚申，陕西疫，遣户部侍郎王彰往祭西岳华山及陕西山川等神。正统十年(公元 1445 年)六月，以浙江台宁绍三府陕西西安府各奏瘟疫，遣礼部左侍郎兼翰林院侍讲学士王英祭南镇会稽山之神，通政使司右参议汤鼎祭西岳华山之神，西镇吴山之神。正统十一年(公元 1446 年)十二月，遣右通政王锡祭西岳华山、西镇吴山之神，太常寺垂李宗周祭甘肃境内山川之神，以甘州等处疾疫故也。成化十二年(公元 1476 年)，福建布政司官因为当地瘟疫不断发生，设坛祭境内山川等神。“时福建奏，自去秋八月以来诸郡县疫气蔓延，死者相继。加之水旱盗贼，斗米百钱，民困特甚，武平县复地震有声。礼部请专遣廷臣一人，赍香帛往祭其境内山川等神，以弥灾疫。诏遣布政司官行礼。”正德十二年(公元 1517 年)邵武、光泽大疫，郡守钟华撰写了一篇洋洋洒洒的禳疫文在当地城隍庙前宣读。对此不能简单地以封建迷信来看待。

积极鼓励和表彰民间救治。传染病救治仅仅依靠政府的力量十分有限，充分发动民间力量参与是行之有效的政策。嘉靖年间，湖广洞庭湖畔有一位叫翁参的商人，好游侠，长期在外经商，资财丰厚。乡里曾发生两次大疫，翁参都参与了社会救助。第一次大疫，翁参买地郭外为丛缘以葬死者，并且标明了死者的身份记号，以便其亲人寻认。第二次大疫，翁参又在某处祠庙捐财施药，并特请名医前来。地方守令都以他为难得的贤才，地方生员将他的善行报告御史，朝廷特地族表，并赐以冠带。崇祯八年(公元 1635 年)惠安县染时疫，乡民卢易延医调治，全活甚多。屏南县人林壬子，精通医学，明后期福清县麻疹流行，时有死亡者，群医束手。壬子闻讯，日夜兼程赴疫区，用秘方施治，药到病除。因之，求医者日众，堵门塞户，应接不暇。乃熬药汤置庭院，令患者取引之，药少人众不敷，复以草药泡井中，患者取水饮之亦无不效，疫遂平。融邑人民以“枯井恩波，仙翁再世”喻其德，由是声名四播。[①]

二、医药知识的普及和传播政策

在信息传播落后的传统社会，医药知识的普及对促进人们卫生健康至关重要。明代中央政府、地方政府和诸多官员刊刻了许多通俗易通的方书，有效指导了各地医学实践。明代编辑本草和方书非常兴盛，这里只能略举数例说明之。

弘治十六年(公元1503年)，明代启动官修本草的工作。是年八月，司礼监太监萧敬传旨：本草旧本繁简不同，翰林院遣官二员会同太医院官删繁补缺，纂辑成书，以便观览。按照弘治皇帝的计划，官修本草由翰林院和太医院共同完成，很显然是出于双重考虑，既要保证本草的专业性，又要注意到本草的可读性。但是，本草还未纂修，在翰林院和太医院之间即已产生争执。大学士刘健等奏：翰林院委编修沈焘、陈霁参与纂辑。他认为，纂辑书籍，必须通晓文义该博典籍，如此才能损益得宜，痊次不谬，《本草证类》等书多系前贤编纂，出入经史文义深奥，太医院官生仅办药物，文理多有未谙，字样亦有识不真，所纂辑恐多乖谬，致误后人。是故，他建议礼部将该院所拟纂修等项官生严加考选，如果明通药性兼晓文义者，方许供事，毋容冒滥，妄图恩典。翰林院编修二员既奉成命，委任宜专，其纂辑之际就令通行裁定，并加校阅，务使无忝前修，有益世用。在太医院方面，已经拟定由官生刘文泰等纂修。此议本来已经得到弘治皇帝的批准，但是，由于太医院内部很多人对刘文泰非常不满，导致出现新的波折，有人奏称刘文泰等但欲援引

---

① 肖林榕. 闽台历代中医医家志[M]. 北京：中国医药科技出版社，2007：82.

所亲妄图升偿,所选之人实未有精于医理文理者。掌太医院事右通政施钦等称,考虑到纂修本草的重要性,还是应当由翰林院重臣纂修,庶克有济。于是,弘治帝改变最初的注意,命翰林院纂修,太医院官生并不必预,免其考选。不过,大学士刘健认为这样非常不妥当,他指出,药物方书,太医院专职,该院官生数多,中间亦必自有通晓文义之人,可以纂辑成书。因此,他希望皇帝收回成命,仍命该院纂经自呈进,撤回翰林院官员,庶职守有定,体统不失。经此争论,弘治采纳了刘健的意见,由太医院选包括刘文泰在内共计47人择单独纂修该书,并于八月在南城开局修纂。十八年三月书成,刘文泰等上《进本草品汇精要表》。

《本草品汇精要》是我国明代编纂修订的一部官修本草著作。全书共42卷,外加1卷目录和序例等内容,载药1 821种,分十部(玉石、草、木、人、兽、禽、虫鱼、果、米谷、菜)。内容涉及药物鉴定、炮制、药性理论、临床应用等各个方面,而且还有农业农艺、生产自救等方面的知识和理论。每部各药名下,首先朱书《本经》,次以墨书《别录》的内容;再次又分名、苗、地、时、收、用、质、色、味、性、气、臭、主、行、助、反、制、治、合、禁、代、忌、解、赝甘四项(甘四项非每药悉具),分别序达每药的异名。产地、采集、色质、制法、性味、功效,主治、配伍、禁忌、真伪等。各项的注释,都根据历代本草所述;其据诸家的注释而“不须逐一详名”者,题“别录”;对其近代用效而众论同,旧本欠发挥者,另加注解,则题曰“谨按”。作为我国古代最大的一部彩色本草图谱,书中药图多参照《证类本草》所引《本草图经》绘制着色,而新增药图是其亮点。该书明确记载的新增药图有366幅,而实际新绘制药图达668幅,此外另有144幅部分改绘图也有新意。新绘之图主要集中在画家熟悉的日常之物(菜、鱼、介、禽兽、昆虫等)或常用药材。本书打破了旧本草的体制,重新做了编目分类，工笔重彩，药图精美逼真，是明代惟一的官修本草，孝宗皇帝亲自写了序言。

正如编修时很不顺利一样，该书完成后遭遇亦颇为曲折。该书完稿后，因孝宗驾崩，存于内府，此后近 4 个多世纪一直未能刊行，但不乏有精抄彩绘本出现并传世。目前已发现署名《本草品汇精要》的明、清传抄本 10 余种，这说明该书流传还是很广的。

在医药知识的传播与普及上，朱元璋第五子朱橚做出了杰出的贡献。① 他于洪武十四年(公元 1381 年)到封国开封任职，以北宋的故宫为王府。朱橚本人对中医药学很有兴趣，自己对各类药品、药方进行了深入细致的研究，并且在封国开封府，组织了大批的学者，编写了一部名为《保生余录》方书 2 卷，洪武二十二年，他被流放到云南，在流放期间，朱橚仍然没有停止对中草药的研究，朱橚看到民间的疾苦，加深了对平民生活的了解，明代时，云南是蛮荒之地，朱橚看到当地居民生活环境不好，得病的人很多，缺医少药的情况非常严重，很多疾病往往得不到很好的医治，为了挽救患者的生命，提高当地的医疗水平，朱橚组织本府的良医李佰等编写了方便实用、家传应效的《袖珍方》一书。《袖珍方》全书 4 卷，共三千多方。其中有些药方还是王府自制的。这部著作编着严谨，“因疾授方，对方以授药”。总结历代医家用方经验，条方类别，详切明备，便于应用。《袖珍方》这部书仅在明代就被翻刻了 10 余次，可见受医家重视的程度。此书的发行和流传，对我国云南贵州一带的医药事业的发展做出了巨大的贡献，是不言而喻的。

洪武二十四年(公元 1391 年)年底，朱橚回到开封。他深知编

① 罗桂环. 中国古代科学家传记(下)[M]. 北京：科学出版社，1993：767－772.

着方书和救荒著作对于民众的重要意义和迫切性，并利用自己特有的政治和经济地位，在开封组织了一批学有专长的学者，如刘醇、滕硕、李恒、瞿佑等，作为研究工作的骨干；召集了一些技法高明的画工和其他方面的辅助人员，组成一个集体。大量收集各种图书资料，打下了“开封周邸图书甲他藩”的坚实基础。又设立了专门的植物园，种植从民间调查得知的各种野生可食植物，进行观察实验。尽管他在建文初再被流放到云南一次，但他从未间断有关方剂学和救荒植物的研究工作。永乐四年(公元 1406 年)，朱橚领导编纂的巨著《普剂方》终于成书。《普剂方》一书是我国古代中医药历史上最大的中医方剂专着，是朱橚对中医药学的一大重要贡献。据有关资料记载和统计，此书共 168 卷，分为 1 600 论，收载药方 61 738 首。该书集明代以前方书之大成，由朱橚、滕硕、刘醇等共同完成。在编撰形式上采取每论下即有疾病的论述，又有相应的方剂和治法，达到了“是书于一证之下，备列诸方，使学者依类推求，于异同出入之间，得以窥见古人之用意，因而折衷参伍，不至为成法所拘”的目的。更难得可贵的是，《普济方》搜罗广泛，保存了明代以前的大量医学文献，为后人提供了宝贵的资料，如李时珍在编着《本草纲目》时虽然浏览文献达八百余种，但不少失传医籍他无法看到，幸得《普济方》中摘引，《本草纲目》中所附药方源于《普济方》中的比例相当大。《普济方》和《保生余录》这两部书记录了大量的中医药药剂方，为我国的中医药学和中医药历史的研究提供了宝贵的历史资料。

朱橚还组织编写《救荒本草》2 卷，共记述植物 414 种，其中近三分之二是以前的本草书中所没有记载过的。与传统本草著作不同，朱橚的描述来自直接的观察，不作繁琐的考证，只用简洁通俗的语言将植物形态等表述出来。描述一种植物，即附一插图，图文配合相当紧凑。就形式而言，很有区域被子植物志的意味。特别值得重视的是，这部书的图比以往本草著作中的都准确、真实。所以无论是从普及植物学知识，还是便利民众寻找食物，都具有重要意义。由于作者有实验植物园，可以随时对植物进行细致的观察。所以，《救荒本草》在植物描述方面具有较高水平，能抓住植物的一些主要特征。如花基数、叶脉、花序等。此外还使用了一些易为学者和民众接受，能够简洁、确切地描述出植物特征的植物学术语，对植物学的发展有重要作用。朱橚的《救荒本草》不仅在救荒方面起了巨大的作用，而且由于开创了野生食用植物的研究，在国内外产生了深远的影响。① 这部书在明代翻刻了几次，还有不少文人学者纷起仿效，形成了一个研究野生可食植物的流派。明代本草学家李时珍认为《救荒本草》"颇详明可据"。在其著作《本草纲目》中，不仅引用了其中的材料，而且还吸收了它描述植物的先进方法。明代徐光启编撰的《农政全书》将《救荒本草》全文收载。清代重要类书《古今图书集成》中"草木典"的许多图文也引自《救荒本草》。尤其值得注意的是，清代吴其浚在撰写《植物名实图考》这部重要的植物学著作时，不但效法朱橚通过实际调查和收集实物的方法来取得第一手资料，而且直接引用了《救荒本草》中的大量图文。从这些事实看，朱橚的著作对我国明清时代的学术界，确曾产生了巨大的影响。

在各地方，明代刊刻医书的行为也非常普遍。成化十五年(公元1479年)以进士授临城知县的章忱，看到当地"乡鄙旧无医药，辄事祷禳坐以待毙"的不良习俗，危害很大。因此，为了移风易俗，

---

① 罗桂环.《救荒本草》在日本的传播[J].中华医史杂志，1985，15(1)：60-62.

便搜检医家的方书修药饵施之。明代医学很重视对民间药方的收集整理，明人吕坤《新吾吕先生实政录》卷二《振举医学》记载："民间但有得一良方，刻帖通衢"。广东医学仅在明代就刊刻《岭南卫生方》3次，据该书序言记载，一在景泰时，"《岭南卫生方》前元海北廉访所刻，景泰间，重锓于省署"；二在正德八年（公元1513年），时广东左布政使罗荣作序：因"岁久板不复存"，所以重新找出抄本，"遂梓以传"；三在万历四年（公元1576年），广东右布政使邹善祚序说："一日获《岭南卫生方》，读之日此仁人之用心也，遂慨然捐俸共梓以广其传。"[①]邹善命令广东名医娄安对之校订，《岭南卫生方》也许就是广东地方医学培训医生的必备书目。嘉靖时期，任职福建邵武府的邢址见当地医学落后，人民遭受其苦，捐资刊刻自己私藏的医书，以授医生，庶广惠民至意。并亲自为刊刻医书作序。

① 刘正刚. 明代地方医学的教育功能——以广东为例[J]. 南京中医药大学学报，2009，11(3)：157-161.

第五章　清代医政

第一节　清代医药机构的设立

清代统治者为了保障自身的健康，同时也为了维护社会的稳定，在前代医事制度的基础上，设立了各种医疗机构。

一、中央医疗机构

封建社会的中央医疗机构的服务对象，只能是封建帝王及其家眷，或者其他的朝廷官员，普通人无法享受。在数千年的封建历史上，历代统治者都非常注重自身的健康，这一特点从宫廷中建立的专门医疗机构就可以看出。

北京作为金中都并设太医院以来，元、明、清三朝均一直延续。元代初设医学提举司，建立元大都后，亦设立太医院。明代朱棣迁都北京后，重建一所太医院，清代延续明代旧制，亦设立了太医院为宫廷提供医疗服务。清代太医院不仅是中央卫生行政管理机关，也是中央医学教育机构，但医学教育功能较明代大为弱化。

清初，各官品级满汉间有所不同。康熙九年（公元 1670 年），由于政权已较巩固，为消弭汉人的仇视心理，标榜所谓“满汉一体”，将官制改归划一，所以太医院的官员，无分满汉，职掌皆同。但在乾隆三十五年（公元 1770 年），仍设特简管理院事满大臣一人，作为太医院的最高长官，直到乾隆五十八年（公元 1793 年）才撤消。此后，太医院各官皆由汉人充任，有时任用少数满人。其人员情况大体是：院使 1 人，是该院行政及医疗事务的主管官员，左、右院判各 1 人，是该院的副主管官员，御医 10 至 15 人，吏目 10 至 30 人，医士 20 至 40 人，食粮医生（或称粮生，主要担任缮写等工作）、切造医生（负责药物的炮炙调制）各二三十人。上述员额，清代各朝虽有增减，总的说来，体制未变。该院医官通称太医或御医。

太医院医官的品服，康熙九年（公元 1670 年）规定，院使正五品，左、右院判正六品，御医正八品，吏目从九品。雍正七年（公元 1729 年）规定：御医均授正七品，许用六品冠带。各医官的品服，历朝也有变动。

我国医术分科，历史悠久，远在周朝时代即有食医、疾医、疡医、兽医之说。唐有医师、针师、按摩师、咒禁师，又有体疗、疮肿、少小、耳目、口齿、角法等名目。宋有方脉科、针科、疡科。又宋太医局有九科，科目未详。历史发展到了明代则有十三科，即：大方脉、小方脉、妇人、疮疡、针灸、眼科、口齿、咽喉、接骨、伤寒、金镞、按摩、祝由。

清代太医院医术分科，大体沿明之旧，但有损益。裁去金镞、按摩、祝由三科，增设痘疹一科，余与明同，共为十一科，即：大方脉、小方脉、伤寒科、妇人科、疮疡科、针灸科、眼科、口齿科、正骨科、咽喉科、痘疹科。嘉庆二年（公元 1797 年），将咽喉与口齿、痘疹与小方脉各合为一科，遂成九科。嘉庆六年（公元 1801 年），将正骨科划归上驷院。道光二年(公元1822年),由于认为“针刺火灸,究非奉君之所宜”,从而废止针灸科。同治五年(公元1866年),将原来的伤寒、妇人两科,归入大方脉,加上小方脉、外科、眼科、口齿科,共为五科。光绪朝一仍其旧,未曾有所更改。

太医院的人事制度,在通常情况下,是严格按照品级等第,一步步升迁调动的。院使员缺,由左院判升补;左院判员缺,由右院判转补;右院判员缺,由御医升补;御医员缺,由吏目升补;吏目员缺,由医士升补;医士员缺,由医生升补。医官的题授大体是:除院使、院判外,自御医以下遇有缺出,该院堂官首先在内直医宫中选拔提名,申递礼部转咨吏部任命,如内直医官补完,才可从外直应升各宫中选拔,并按俸开列申送。呈报前,有的还须经过考试。这是一般晋升的情况。还有两种特殊情况:一是该院各官员缺,如有奉旨特用的,则遵谕补授;一是该院出现差多人少,不敷遣用时,曾在直隶省民医及举贡生监有职衔的人员中,拣选精通医理并情愿效力者,按一定手续顶补录用。但这类特殊情况,总是不多的。

侍值,又称侍直,即太医院医官各以所业专科,在宫内各处及皇帝驻跸园囿值班诊视疾病。侍值分宫值和六值(又称六直),在宫里的称为“宫直”;在外廷的称为“六直”。宫直在内药房及各宫外班房侍直;六直在外直房侍直。清帝驻跸圆明园时,宫直在圆明园药房侍直;六直在圆明园外直房侍直。光绪十三年(公元1887年)议定,西苑(现中南海及北海)寿药房,每日须有两名太医院官直宿,药库的库掌、笔帖式等,遇差传唤;乾清宫御药房,每日由太医院大、小方脉二科各一人直宿,以供进御。

进御,即为皇帝烹调御药。清制,太医院医官请脉后开方,并在日期下加署姓名呈进;进诊视还不够,太医院医官还需会同内监在御药房煎烹汤药;或者监视御药房的制药医生配制药方。

扈从,即皇帝外出巡幸时,太医院还要派遣医官随侍圣驾出行。随侍的医官,有的是皇帝钦点,指名道姓要求随行的;通常是医官按班轮派。随侍的医官除了按规定配备马匹、车辆,用来装载药材、行李外,还要发给账房以及米肉柴炭等物品。

奉差,即医官承蒙派遣,执行各项公务。主要包括:为诸王、文武大臣、外藩公主、额驸及台吉大臣等诊视疾病;前往军营,文、武会时医官前往也属奉差范围。上述情况,由礼部、兵部分别咨取医士、医生。

即为监牢中囚犯治病。顺治八年(公元 1651 年)规定,设刑部应差冠带医士 1 名,每月发给药价银米,为患病囚犯治病,6 年后差满回到太医院,升值为吏目。康熙二十三年(公元 1684 年)赴刑部应差的医士增加 1 名。

顺治十一年(公元 1654 年)在景山东门外盖造三间药方,差遣太医院官,向满汉军民人等施药,对民众实行医疗救助。康熙二十年(公元 1681 年)议准,在京城设厂十五处,差佥都御史督同五城御史发帑金,并令医官施药。从此,每年照例遵行。到清末施药救助行为由于时局原因才停止。

御药房的称谓始于明代。清代御药房设立于顺治十年(公元 1653 年),掌详慎供用药料、和合丸散之事,归属太医院。顺治十八年(公元 1661 年)被裁撤。康熙六年(公元 1667 年),又重新设立,归属内务府管理。御药房一般都设有药库,也称生药库,各省贡献的生药基本都存于此。

御药房在康熙十一年(公元 1672 年),定隶内务府,设总管太监医生 2 名,领二员,生十员,管库首领太监 1 名。笔贴式十六员,领催 4 名,首领太监 6 名,府管首太监医太监 19 名,夫役 34 名。

康熙十四年(公元1675年),裁首领太监6名,太监医生10名,领催4名。康熙三十年(公元1691年),定添内管领、内副管领各一员,裁总管太监生2名,管库首领2名,管库首领太监1名。康熙三十三年(公元1694年),增夫役26名。康熙三十八年(公元1699年),裁笔贴士一员。此后御药房人员时有变更。乾隆中,定兼管司官2人,内管领1人,主事1人,委署主事1人,副内领2人,库掌2人,署掌12人,笔帖士12人,而内官尚食局亦有司药2人。

太医院医官以所业之科,在宫中东、西药房等处侍值,以备差遣。侍值医官入各宫请脉看病,须由御药房太监带领前往。

为帝后配制丸散膏丹是御药房的主要职责。御药房修合成药的任务由听事碾药苏拉、合药医生、招募的合药民医生等共同完成。太医院的医官也在其中担当角色。

为帝后烹调御药,必须在太医院医官和御药房太监共同监视下进行,每一剂备两服,煎时两服合为一服,煎熬后,分别放在两个器皿中。其中一个器皿中的药液,太医院御医、内臣次第尝服,另一器皿进呈御前。有时太医院医官并不参与煎调,而是将处方奏明,交给御药房按方烹调。

清代的御药房除了承担上述工作外,还要负责其他一些事物,如每年从小暑到处暑在故宫乾清门,圆明园大宫门、贤良门,每天早上要设"香薷汤"一次,以供王公大臣、宫中人等服用,用来消暑。御药房在遇有瘟疫流行时也施舍药物。

药库,也称生药库。由医士中选委二员管理药库,买办药材,二年一换,升授吏目。凡各省出产药材地方,每年照例解运药材,交纳药库由管库委官验收贮存。其药材均以生药交进,经管理药库医官验看,由御药房处于差役地位的"苏拉医生"或以民间召募的"民医生"切造、炮制备用。

通过对清廷医药机构的考察，可以发现清宫医药机构种类较多，而且各机构各有自己的明确服务功能。清宫医药机构比以前历代宫廷医药机构更加完备，是对历代宫廷医药机构的发展和补充。

二、地方医疗机构

地方医疗机构指由地方政府主办面向社会服务的医疗机构。封建社会为了维护社会稳定，防范疫病的流行，也设立了一些医疗机构。

除中央外，清代在地方也设有医学衙署，不仅负责地方的医疗保健，同时负责地方的医学教育。在清初郭世重纂辑的《南宁府志》卷三中就记载："本府治居城中西南……后堂设有医学""武缘县开设医学""横州治设有阴阳医学，永淳县亦有医学，上思亦有之。"作为西南边陲的广西都有如此众多的地方医疗机构，那么中原腹地的情况也就可想而知了，由此可见清代地方医疗机构之发达。

明代沿袭宋元旧制，在北京、南京及各府、州、县设立了惠民药局，为平民诊病卖药。清代取消了明代的惠民药局，在州县设立医局、官医局、监药局，设置正科 1 人（从九品），州设典科，县为训科，三者都由医士担任，共同负责地方的医疗事务。康熙十三年（公元 1674 年）规定医学各官布由朝廷礼部查明咨送，并知会太医院。

三、社会抚恤组织

清代统治者及地主、豪绅为了缓和阶级矛盾，在各地上兴办有养济院、普安堂、育婴堂及粥厂等，收养社会上的贫孤无靠者，以示恩泽民众。

养济院明代已有，英宗天顺间谕户部令顺天府在大兴、宛平二县各设养济院一所。清沿前代例，在京都及全国各地设置养济院，养赡鳏寡孤独、残疾无依靠的人，政府拨给银两和口粮，地方士绅有乐于资助者，任其捐献。乾隆间还把年逾六十或成笃疾者、不能食力的军流等犯人，拨入养济院，按名给孤贫粮。

京城及外省还有普济堂，收养无依靠的体弱多病老年人。乾隆初年定，大口日给米八合，小口减半。

我国自古以来把"慈幼"视为美德，宋淳佑间，创立慈幼局收养道路遗弃初生婴孩。清代则有育婴堂创立，收养抛弃或无力养育的婴儿。①

第二节　清代医学教育

中医学有数千年历史，在如此漫长的年代里，中医学术经验能够延续不绝，并不断有所发展，医学教育是起了主要作用的。中医教育有师承与官办两种方式，其中师承制是自医学产生以来就几乎同时存在的现象，并且不可否认地是我国古代医学教育的主要形式。但是我们应当看到在漫长的发展过程中，官办医学教育所起的作用也是不可忽视的，它作为一种制度所具有的历史意义是十分重大的。古代官办医学教育是指由政府兴办、有相对固定的制度限制和相当的师资力量、并由政府统一管理的学校式医学教育；它相对于师承制教育有着明显的特色，这集中表现在其稳定性、规模性、制度性和管理的统一性等方面；它以中央教育为主（主

---

①　李经纬，林昭庚主编. 中国医学通史・古代卷[M]. 北京：人民卫生出版社，2000：575.

要指太医署、太医局或太医院),同时也在全国各地不同程度地兴办了地方医学教育。

至元代为止,古代中医官方教育都处在一个上升阶段,而从明代起,中医官方教育开始呈现衰退趋势,这一趋势一直持续到清末,出现了几乎废弛的局面。[1]

一、清代中央的中医教育

清代中央的医学教育属太医院管辖。在太医院中设有教习厅。光绪二十九年(公元1903年)京师大学堂增设了医学实业馆,传授中西医学。

太医院是清廷最高医事机构,功能职责较多,主办和管理医学教育、培养医药人才,是其一项重要职责,而承担这一功能的便是教习厅。

太医院下设教习厅,其中又分为内教习与外教习两个部分。所谓内教习,是在御医、吏目中选择学识渊博者担任教师,住在东药房教授御药房的太监习医。外教习亦由御医、吏目中选择两人担任教师,常驻太医院,主要是教授医官子弟及平民习医者,并批阅未授职衔医士的月课。道光年间,社会动乱导致国库空虚,教习厅也因款拙而事废,几乎30年不闻读书声,一切旧制度名存实亡。至同治五年(公元1866年),御史胡庆源奏请整顿医官以正医学,经礼部会同太医院准奏,在太医院内复设教习厅,并改名医学馆,一直持续到壬子(公元1912年)后。

学生主要由医官子弟保送,汉族由六品以上同乡官作保证人,

---

① 姜小华.古代中医官方教育的史学研究[D].南京:南京中医药大学,2007:7.

旗人则由该管佐领保证，经考查品行端正，略通医理，且通晓京语的人，再经过面试合格后，才准到太医院入学，名为医生，按照各人选择的专科分科学习。

清代，医学教育的分科不断调整。清初，太医院的医学分科为大方脉、小方脉、伤寒科、妇人科、痘疹科、疮疡科、眼科、口齿科、咽喉科、针灸科、正骨科十一科。嘉庆二年（公元1797年）痘疹合科并入小方脉科，口齿科并入咽喉科，共为九科。嘉庆六年（公元1801年）又将正骨划归上驷院由蒙古医生兼任，这是因为蒙古医生正骨技术有独到之处，此时共有八科。道光二年（公元1822年），由于所谓“针刺火灸，究非奉君之所宜”，又奉旨取消针灸科，这样只剩下七科。同治五年（公元1866年），御史胡庆源奏整顿医官以正医学，但限于经费和人才，分科只暂立五科即大方脉、小方脉、口齿与咽喉、眼科和外科五科。课程设置基本与明代相同，学生学习的内容主要是《黄帝内经》《伤寒论》《金匮要略》和明李时珍的《本草纲目》等著作，以及与专科有关的书籍。乾隆九年（公元1744年），吴谦等奉旨编成《医宗金鉴》，被选作教科书，并自此应用了160多年，此书吸收了不少明末清初医学最新成果，改进了编写方法，对推动医学教育起了不小的作用。

清代医学教育设科大体沿袭明制，但创新点有三：一是痘疹单独设科。这与清廷大力提倡并实行人痘接种相呼应，意义重大。二是撤销祝由科，防止利用该科之名义乱行医，扰乱秩序。三是在同治五年（公元1866年）把疮疡科改称为外科，扩大了此科的涵盖范围。这一名称沿用至今，对后来的医学教育有重要影响。①

清代太医院考试分两种：一种是按季考试。同治五年以前，

---

① 崔京艳. 清朝传统医学教育研究[D]. 北京：中国中医科学院，2007：44.

一年考4次，每季一次。同治五年以后，改为一年两次，在仲春和仲秋举行。另一种是六年一次的会考。参考人员，“除院使、院判暨内廷侍值御医，奏明毋庸考试外，其八九品吏目、医士、恩粮、肄业等员一律考试”(《钦定大清会律》卷二二六)。考试内容分6种“一墨义(试验记问)；二脉义(试验察脉)；三大义(试验天地之奥及脏腑之源)；四论方(试验制方佐使之法)；五假令(试验证候方治)；六运气(试验一岁之阴阳及人身感应之理)。考试内容兼顾医学理论与临床实践两个方面，其中假令一项，已近似于现在的病案分析”。[①] 清代太医院对考试的细则也有严格规定：题目字句不得错落；誊写不得行、草；涂抹不得至百字；不得越幅曳白、油墨污染；答题统限日落交卷，尚未答案试卷者，印盖卷面不录。

会考为太医院最重要的考试，其成绩备受关注，决定升降去留。会考成绩列为一二等的，如果没有犯过错误，就有资格按名次排队候补上一级医官；列为三等的，只能保留原职，没有晋升机会；列为四等的，也能保留原职，但要罚停会考一次。会考成绩不列等第的，革职留太医院效力，仍在教习厅学习，下届考试还可参加。

太医院内无论是医官子弟还是寻常百姓，一旦入院学习后，初称肄业生。一般学习3年期满后，由礼部堂官到太医院进行考试，合格被录取者称为医士，习业荒疏未被录取者仍准照常肄业，等待下次再考。

顺治九年(公元1652年)，礼部规定医士名额40人每月发给银米，在太医院服役；食粮医生(或称粮生)20名，担任缮写工作；切造医生20名，修合药饵。从此，凡肄业1年以上，且经过3次季考名列一等的，遇有粮生缺额，可呈礼部递补。

---

① 毛礼瑞.中国教育史简编[M].北京：科学出版社，1984：322.

雍正八年(公元1730年)添设粮生10名,并改名为恩粮生。自此以后,遇有医士缺额,也由太医院呈报礼部补举,不再举行考试。

医士在未授予吏目的职衔以前,每月和医生、粮生一同在教习厅学习,一月交两次功课,并参加四季的考试。①

二、清代地方的中医教育

清代前期,地方中医教育规模并不大。对于地方上的医学教育机构,府设正科一人(从九品),州设典科,县设训科,三科都由医士担任,名额各为一人,俱未入流。这些地方医官一般都由礼部查明咨送,且知会太医院,年终造册报吏部存案。府、州、县所设的正、典、训科医官,发现所管范围内有技术高超并精通《黄帝内经》《本草纲目》《伤寒论》者,呈报巡抚,可提请作为该省的医学教习,每省一人,准其食俸3年。此间,如果工作勤奋慎重,品德端正,即可发给路费到太医院参加考试,成绩上等者可升授吏目、医士等官职。若年老或成绩一般者,留在地方使用。由此可见,清代的地方医学教育与中央官办医学教育在人员的流动方面是相通的,并且在制度上是有保证的。

到了清末,地方才开始出现较大规模的官办中医学堂。按照当时清政府所提倡的"中学为体,西学为用"方针,现有详细记载的几个学堂如光绪三十年(公元1904年)创办的保定医学堂、光绪三十一年(公元1905年)创建的河南省医学堂、光绪三十四年(公元1908年)创建的成都中医学堂,其实均为中西医课程同授的院校。

---

① 周鸿艳.中国古代医学教育简史[D].哈尔滨:黑龙江中医药大学,2007:175.

三、清代末年的中医教育

鸦片战争后，帝国主义的入侵和一系列的割地赔款，使清政府摇摇欲坠。改良主义者认为此时非变法不足以维新，便开始了改革运动。教育包括中医教育也在此列。光绪二十四年（公元1898年）六月，康有为、梁启超实行“戊戌变法”，在“百日维新”期间，光绪帝采纳了他们的计划，发出几十条改革政令，其中有一条是：“命设立医学堂，归大学堂兼辖。”九月变法失败，一切“新政”均被推翻，独京师大学堂获得保存。

光绪二十八年（公元1902年）张百熙拟《钦定京师大学堂章程》，大学专门分科课目中，医术列于第七，下分医学及药学两目。1903年光绪帝命湖广总督张之洞会办京师大学堂，张之洞、张百熙、荣庆3人奏定学堂章程及厘定学务纲要，同年5月颁布《奏定京师大学堂章程》，大学共分为八科，其中第4科为医科，医科又分医学及药学两门，医学门药学门教学规程中仍有中医中药内容，但以西医药学为主。同年，京师大学堂增设医学实业馆，教授中西医学。

清代末年废除科举兴办学校，但因科举制度沿袭1 200年之久，故又有“合科举于学校”的改良方法，即把科举出身与学校出身等同起来，如光绪二十八年（公元1902年）《钦定京师大学堂章程》谕旨明文：“学生学成后赏给生员、举人、进士”。这种“合科举于学校”的改良方法影响医学教育，清廷及各地官府也通过考试赏给医科生员、举人、进士职。

地方教育，光绪末年（公元1908年），总督端方以医学一科，关系民命，特札饬宁（南京）提学陈子砺学使，凡在省垣行医者，须一律考试，以定去取。并在中、西医院内附设一医学研究所，仍令考取中等以上各生入所讲求，以求深造。先后举行两次，报考者甚多。

清末学制改革对中医教育影响最大的就是京师大学堂医学实业馆的设立。学校的章程主要照搬日本大学的学制，医预科 3 年，医科 3～4 年。光绪三十二年(公元 1906 年)医学馆加习 2 年，学制改为 5 年。但所习科目，无论原课程还是加习课程，均“博采东西各国之长”，而并非中西医学分教肄业。1907 年，医学馆停办，将学生全部送往日本。1911 年在原址创设北京医学专门学校，后来演变为今天的北京医学院。正因为是北京医学院的前身，所以它被顺理成章的视为西医最早的高等学府。但是，从其课程设置和教习即可看出，这也是朝廷官办高等中医教育除太医院教习厅之外的另一开端。

学制改革对中医教育也有消极的一面，《奏定学堂章程》规定大学医科 30 门科目中只有 1 门中医学课程，药学 16 门中只有 1 门是中国药学，而且中医学课程没有分科没有名称，只是笼统地称之为“中医学”，这不能不说是对中医学在高等教育中地位的打击。

四、清代中医教育的亮点

经过清代 268 年的发展，清代中医教育培养了大批的医药人才，为后世中医教育的发展奠定了良好的基础。此外，清末中医教育改制，增设西医课程，亦为后世树立了范式。概括起来，该时期中医教育有以下几个亮点。

注重教育的正规性。清代中医官方教育有合理的分科、相对稳定的教材、几至完善的考核制度，这些都具备了官学的基本要求，这对于中医地位的提高、中医学术的发展都有很大促进作用。这点毫无疑问是我们当今高等中医教育要继承的。

设立痘疹科。天花，古称“虏疮”，中医学则称之为“痘疮”，民间一般也称为“出疹”或“出痘”。在中国古代，这种死亡率极高的传染病一直是以没有特效药的疑难病症而使人感到恐惧。

其实早在清朝建立前一千三百年，中国人已经发现了天花。两晋时期著名的思想家葛洪在其所著的《肘后备急方》中第一次详细描述了天花的症状。此后随着传统医学的进步，到宋代和元代，不少医生已经能专门诊治天花。大约在明代中后期的时候，人们已经发明了预防天花的人痘接种法。清代的《痘科金镜赋集解》中记载说：“闻种痘法起于明朝隆庆年间（公元 1567—1572 年）宁国府太平县（今安徽太平）……由此蔓延天下。”

满族居住、生活的塞外和东北地区，气候较为寒冷干燥；加之其生活方式以游牧、狩猎为主，这不仅造成了人体自然免疫抵抗能力较强，且病毒不易流行传染。然而随着军事胜利，女真政权不断向南延伸，接触天花的机会增加，天花在满族人中逐渐流行起来。由于满人对天花缺乏免疫力，天花的流行对他们的健康构成的危险更大。因此清朝入关建立政权后，清廷大力推行种痘术，为此康熙还专门发布训示说明种痘的成效。正是由于朝廷的推行，人痘接种术才得以收入官方医书，而且很快在民间流行起来，同时在太医院医学教育中单独设立了痘疹科。在乾隆年间官修《御撰医宗金鉴》这部医书中，编者就系统地论述了天花的病因、病理、主要症状、治疗方法和种痘法，为后世的预防和治疗提供了一定的借鉴。由此也可以看出天花对清代医药事业的巨大影响。

取消祝由科。我国上古时期医巫不分，战国以后医巫分离，但是人们对巫术是否具有医疗功能仍然认识不清，历代官办医学教育中多有禁咒、祝由科目。《祝由十三科》谓：“有疾病者对天祝告其由，故名曰祝由科。”此种做法虽以医学为基础，但毕竟杂以迷信。在医学教育中开设此科，给医学穿上了神秘的外衣，大大降低了医学的威信。清代随着医学进步，统治阶层清楚认识到医学和巫术的区别，否定了巫术的医疗功能。再者，巫术对政治体系的危害迫使统治阶层从各个方面包括医学上严禁巫术。清代在官办医学教育中取消此科，使医学彻底摆脱了封建迷信，恢复了它的科学面貌，其功劳值得肯定。

第三节　清代医药立法

清朝医药法制体系内容丰富，涉及领域广泛，形式灵活多样，既继承了前朝法令又有所创新。清朝医药法制体系较为零散：清朝前期医药法律散见于《大清律例》《大清会典》和诏令、礼治法则中；清末医药法律存在于《大清新刑律》《违警律》和各类防疫、检疫条例中，但是清朝医药法律涵盖面广，涉及食品卫生、药品管理、医疗质量管理、防疫、检疫、公共卫生等诸多领域。其全面性为中国历代封建医药法制体系之冠。下面仅从食品安全、医疗质量两个方面来介绍清代的医药法制。

一、食品安全

食品安全问题是关系到上至帝王下至百姓的首要大事。封建社会的一大特点就是“身份社会”。食品安全涉及不同的人，有不同的处理方式。《大清律例》以律文的形式载明“造御膳误犯食禁”为“大不敬”，列入“十恶”之一，处以“杖刑”。民间食品安全问题却未得到应有的重视。

律文：

“造御膳误犯食禁，厨子杖一百，若饮食之物不洁净者杖八十，拣择误不精者杖六十，御药御膳不品尝者笞五十，监临提调官各减医人厨子罪二等。若监临提调官及厨子人等误将杂药至造御膳处所者，杖一百，所将杂药就令自吃。御膳所厨子人等有犯，监临提调官知而不奏者，门官及守卫官失于搜检者，与犯人同罪并临时奏闻区处。”(《大清律例》律163.00)

“凡擅入紫禁城午门、东华、西华、神武门及禁苑者，各杖一百。擅入官殿门杖六十，徒一年。擅入御膳所及御在所者绞监候，未过门限者各减一等。”(《大清律例》律184.00)

历代帝王对自己的食品安全都颇为在意，因此历朝历代在这方面法令规定大同小异。清朝“造御膳误犯食禁”罪的处罚较前代远轻，准备御膳人员不会因为一点小小的失误就面临死刑的严厉惩罚。客观来说，这在帝王独尊的封建社会是一个不小的进步。

二、医疗质量

人的一生可以说是与疾病作斗争的一生。上至帝王，下至百姓，一生之中免不了生病、看医生、吃药这三件事。正是由于这种原因，中国历代帝王都对医疗质量问题给予一定关注并制定了相关法规来规制医疗质量。如同其他封建法律一样，清朝的医疗质量法令也有着显著的“身份性”特点。对帝王、贵胄接受的医疗服务质量规范极严，相关法条系统、细致；对平民接受的医疗服务质量规范较为宽松。

律文：

“凡合和御药误不依(对证)本方，及封题错误，(经手)医人杖一百。料理拣择(误)不精者杖六十……临提调官各减医

> 人厨子罪二等。"(《大清律例》律 163.00)
>
> "医官就内局修制药饵,本院官诊视、调服御药,参看校同。会近臣就内局合药,将药贴连名封一记具本,开写本方药性治证之法于日月之下。医官近臣书名以进,置簿书。进药奏本既具,随即附簿年月下书名。近臣收掌以凭稽考。煎调御药本院官与近臣监视二服合为一服,候熟分为二器,其一器御医先尝,次院判,次近臣,其一器进御。"(《大清律例》律 163.01)

御药乃治疗帝后疾病所用,合药有误,轻则损害帝后健康,重则危及帝后生命。故此类行为虽属失职,而在《大清律例》中论为"不敬",并设专条惩治。令人欣慰的是清朝帝王能够正确认识到医学的不完备性和医师、药师职业的特殊性,对医疗行为中存在失误的可能性有着正确的观点,不会单纯因为自身健康安全受到侵害就将相关人员处以极刑。这与前代相比是一个明显的进步。

律文:

> "凡庸医为人用药针刺误不如本方,因而致死者,责令别医辨验药饵穴道。如无故害之情者,以过失杀人论(依律收赎给付其家)不许行医。"(《大清律例》律 297.00)

惩治民间庸医的律文最早现于唐朝法典《唐律疏议》,其后各代相延,变化不大。《唐律疏议》对庸医的惩治律条已经比较完备,区分了故意犯罪和过失犯罪。《大明会典》在此问题上进一步完善,增加了"别医辨验药饵穴道"的鉴定程序,而且明确了"庸医杀人"属于"过失杀人"的范畴,增加了对责任医生的身份罚(不许行医)。清朝《大清律》在明律基础上再次完善,犯罪医生所受到惩罚由身体罚明确转为财产罚(依律收赎给付其家)。身体罚到身份罚的转变除了使法律文明进步外，还可以适度补偿受害者家属的损失，是较为科学的做法。①

总之，以现代视角观察，清朝医药法制非常粗糙，涉及面较窄，对统治阶级医疗质量问题关注较多，而对平民医药问题则关注较少。

第四节 清代特殊群体医药政策

一、清代军队医疗保障制度

清朝政府比较重视军队的医疗保障，在入关之前，清军面临的主要疾病是天花，为此清军在作战时间和将领的选择上都以避免天花传染为主。入关以后，主要在参照明朝制度又保持自身原有特点的基础上，逐步建立了军队的医疗保障制度。

清代的军队主要经历八旗与绿营时期，勇营时期和新军时期三个不同阶段，在各个不同时期，军队的医疗保障制度也各不相同。

清朝中前期的军队主要是八旗兵和绿营兵。清军的八旗兵主要由满洲八旗、蒙古八旗及汉军八旗组成，在清军与明朝及蒙古作战时发挥了重要作用，是当时军队的主力。绿营兵主要由汉人组成，是清军入关后，吸收了明朝投降的军队，在此基础上组建形成了绿营兵。两者在当时都是国家的正规部队，其数额、编制、薪饷都有定制，一直维持到太平天国起义之前。八旗、绿营时期，军队

① 刘聪. 清朝医药法制研究[D]. 北京：中国中医科学院，2008：26－27，29－30，33－34.

的医生大多是从太医院派遣而来,军队中并没有固定的军医编制,且派遣的医生数量远远不能满足治疗伤病员的需要。在治疗方法上主要以传统的中医疗法为主,外加蒙古医生独特的疗法,其中以治疗骨科效果最显著。官兵同时还要立足于自救,战时在军营中调养休息,战后则遣回原籍继续治疗休养。

勇营最早是从地方团练演变而来的,勇,即乡勇,就是非正规军事力量。一般情况下,当正规部队兵力不足以应付叛乱时,便会有地方的士绅自发组建部队,以保护自身的生命财产安全。地方团练早在清军镇压白莲教起义时就发挥了决定性的作用,当时清朝的八旗和绿营军队已腐朽不堪,在战场上遭受重创。最后是地方团练武装的兴起,才最终瓦解了起义部队。到了太平天国起义时期,清军八旗和绿营部队更显得不堪一击,在与太平军的交战中一败涂地,这就为勇营的崛起提供了千载难逢的机遇,其中最具代表性的就是曾国藩的湘军。勇营时期的军医主要来自于征战的地方上,特别是江南地区,部队中的医生也没有固定的名额,一般都是将领临时差遣。官兵受伤后,经过医生初步治疗后,都是遣散到地方上由他们自己去做进一步的治疗和休养。在这两个时期,军队自身并没有特定的医疗救治机构,因此遇到疫病流行的时候,部队人员往往伤亡较大,不能从根本上解决军队遇到的各类伤病问题。

随着中日甲午战争的爆发,清朝军队中的各种弊端暴露无遗,原先的八旗铁骑与绿营官兵早已不堪一击,就连以往在国内镇压各地起义屡试不爽地湘军、淮军也败下阵来。中国到了不练劲旅不能御侮的地步,清政府终于下定决心,仿效西法编练新式陆军部队。所谓新军的“新”,不仅表现在采购西式的坚船快炮,更重要的是,在军队的组织编制、军官任用、军事训练、征召制度、粮晌制度、后勤保障等方面基本上摒弃了传统的旧制，严格按照西式军队训练，是我国军队在军事近代化的道路上迈出的重要一步。当时清政府主要编练了三支新式陆军，即张之洞编练的自强军、袁世凯编练的新建陆军，以及聂士成编练的武毅军。其中最具代表性的当属袁世凯的北洋新军，不论从规模上，还是训练的效果上，北洋新军都是其中的佼佼者，同时还得到中央财政的有力支持。

清朝政府到了新军时期，军队中才逐渐有了固定的军医编制，并且开始仿照西方军队的建军模式，在军队中设有专门的医疗机构及军医学堂，基本上形成了近代化的军队医疗救护系统。

光绪二十六年（公元 1900 年），袁世凯在北洋军里设立军医局。军医局做为一个独立的机构，正式出现在新军的队伍中，主要成员包括正医官 1 名和副医官 2 名，负责整支军队伤病员的医疗救治。光绪二十八年（公元 1902 年），为了协调直隶内绿营、练军、淮军、新军等之间的关系，袁世凯在省垣创设了军政司，统一管理该省的所有部队。军政司下设医务股，直接管理所属部队的医务工作，这样有利于调配军中的医务人员和医药资源，更好地对官兵实行医疗救治。从医务股的职能来看，规定得已经非常具体，包括军人的饮食起居，军队医院的管理和预防疫病的流行，军队卫生状况的调查，派遣医务人员开赴战场以及展开战地救护，培养医学专业人才，成立红十字会等方面。应该说基本具备了近代军队所需的卫生职能，标志着北洋新军的医疗机构已经初具规模，逐步意识到军队中的医疗救护对军队自身发展的重要性。光绪三十一年（公元 1905 年），袁世凯上奏提及设立军医学堂。随即，于天津创立北洋军医学堂。光绪三十二年（公元 1906 年），陆军部成立，北洋军医学堂由军医司接收，并易名为陆军军医学堂。学校学制 4 年，科目以中、西医学为主。军医学堂不光为军队培养医学人才，还为社会上输送各类医务人员。除了北洋军医学堂外，署两广总督岑春煊也于光绪三十一（公元 1905 年）设立随营医院和随营军医学堂。①

在治疗的方法上，则较多地采用西方医学手段治疗，特别是随着枪炮等热兵器在战场上的广泛应用，使得西医在治疗外科方面的优势得到充分发挥。同时在伤员养护方面，也配备专门的护理人员，不再是以前那种无人护理或官兵之间互相护理的状况。这些都说明到了清代后期，在军队的医疗救护制度方面，已经为后来的中国军队在此方面的发展奠定了坚实的基础。

二、清代弱势群体的医疗保障制度

清王朝建立以后，满族统治者一方面残酷镇压以汉族为主体的各民族人民的反抗；另一方面又积极发展社会生产，安定人民生活，尤其重视救助鳏寡孤独和废疾者中生活无依靠、缺乏基本生存能力的社会弱势群体，较前代建立起更为完整的社会救助慈善体系。

清代慈善机构的设立大致经过了两次高潮，一次在康乾时期，一次在同光时期。前一个时期由于政治稳定，经济繁荣，政府和民间开始具备了济贫实力，于是在官府的倡导和民间的参与之下，从京师至各省府州县陆续地建立了许多慈善机构。后一个时期主要是由于清朝统治的日益腐败，使得官办的慈善机构弊端百出，有些甚至被迫停办，而民间的慈善事业却兴旺发达，大有取而代之之势，因而许多新的慈善机构的建立基本上都是民办的，其数量也相当可观。

官办机构。这类机构即由清政府下令，各省府州县官府设立

① 郑红飞. 清代军队医疗保障制度研究[D]. 兰州：兰州大学，2009：26－30.

并主办的。它主要包括养济院、栖流所等。

养济院是承继了明代的旧有机构，是专门收养鳏、寡、孤、独及废疾者的主要社会救助机构。由于明末清初的持续战乱，原有的养济院大多圮塌毁坏。清王朝政权站稳脚跟以后，朝廷、官府并引导部分社会力量着手在全国范围内恢复和新建养济院。

栖流所，又称“留养所”“留养局”，是清政府于 1626 年批准创办的，专门收养无依无靠的流民及患者，一开始只在京师设立东、西、南、北、中 5 所。其后，在各地陆续有设立。

官督绅办或官督商办机构。这类机构即由官绅或商人捐资兴建，朝廷再出资予以支持和监督的。

康熙三十六年(公元 1697 年)，寂容和尚和邑人王廷献等在京师广宁门外建立了普济堂 1 所。第二年，寂容又与关君十二人增建房屋 10 间，遂改名为普济堂。康熙三十四年(公元 1695 年)，清圣祖御制普济堂碑记，四十四年又救赐匾额，六十一年赐普济堂白银 1 000 两，以后岁以为常。1736 年，清朝政府命“各省会及通都大郡概设立普济堂，养赡老疾无依之人。”从此，建立普济堂由民间自发行为成为政府行政行为。普济堂成为官府的正式救助机构。

育婴堂。元代和明代已有育婴堂，但没有在全国普遍设立。清朝统治者高度重视育婴。康熙元年，大学士金之俊、学士胡兆龙等捐资，在京师广渠门内夕照寺西建立育婴堂 1 所，雍正二年特颁谕旨，赐白银 1 000 两。八午又赐白银 1 500 两，并赐匾额并御制记文以示鼓励。与此同时雍正还下令行文各省督抚“劝募好善之人，于通都大邑人烟稠集之处，照京师例推而行之。”于是育婴堂也在全国许多省城和府州县城建立起来。①

① 岑大利. 清代慈善机构论述[J]. 历史档案，1998，(1)：79－80.

上述这些慈善机构除赈济贫民外，更在内部设立相关的医疗部分，以救治身体羸弱及患病者。

如普济堂最初只是为救助北京城外修路工人而创立，但之后根据社会环境变化，逐渐扩大了救助范围，收养了大批京外的孤贫之人。为了保障医疗救助效果，普济堂在创立之初，在对所收治患病者的处理上，采取了科学的处理方法，根据所患疾病的不同种类分科、分区治疗，有效地避免了相互传染的问题，是一种非常有效的解决方法。与普济堂相比，育婴堂因主要收养儿童，故在堂内也聘请了精通医学之人负责儿童的医疗保健。二者因救助人群的侧重点不同，故在医疗救助设置上也采取了不同的手段。

总之，清代的医药抚恤工作往往包含在慈善机构的功能之中，相对于当代社会医疗功能的独立化，现代医院往往慈善和医疗功能同时兼备，古代慈善机构的医疗更多是一种行为存在，其持续时间长短以及施行效果更多的依赖于社会经济的发展以及国家政治统治者的影响。这一点可以从清代北京善会、善堂的相关记载中得到证明，尤其是在清朝后期，善会、善堂都以救济灾民为首要工作，而对于其医药抚恤方面的记载很少提及。但从整个清代来看，以普济堂和育婴堂为代表的慈善机构在社会救助方面还是发挥了一定的作用。

第五节　清代预防保健政策

一、传染病防治政策

瘟疫是人类历史上常常发生的重大灾难，人们不仅在其到来时积极应对，也在努力寻求防止疫病的办法。在中国古代，主要采取隔离与掩埋患病尸体的办法来遏制疫病的传染；清代中前期，疫病的应对措施并无太大改变，不过防治天花的人痘、牛痘的种植开创了中国疫病防疫史上种植疫苗的先河；近代以来，租界地区的疫病管理较其他地方更为严格与详尽，但却带来了华洋间的种种矛盾。到1910年，东北发生重大鼠疫，在多方努力下，疫情被战胜，中国也建立起了近代防疫体系。

（一）清代传统的防疫管理

清代中央政府在清末新政以前，对疫病的救治，并无制度性的规定，也缺乏积极有效的措施。

宋元时期朝廷要求各地设立救济贫病的惠民药局，在明中期以后普遍没落，渐由原本的经常性药政机构演变成在灾难时才开启的公共卫生机构。进入清代，这一趋势也未随着新王朝的朝纲重整而得到扭转。清代统治者在各地设立惠民药局的指令都没下达，大多明初建成的惠民药局到清代多已废而不用，仅少数仍在瘟疫之年作为临时施药之所而偶尔发挥作用。

事实上，在清代，国家专门的救疫行为比较少见，而且绝大多数的国家救疫行为，都是因为疫病是作为水灾、旱灾等自然或社会灾害的一部分出现的，这些灾害已经带来了相当大的社会危害，疫病可以说是雪上加霜，因此，必须对其进行管理和重视，才能使受灾地区脱离危难。

清代虽然在荒政上的重视度高和制度也相对最为完备，但对瘟疫救疗态度却相当消极的主要原因有三：一是，瘟疫不像水、旱、蝗等自然灾害会对王朝的统治产生直接的危害。二是，官办医疗机构和事业效率低下以及明中期以后，地方社会的人力资源和物力资源充足，社会力量在这方面的活跃不仅弥补了政府的消极，而且比官办事业更具效率。三是，在技术上，瘟疫的救疗要比饥寒的赈济复杂得多。首先,不同地区不同时期的医疗水平和资源不尽一致,当时当地的医疗水平和资源并不能保证有效地治疗瘟疫;其次,中医治疗讲究阴阳、寒热、虚实、表里,若不能对症施药,可能会适得其反;再次,疫情千变万化,患者遍处各地,延医治疗也复杂异常。在这种情况下,与其作统一的规定,反而不如听任地方社会相机行事。

不过,虽然国家缺乏救疗疾病制度上的规定,但实际上养育民众、爱民如子乃是国家一再公开宣扬的教条,特别是对地方官府来说,长官乃"民之父母",所以,子民染病,尽管他们没有这方面明确的责任,但只要有适当的资源可供调配,一般具有儒家道德信念的地方官大抵也会采取一些救治措施,如延医设局诊治染疫民众、制送丸药、刊刻医书。

(二)天花的预防接种

天花,俗称痘疮,又名虏疮、斑疮、疙疮、豆疮,是一种滤过性病毒引起的烈性传染病,病死率很高。

接种天花疫苗是一种产生于明代的新的防治疫病的有效手段,事先对疫病进行较为彻底的预防,是一种先进的积极的防疫方式。天花疫苗的接种在清代慢慢开始发展,对我国公共卫生思想和管理的发展都有重大影响。

清代初年遭受到天花剿杀的主要群体,是满清八旗官兵。由于体质的差异及对气候的不适,似乎更容易被天花传染。

天花流行,造成清初人丁大量死亡,直接影响了清朝初年八旗人丁的繁衍的数量与质量。从档案记载来看,当时八旗的生育率是非常高的,但婴儿的死亡率也高得惊人。比如顺治皇帝,生有八子六女,八岁前死亡者为皇子 4 人,皇女 5 人,超过半数以上。造成婴幼儿大量死亡的原因,主要是疾病,而天花则名列杀手之魁。

清初，为防止天花传染，专设“避痘所”，政府设置查痘官。康熙前期以前，满族抵御天花，还主要是躲避与隔离。这是基于当时对天花具有强烈传染性的认识，而采取的防止感染的保护性措施。不与生痘者接触，杜绝天花病毒的传染。或远离传染源，或将患痘者彻底隔离，以控制传染源，切断传染途径。在不明天花病因与病理，不知如何正确治疗的情况下，避痘不失为一种避免感染的好办法。清朝入关前后即主要采用这种措施来预防天花。清初的京城中，不仅皇帝及其子女有“避痘所”，王公大臣之家也设有这种躲避痘疫的居处地，如超品公塔詹家便有“诸子避痘房”。清太宗时期，八旗中每旗都设查痘官，旗下各家有人出痘，须向查痘官报告，否则治罪。对于查出或主动报告之出痘者，官方采取遣往边远之地集中出痘以隔离人群的办法。当时还认识到，凡出过天花即所谓“熟身”之人，便不再染痘，而未得过天花的“生身”人，则极易感染，为防止因此交叉扩大传染，官方也制定了针对性措施，并把它作为制度写进当时的所谓行政“会典”。对痘疫的躲避、隔离，还成为当时部署军事行动的重要考虑因素，并形成军法中的某些内容。清太宗时期，清人逐步了解到，关内的北京乃至华北，天花之流行主要是在冬末及春季，因此，在决定入关征明的重大军事行动时，也考虑到这一因素，尽可能避开这一时期出兵。另外，领兵将帅、兵士，又尽可能选择已出过天花者。

康熙皇帝十分重视对传统隔离防痘方法的继承，在实施方面有所创新。最著名的一例，就是避暑山庄的选择与蒙古各部落首领围班制度的建立。

依清朝制度，蒙古王公每年要到京师朝见皇帝，时间是每年腊月的十五日至二十五日到京，次年正月底返回。一方面是显示皇帝的最高地位，以示恩宠，另一方面也是主要目的是加强对蒙古地区和蒙古王公贵族的管理。在此期间，皇帝大宴群臣，包括朝勤者在内的内外王公大臣欢聚一堂。利用这个机会，了解各地政务、调节矛盾。这种制度开始时只有年班一种，即所有的蒙古王公都要到京城朝觐。但是当时的中国内地天花横行，染者披靡。大多数未生痘的王公因惧怕感染而不敢进京朝觐。

康熙皇帝体恤蒙古王公希冀朝觐又惧怕染痘的心情，于是恩准未生痘的蒙古王公到木兰随围，之后到热河行宫朝见皇帝。于是原来的年班也变成了两种，已经出过痘的蒙古王公仍然每年进北京朝觐，仍称之为年班；而未出痘的蒙古王公则每年跟随皇帝到木兰围场狩猎，故称之为围班。以后遂成定制。

肇建避暑山庄的原因之一是天花的存在。自清初以来的蒙古王公年班制度受到了天花的影响，蒙古王公既希望朝见皇上，又深惧天花的危险，于是一部分蒙古王公上书康熙帝，请求他驾临北疆，以实现他们朝见圣帝的愿望。康熙皇帝为更好地统治蒙古各部，笼络蒙古王公，于是欣然在热和设立行宫，允许未生过痘的王公到热河朝见，这就是避暑山庄的由来。

而在民间，并没有专门的规章制度对种痘进行管理。

康熙继位以后，北方连续性的天花爆发已开始减弱，同时南方传统种痘疫苗法也传到了北方。

这种民间种痘法，最早起源于明朝隆庆年间（16世纪下半叶），出现在皖南和江西的弋阳等地，又称吹鼻种痘法。一般有4种，一种方法叫旱苗法，即取长约五六寸许的银管，将其颈部弯曲，把痘痂碾成极细的粉末纳于银管的一端，吹入患者的鼻孔内，保证不致其脱落；一种方法叫水苗法，就是选上好的痘痂置于净磁盅内，以柳木做杵，碾成细末，将净水三五滴点入盅内调匀（春季温用，冬季热用），把新棉少许摊成薄片，里面包上痘屑，捏成枣核状，用红线拴住，留下一寸左右，将苗置入鼻孔内，令人时刻守候，下苗后12小时后取出，天气暖和时可以少于12小时。寒冷时应多于12小时；一种叫痘衣种法，即是将生痘者染上痘浆的贴身内衣让初痘者穿上二三日，夜间也不脱下，如此至十天左右开始发热；一种叫痘浆种法，即选择那些出痘顺畅的儿童，取其痘浆用棉球拭之，然后塞入被种者的鼻孔中。这几种方法都是为了让种痘者轻度感染上天花，发热出疹，再经过精心护理，病症消失后，相当于已得过天花，从而具有了免疫力。

这4种方法中水苗为上，旱苗次之，痘衣多不应验，痘浆又太过残忍。故古法多用水苗法，主要是因其和平稳当，近世才开始用旱苗法，此法虽是预防天花之捷径，然其来势却微觉迅烈。像痘衣法、痘浆法则更是不敢轻用。

康熙十九年(公元1680年)十一月，康熙帝的皇太子7岁的二阿哥出天花，经善治痘疹的武昌府通判傅为格、陈天祥治愈，康熙帝由此得知傅为格"善为小儿种痘"，且了解到种痘后可不再受天花侵害，因而于同年十二月，命人再把傅为格调入北京。这一年，康熙帝又派人至江西，将精于此术的痘医朱纯暇、陈天祥二人接到北京种痘。康熙二十一年(公元1682年)春，这二人也为宫中的皇子皇女种痘成功，从此他们被任命为御医，在太医院侍直。清廷之太医院也比明代增加了一科——痘疹科，专门负责种痘、治痘之事。从此，清宫中皇子种痘防天花的制度正式确立。之后，清政府还主动为蒙古地区的贵族、一般牧丁种痘，以利于统治。

自康熙中期以后，政治中心北京，已不再有诸如设查痘章京、驱痘、王公勋戚隔离避痘，以及官员因家人、近邻出痘而不能入署办公之事。皇帝在冬春之季尤其是年节期间避痘、免朝贺、影响朝政之事，也已不见记载，除康熙帝是因自幼已出天花外，以后的雍正、乾隆等皇帝，均因种痘而获得免疫力。

清廷虽在皇家推广人痘种植术外，但并未在民间也大力推行流行于皇家的人痘防疫法。但是我们却不难推断，在某种程度上，皇家对种痘的推广也对民间起了示范作用，有经济能力承受的官绅们也纷纷接种。到18世纪末、19世纪初，人痘在绅宦之家已有相当高的普及率。人痘在官绅们的推广下，在民间也渐渐流行起来。

相对于民间对施种人痘的积极态度，清代国家和官府却少有作为。对种痘，虽然清朝廷曾有相关的指令，但几乎完全是针对皇族，对地方社会并无任何硬性的规定。因此，清代人痘的施种，基本处于民间自为状态，缺乏官府和组织介入。

中国的种痘术在预防天花的发病率方面起到了重要的作用，清初的人痘术一度在世界上处于领先地位，这引起欧洲人的关注。中国的人痘接种术传入英国之后，开始时并未引起人们的关注，相反，反对者的呼声更高。然而，公元1721—1722年天花在英国大范围流行迫使英国皇家学会不得不认真考虑用人痘接种预防天花的问题，这导致了公元1721—1722年由英国皇家主持的，以评估人痘接种预防天花的效果及安全性为目的的一系列人体实验。当然这些实验都是在监狱中的罪犯身上进行的。通过这一系列的试验，人们开始相信人痘接种术确实是有效的。于是，人痘接种的影响迅速在英国上层社会中传播，许多人纷纷给自己的孩子进行人痘接种。这场皇家学会主持的人痘接种实验不但在天花流行的英国，而且在整个西方世界都是一件非常引人注目的事件，对在西方国家的民间推行人痘接种无疑起到了极其重要的推动作用。同时也对琴纳发明牛痘术产生了积极的影响。

(三)牛痘的传入与推广

1796年英国医生琴纳经过多年的研究和实验,用牛痘代替人痘,改造成牛痘法,在人体上试用,获得巨大成功。因为基本上无危险,所以很快成为世界各国预防天花的有利武器。

公元1805年,葡萄牙医生哈威脱将牛痘法传到澳门,东印度公司的船医皮尔逊进而又将之带到广州,于是中国开始种牛痘。当时在中国出现了第一批牛痘医,邱熹即是其中杰出的代表。他在其著名的《引痘略》中阐述了种牛痘的方法与优点。

牛痘传入中国后,许多热心人成立"牛痘局"来推广牛痘的技术。最早的牛痘局于公元1805年左右成立于广州。公元1860年之后,牛痘局才在中国各主要大城市内繁荣起来,江南好多地区都出现了牛痘局,北京、湖南、湖北、福建、江苏、浙江、天津、河南等地都先后设立了牛痘局。清政府对于牛痘局的设立也相当重视。同治年间,清朝官方在北京正阳门外小李纱帽胡同和宣武门外琉璃厂先后设立了牛痘局,为百姓们种牛痘。人痘牛痘局的普遍设立、官方和民间力量的支持和推广,光绪以后,牛痘逐渐取代了人痘。

牛痘局的施种一般是免费的,但可能不能保证经常举行,所以前去求种的多为贫民无力者。有钱之人往往会请人有偿施种。况且痘局多设于城市,也给民间的私种留下了巨大的空间。官设的牛痘局有时也派人外出施种,不过并不经常。

对牛痘的施种,国家方面仍旧没有制定专门具体的政令,但是地方官员们却显示出与对待人痘消极态度完全相反的积极性。许多牛痘局在地方官员的直接介入下设立,有的较高的官员还通饬下属官员捐廉举办。

以种植疫苗来预防疫病是出现于明末的一种新的防治疫病的有效方式。自古以来,疫病发生之后才能采用的隔离、治疗的措施，在这一情况下，发生了根本的转变。只要在事前进行预防接种就可以杜绝疫病的发生和流行。

可是对于这种方法，中央政权只是在统治阶级上层中推行，并未形成规章在民间推广。但在民间，官绅们和民间团体却自发进行推广，使之最终在全社会得以实施，这种由民间力量所推动的重要社会进步最终顺应了时代发展的需要，在清末新政中被列入卫生法规。

（四）中国近代防疫体系的建立

公元1910年秋冬之际，西伯利亚流行鼠疫，很快延及黑龙江省西北满州里，又由铁道线传至哈尔滨、长春、奉天等处，侵入直隶、山东各界，旁及江省之呼兰、海伦、绥化，吉省之新城、农安、双城、宾州、阿城、长春、王常、榆树、磐石，吉林各府厅州县。

此次鼠疫是肺鼠疫，其特点是发病突然、咳嗽、高热、咯血、皮肤青紫并迅速死亡，疫菌主要侵犯肺部及血液，与以往的腹股沟淋巴腺鼠疫主要因鼠蚤咬噬然后腺淋巴发炎至全身发病有不同病程，危险性更大、更剧烈。传染途径主要是咳嗽，即使无痰咳出，也有大量细菌散播于空气之中。痰血、涎沫中有大量细菌，尸体埋葬达6月之久亦仍有疫菌存活，且可因穴居之老鼠、土拨鼠等咬啮而造成再次传播。人群集居、迁移、不卫生的居处条件等为疫情爆发的因素。

疫情发生后，清廷令各处严防，严禁疫情传染关内，着外务部、民政部、邮传部随时会商筹办；要求外务部查此次鼠疫。

在地方，则设有防疫局或防疫事务办事处，如锡良在奉天设防疫总局，汉口车站设有防疫办事处，派医生查验疫情。保定、天津设有临时防疫局，详定章程规则，附近府、州、县遇有疫患，由该局派医前往设法消饵。此外各地商会等团体也设立了防疫会、防疫医院等民间组织。这些机构、组织无疑是由灾疫所促发的，但很多都演变为永久性机构。

当时政府在防疫过程中显示了异常开放的姿态，突出表现在延聘留学归国人员及外国医生参加防疫上。如在武汉刘家庙，当时设立了检疫公所查验由京汉铁路南来的旅客，所有验疫医生除以陆军军医派充外，又聘定法国医士梅尼、留英毕业医学博士王进歧。再如主持东三省防疫事务工作的即是留英的医学博士伍连德，还有一些外国医生不顾危险深入疫区，在防疫中染疫身亡，清政府还发给宝星，奖励出力的外国人。此外，华洋杂居区，洋人采取西式防疫手段，其良好的效果对华人无疑起了示范作用，这与国人心态变化当不无联系。各种西方医学书籍的传入与翻译、宣传普及也有利于人们接受新事物，官员与社团组织在防疫过程中尊重民情，力避冲突。

自鼠疫发现以后，统计我国耗费一千余万元。据东三省报告，防疫经费约共用四百余万；京津两处约共用五六十万，京奉路耗费约在五六百万，共计不止一千万。

公元 1911 年 3 月，疫情结束，在沈阳召开了万国鼠疫研究会，由东三省总督锡良及外务部右丛施植之为主席，与会者为中国及英、美、俄、德、法、奥、意、荷、日、印各国医生，特派三十四员；又奉天各司道及从事防疫诸官绅，与各国驻华领事，均参列会议；继公举中国外务部特派医官伍连德为会长，研究事项 24 条，开会近月，“于鼠疫多所发明”。这也是首次在中国举行的国际性流行病学研讨会，不难看出，中国此时已被纳入近代防疫的轨道之中。

京城地区，作为首善之都，防疫措施可谓全面和完善。民政部传谕内外城巡警总厅，下令捕鼠，晓谕居民，注意卫生；遇有疑似病患，立即呈报；加雇清道夫役，严行清洁；并督饬内外城官医院，添制防疫药品器具，以资应用；凡疫病发生地方，禁阻出入，附近一带，竭力消毒；并将患者所居房屋，酌量拆毁。特于京师设立临时防疫事务局，归民政部监督，掌握内外城，预防鼠疫事务。分设五科，专司检菌、捕鼠、诊断、检验、清洁、消毒、注射等，设局长1人，副局长1人，提调2人，医官长1人，医官10人，书记20人，司事60人，书记20人，司事60人，更设顾问员4～8人；局长副局长，由民政部奏请以巡警总厅厅压充之；提调由民政部以巡警总厅卫生处金事充之；医官长及顾问员，由民政部遴选派充，医官由局长遴选，呈请民政部派充，书记及司事，由局长遴选派充。民政部因防疫局，系治标非治本之策，特仿各国中央卫生会办法，于本部设立卫生会。

巡警总厅因疫势蔓延，特组织卫生警察队，保持清洁，预防时疫及办理公众卫生事务，以辅不逮；民政部除组织临时防疫事务局、卫生会及卫生警察队之外，更谕内外厅，每区可添派卫生警官一员，办理关于卫生事项之违警案件，其各区能添一西医尤妥。又谕两厅厅承按照所管各区，每区派一主任医官，各选医生若干名，专管该区内检查诊断事宜；其各该区公共之事由该主任医官会议，商承厅垂核办。又谕内外城官医院，必须清洁，各尘芥容置场，即以石灰撒布之，从速运赴城外；并谕该院专留西医办理防疫卫生治疗事宜；其中医等，另觅房屋施诊，限刻日办妥。凡妨害公共卫生和不遵清洁，以及行政人员奉行不力者，均订有专条，科以重罚，其防疫检疫及防疫病室隔离室等规律，都是在这个时候开始的。

此时的京城防疫，从注重环境卫生，到处理疑似患者与患者，到防止疫情入境，再到管理部门与医疗机构的设置、职能，已经形成了一个较为完整而科学的体系，虽然有很多细节有待斟酌和完善，但是在结构上完全具备了早期现代化医疗卫生的特征。

总的说来，起于公元1910年10月讫于公元1911年3月的鼠疫大流行，传播范围之广，死亡人数之多是近代以来罕见的，但是在凶猛的疫情面前，中国在借鉴国外防疫经验的基础上，采取了积极果断的防疫措施，迅速结束了疫情，同时也初步建立起中国近代防疫体系。

二、医药知识的普及和传播政策

清代许多医家为了普及医学知识，编撰了一大批医学通俗读物和医学入门书籍，如：汪昂在公元1694年编撰的《本草易读》《汤头歌诀》，程钟龄在公元1732年编撰的《医学心语》，陈修园于公元1804年编撰的《医学三字经》和公元1808年编的《医学实在易》等。这些著作深入浅出，简明扼要，通俗易懂，便于诵习，对于普及医学教育，辅助教学，都起到很好的促进作用。与此同时，清代还出现了一批专门收集各家医案的著作，如魏之琇在公元1770年编撰的《续名医类案》，尤在泾于公元1729年编的《静香楼医案》，叶天士于公元1746年编著的《临证指南医案》及徐灵胎的《回溪医案》等。这些医案记录了许多名医丰富的医疗实践经验，对初学医者理论联系实际，具体掌握诊治疾病的理、法、方、药帮助都很大，也为教学提供了较丰富的参考资料。

在医药知识普及的贡献上，这里不得不着重介绍下陈修园。陈修园在长期的医疗活动中深切认识到，要想当一名好的医生，必须深入学习古代经典。但他也看到，《黄帝内经》《伤寒论》《金匮要略》《神农本草经》等书，文辞古简，义理精深，非一般人所能懂，故有些医家不敢问津，而是读唐宋以后方书，致使医疗水平很低。为了帮助医家“由浅入深、从简及繁”地学习经典著作，他决定编一套“深入浅出，返博为约”的通俗读物，以利于医学的普及与推广。陈修园先从易处着手，通过歌括记诵、浅注搭桥等方式，引导人们登堂入室，掌握医学的奥秘。

陈氏的治学，每以浅显易晓的笔调，来论述古奥难懂的中医学说，以引导学者，易于领会，并由此而登堂入室。他的门径佳作如《医学三字经》，把浩瀚的中医学术，概括为三言韵语，使初学者便于记诵。而在《医学实在易》一书，又善于诱导学者由浅入深，穷流溯源，这些都是返博为约的杰作。此外如《时方歌括》《长沙方歌括》等，则又是应用古典诗歌的形式，来撰写中医方剂学。以上在普及医学方面，起了巨大作用。

陈修园一生为普及医学知识勤奋工作，做出了巨大贡献，共写了16部著作，集成《陈修园医书十六种》。陈氏的这些书通俗易懂，言简意赅，成为重要的医学入门教材，实际上已成为一套自学中医的教科书。后世有不少医家是以这些著作作为入门书而踏上学医之路的，也有不少医家以此作为课徒授业的教材。

疫病流行期间，官府也会主动地向民众宣讲普及防疫方面的医药知识。在大疫流行之年，刊刻切中病情的医书，以使更多的人得救，也是当时常见的救疗手段，这主要由社会力量施行，但也为一些地方官员不时采用。比如，康熙十七年（公元1678年），吴门时疫盛行，藩司"悯编户之疾苦、如恫瘝之乃身，遂下询疫所自始与所为治"，见周扬俊之《温热暑疫全书》颇有医效，遂"命急付梓，以公同志。"

三、公共卫生政策

公共卫生是以社区全体民众，或者全国国民，甚至全人类为对象，要预防疾病，推行健康。公共卫生的发韧是由英国的济贫法案引起的。这一法案在公元1601年颁布，在公元1834年修订时，设置济贫法案委员会，委员会执行秘书查德威克（Edwin Chadwick）倡导中央与地方政府建立卫生委员会以推进环境卫生的改善，于是在公元1843年，英国政府采取建议，设立皇家城市卫生委员会，公元1848年，通过了世界上第一个公共卫生法案。

由于公共卫生涉及的领域很多，包括医疗机构、卫生立法、疫病防治等方面，而这些内容已有专章介绍，故本章着重对清代城市环境卫生进行介绍。环境卫生亦属于公共卫生的重要内容。

城市环境卫生问题在中国古代历史上虽然一直存在，但作用影响较小，直到清代前期，并无太大改善。鸦片战争后，城市早期现代化的进程开始展开，人口的增长与近代工业的发展使得城市环境日益受到威胁，亟待改善，另一方面，租界所引进的先进的城市环境卫生管理体制为中国城市提供了重要的启示。清末新政的短短10年，开创了中国城市早期现代化的重要发展时期，环境卫生受到空前的重视，取得了巨大的发展。公共卫生中的许多内容，在此时被引入中国，与中国城市及社会的传统局面发生着融合与碰撞。①

（一）中国古代城市环境卫生管理概况

中国古代历史上，城市的环境卫生事业相当落后，统治者们并未将其作为值得重视的问题予以对待。

范行准在《中国预防医学思想史》中说：中国古代历史上，可以称为“公共卫生”，一为“饮料”，即水源卫生，一为“死人的安葬”，此外就是“垃圾粪便等的清理”。这三者一旦处理不当，便会造成疾病的传播，从而影响人们的身体健康。

对于水源卫生，最早的管理与维护，是从对井的守护开始的。

---

① 龚小雪. 清代城市公共卫生管理研究[D]. 成都：四川大学，2006：47.

由于人们认识到水源卫生对整个氏族安危的重要性，因而会保护井的清洁与安全。范行准认为，由“刑”字在《说文》里解为“刀守井也。”可以推得，今天的刑法，实际上就是滥觞于周代的“公共卫生法令”——护井公约。封建统治者们也从维护井水卫生，开始对公共卫生进行管理。他们将疏浚水井作为一种礼制，由政府在民间加以推广。如，《管子》中云：“冬尽而春始……教民樵室钻隧，谨灶泄井，所以寿民也。”据《梦粱录》记载，南宋都市中已有专门淘井的人了。

临安西郊的西湖是居民的基本供水源，北宋时，当地官府就十分重视对该湖泊的整治，进入南宋以后更成为宋廷直接关注的重点，定期进行大规模疏浚工程，并逐渐建立起一整套管理制度，包括设置撩湖军兵，专一负责日常的开撩事物；严禁向湖内倾倒垃圾、排放污水、清洗物品等。

元朝颁布的保护水源的法令中规定：不准在流入大内的金水河中浣衣、游泳与投掷石块废物，更不准牲口在其中饮水。

我国古代对于粪便处理的文献记载，最早见于《周礼·天官·宫人》，其中载，“宫人”的职责是：“掌王之六寝之修。为其井堰，除其不蠲，去其恶臭。”而此时的宫中，已有了厕所。自晋汉以来，城市中已有公厕，称为“都厕”。

关于街道清理的史料，较为明确的是南宋临安府城雇人专门从事街道清理。事实上，那时的街道清理并不被重视，河道中的垃圾清理才是重点。因为由官府雇人或民间对垃圾的日常清理有限，许多垃圾、污物仍被随意抛置，或倾倒入沟渠里。时间一长，沟渠淤积，垃圾成堆。因此，每隔一段时间，就要对城区沟渠进行全面清理，才能确保环境卫生。明王朝规定：“疏通沟渠”是五城兵马司的重要职责之一。

在尸体处理上，政府有时会对贫困已故之人和无主尸骸进行掩埋代葬，一般通过设置公墓的形式进行，称为“漏泽园”，也称义冢、义阡等。这些活动主要通过官办或民办的慈善机构进行，从规定上讲是面向各州县城乡，实际上大多局限于各级城市范围，是构成城市慈善事业的主体。

总的说来，古代的城市环境卫生管理，整体状况比较落后，城市的容貌较为脏乱，传染病常常猖獗。

（二）清代城市中的传统环境卫生管理

事实上，清代中前期，还是采取传统的环境卫生管理方式，直到后期，也只是在少数开放城市，出现了新的环境卫生管理方式与制度。

不过，在西方的影响到来之前，有部分地区出现了一些中国古代社会中前所未有城市公共环境管理事件。例如，苏州明代开始兴盛的棉布加工业导致了城市工业用地以及城市规模的扩大，到了清雍正时期，这项工业的主体已经移至间门外的上、下塘居多，人口众多。因为染坊多，染色后的污水大量流入塘河，使得阎门外上塘至虎邱的河流受到严重污染。当地居民的生活因此而受到严重影响，120 余户人家联名诉诸官府。官府在调查核实之后，于乾隆二年（公元 1737 年）由吴、长、元三县共同“出示严禁，并饬将置备染作器物，迁移他处开张”。

以上的事例，是官府对于公共环境卫生处理得极为严肃认真的一次。一方面是当地官府认识到解决该问题的重要性，另一方面也反映出在工商业快速发展的苏州城市对于公共环境卫生要求的迅速提高。

（三）鸦片战争后的城市环境卫生管理

上海是中国最早建立租界的城市，也是租界最成气候的城市，租界成为了城中之城，完全采取了基于其本国城市管理制度的方法。

1. 街道清理

在街道清理方面，上海英租界开设之初，就将英国有关公共卫生管理的原则搬了进来。第一个《上海土地章程》(公元 1845 年)规定，租界内“应行公众修补桥梁，修筑街道，添点路灯，添置水龙，种树护路，开沟放水”，并禁止“堆积污秽，沟渠流出路上”。

清同治十二年(公元 1873 年)在《上海洋泾浜以北外国租界土地章程及附则》中规定“工部局必须随时打扫租界内一切街道以及街道两侧之行人道，把一切灰尘、垃圾收拾干净，一起挑走，以保持市容整洁。”清同治十三年，公共租界工部局规定：居民应在每日上午 9 时以前倾倒垃圾，凡规定时间以外将垃圾倾倒在道路上的，将受到有关法庭起诉，处以罚款。此后，法租界与华界都规定了允许居民将垃圾倒在道路上的时间和种类，以减少垃圾对道路整洁的影响。

清光绪二十三年(公元 1897 年)，公共租界为了保持道路整洁，率先制造了一批垃圾箱，要求居民将垃圾倒在容器里，法租界与华界也纷纷仿效，减少了道路上的垃圾量。垃圾容器的设置，为改善里弄和道路上的环境卫生创造了条件。虽然其投入经费不大，也并不需要特殊的制造工艺，但几千年来，却并未出现过。此次出现在近代上海租界街道上的垃圾箱，不能不说是中国城市公共卫生发展中的重要进步之一，它使得日常产生的垃圾随时可以进入规定的公共场所设置，反映了公共卫生意识的增强。

2. 粪便处理与公共厕所

粪便承包商的出现是当时环境卫生管理出现的一个新事物。19 世纪 50 年代，上海居民和铺户粪便，由农民每日清晨逐户清倒,双方议明,互不收费。农民进城清除粪便,是根据农作物施肥需要,农闲农忙自由调节安排,城市环境卫生没有保证。

清同治六年(公元 1867 年),公共租界工部局同粪便承包商签订粪便清除承包合同。合同规定,粪便承包商必须把公共租界范围内粪便,全部按时清除运出租界。清同治八年九月二十八日,公共租界对居民、铺户倾倒粪便也作了规定,《上海洋泾浜以北外国租界土地章程及其附则》中规定:租界地区居民、铺户及厕所粪便,必须在规定时间内,按时倾倒清洗。并规定在粪便清除过程中,不可乱泼粪便。粪便清除后,居民、铺户马桶及公共用厕所必须清洗,保持清洁。清除粪便容器必须加盖,盖需适用,不致臭气四溢,若违反,即处 10 元以下罚金。

3. 水源卫生

在水源卫生方面,近代给水事业兴办以前,上海居民用水取自江河。所饮之水,多泥沙而不清洁。官商们曾经效仿西洋方法,设机器铁管,引江水灌注城内四隅,后因费用过大而中止。西人来沪以后,为解决饮水卫生进行了种种努力,先是挖深水井,再后来是建自来水厂。公元 1875 年上海建成中国第一个自来水厂,有沉淀池、过滤池、水泵、水龙带等设备。

上海县城的情况,就与租界有明显差距。郑观应曾说:“余见上海租界街道宽阔平整而洁净,一入中国地界则污秽不堪,非牛溲马勃即垃圾臭泥,甚至老幼随处可以便溺,疮毒恶疾之人无处不有,虽呻吟仆地皆置不理。唯掩鼻过之而已。可见有司之失败,富室之无良,何怪乎外人轻侮也。”

从 19 世纪 60 年代起,一些有识之士就不断呼吁,采用租界那样先进的市政设施,改善公共卫生。上海地方士绅和政府也在这方面进行了实际的努力。上海道台、上海知县不仅对公共卫生予以了重视，还不断地把租界市政管理条例改头换面，加以发布。

到20世纪初年，租界有关公共卫生的管理条例都被搬至华界，华界与租界在公共卫生管理方面，其规章制度已经一体化了。因此，租界对于上海城市公共卫生的进步起到了巨大的影响。

（四）清末新政与城市环境卫生的改变

20世纪初，在经历了义和团运动与八国联军侵华的交相煎迫后，清王朝终于被迫以改革的姿态宣布变法图强，由此开始了其覆亡前的十年新政。新政的内容涉及政治、军事、经济、教育等方方面面，虽然以政治上的改革出发点，卫生并非重点，但是在以全面早期现代化为目标的新政中，不仅大大增加了对公共卫生重视程度，建立了专门的组织机构，还引进了许多国外的先进理念和方法，带来了公共卫生事业的巨大进步。这其中又以环境卫生的改善最为明显。

清代前期之前，全国各地的环境卫生状况并无太大差异，但是在清代后期，租界地区的环境卫生状况得到了明显改善，相较之下，作为京师之地的北京，环境卫生状况显得很糟糕。这种情形在新政时期开始得到改观。

公元1905年以后，内外巡警总厅设卫生处清道科，五个分厅中又设有卫生课以及清道所，开始有专门机构对城市环境卫生进行管理。首先制定了一系列规章制度，纠正人们的不良卫生习惯，如严禁随地大小便，随地泼倒净桶、垃圾；要求各铺户居民打扫环境卫生等。同时采取了一系列措施管理城市卫生，如雇佣清洁工清扫重要的街巷大道，清除收集各户垃圾秽土；管理粪主粪夫等，还在市内主要地带建立起第一批公共厕所。

在环境卫生的管理中，污水排放处理是当时的重点工程。明代以来一直走在世界前列的北京城排水设施起初的设计是以泄洪为主，排污为辅。但是到了清代，人口激增与城市的发展带来了大量的废水与废物，造成垃圾、污水、粪便的淤积，气味恶臭难闻，大大影响城市环境卫生。为此，内外巡警总厅制定了区划法规以保护现有的公共沟渠，并确保任何民间的沟渠建设不会侵犯整体的城市规划，还规定在排水设施与沟渠相连接前必须得到政府的批准，获得批准后才能将院内下水道与街道沟渠相连接。至于其他污水，则只能和粪池与家庭茅坑相连接。

北京的自来水事业的开创是新政时期的城市公共工程中的重要成果。京城一直依靠井水为生活饮用以及消防卫生水源，水质较差，并且水量有限，取得不易，成为北京城市发展中的重要阻碍。起初官方一直以资金与技术人员的缺乏为理由来回应北京居民要求在北京建立自来水加工厂的请求。到公元1908年，农工商部3位官员向慈禧和光绪皇帝递交奏折，恳切请求在京城建立自来水公司，获得批准。不过在地方自治刚刚萌芽之时，政府并不愿意将如此重大的工程委托民间，坚持保留对其经营管理的控制权，采取官督商办的方式，由袁世凯指定周学熙办理。北京自来水厂在筹办之时就确定了三个目标：为北京居民提供卫生的饮用水，提供消防用水，承担某些公共卫生方面的任务，如清扫街道。其不同于一般近代企业的是，它的服务对象是范围极为广泛的居民们。公元1910年，两座自来水厂完工，北京城街道上安装了许多自来水龙头供公众使用，北京城各处商铺还出售买水用的水筹(即购水凭证)。

此外，政府此时开始着手改造旧街道、修筑新街道的工程。这些工程经常集中在北京城交通流量大、居住人口密度高的商业区，有的街道还有史以来第一次利用西方技术铺上沥青，这在客观上，带来了城市环境的巨大改善。

在上海，虽然租界地区起到了很大的示范作用，但是新政也带来了一定影响。光绪三十一年(公元1905年)十一月初三上海城厢内外总工程局成立，警察总巡清道之事，十一月二十五日移交总工程局。宣统元年(公元1909年)六月初八，上海城厢内外总工程局改名为上海城自治公所，自治公所设卫生处，负责城厢环境卫生。

清光绪二十八年(公元1902年)，华界南市的部分地区，粪便始行招商清除。此后，华界城厢内外地区，陆续仿效。在实行招商清除粪便的地段，农民若清除粪便，须向粪便承包商主办的“清洁所”缴纳一定数额费用。清宣统元年(公元1909年)十一月十七日，地方绅董胡文炜等11人，在华界南路，集资建造公坑1座，作为华界第一座公有公厕使用。

诸如此类，都是在新政时期，上海环境卫生管理出现的重要进步。粪便招商这一形式的出现，不仅使粪便清除事宜更容易管理规范，也使环境卫生事业中出现一项可以赢利的行业，以前单纯的带有强制色彩的官督民办开始演变，商业化虽然不是环境卫生事业的归宿，但是这一发展方向，不能不说是公共卫生早期现代化道路上的重要一步。而地方绅董集资建造公共厕所，也是难得的一项举动，往往地方士绅们关心本地事业的视野很难触及环境卫生的领域，但在清末新政中，尤其在后期的地方自治中，卫生的重要性凸现出来，地方士绅自然也将视线部分转移到环境卫生事业方面，由此也不难看出，此时的统治者与自治领导力量已经越来越认识到环境卫生的重要性了。

在其他城市，环境卫生也在新政的变革中受到重视，特别是重要的省会城市，从沿海到内陆都不例外。如《成都通览》中载：“自学堂立后，学者始知卫生有学。自周孝怀观察办警察后，民间方知卫生有益。”

同时，民众的卫生意识大大增强，有识之士们也在报刊杂志中提出了很多有利于城市环境卫生的方案，例如《成都通览》中所记述，成都应改良的问题，包括“海会寺及暑袜街两处之皮铺臭气有碍于卫生，应令其硝皮时，一律移置城外”“御河水秽，应禁止挑水夫妄挑”“驼牛马遗粪，即带有拾粪箕参，可免秽街。然单骑之马匹遗粪在街，应令过道之驼牛人工随见随刮，或清道夫顺便扫载”等。

总的说来，新政给中国城市环境卫生带来的影响十分重大，最关键的影响在于环境卫生管理机构的成立以及由此所产生的统治者与民众们在思想上对于环境卫生的重视，这是中国公共卫生早期现代化的重要一步。一方面，这是清政府学习国外先进的制度、法规所带来的国家、社会与城市早期现代化的重要表现；另一方面，也是城市控制管理权力下放促使近代城市管理体制形成的内容之一。虽然总的来说中国城市的环境卫生面貌的转变有限，但是为民国以后的城市环境卫生事业的发展铺好了发展之路，其作用不容小视。

第六章　民国时期中医医政

疾病治疗和预防保健乃医学之直接目标，此目标对于中医、西医两套医学体系皆然。在近代以前，中医占据医学界和社会预防保健之主导位置，历代中央与地方政府制定和实施一系列旨在促进民众身心健康和疾病防控的政策、法令和制度，形成独具特色且契合国情的医政制度。何谓中医医政？南京中医药大学学者文庠在其所撰著的《移植与超越：民国中医医政》一书中有如下定义："'中医医政'应该是国家中医医政组织通过中医医政人员对中医医疗机构、中医医事人员的中医医事活动等进行各种行政管理的总称。"[①]此一阐释颇为准确全面。因此，本篇即在此定义指引之下，大致勾勒近代中医医政的历史变迁及其内涵，阐述中医在预防保健政策上的建树及历史经验，从而透视中医在近代卫生行政转型过程中的角色和意义，以期启示于当下。

---

① 文庠. 移植与超越：民国中医医政[M]. 北京：中国中医药出版社，2007：5.

第一节　民国时期中医管理机构的设立

一、西医东传与近代中医发展

在西方列强炮火威逼下进入近代的中国，外患内忧双重压力始终存在，社会变动广泛而且深刻，新与旧、中与西纠缠激荡，史称“三千年未有之变局”。因此，积弱积贫的近代中国现实国情，催发出国人向西方学习的坚定信念，变革乃是此一历史时期的主旋律。诚如梁启超所言：“变亦变，不变亦变！变而变者，变之权操诸己，可以保国，可以保种，可以保教；不变而变者，变之权让诸人，束缚之，驰骤之。”

其实，近代医学嬗变亦典型地体现此一社会特征和时代趋势。此一历史时期最具决定性的因素当是西医东渐登上历史舞台，由于其逐渐在中国社会传播流行，蔚为风潮，对中国传统医疗格局、从业人员乃至医政管理制度都带来了连锁而深远的冲击影响。诚如学者李廷安在《中外医学史概论》一书中写道：“近百年来，欧美医学，复以交通关系输入，于是医事教育，医事设施，医事组织，陆续成立，十余年来，公共卫生设施，进步尤速，可称之为我国公共卫生之黄金时代。”[①]近代中国医学自身的结构由中医一元独尊变为中、西医学二元并存，诸多崭新的医事教育、医事设施、医事组织，给予近代国人尤其是中医界人士强烈的思想冲击。

传统中医在西洋医学竞争压力之下，在医学理论、治疗技术、

---

① 李廷安. 中外医学史概论[M]. 台北：台湾商务印书馆股份有限公司，1977.

公共卫生理念、医师人才培养等诸多层面，展开一系列地折衷调和，有所坚持，有所变革。正如《中国医学通史（近代卷）》言道："近代中国医学史的核心问题是中西医的比较与抉择。西方医学的大规模传入，造成了国内中医、西医两种医学体系并存的局面，因而，通过比较并作出抉择便成为中国医学界必须面对的重要问题。"[①] 有的学者说得更加直接，所谓"近代中国医学史是以中医存废之争为轴线发展的"。

此一医界主题最终亦影响到政府医事政策层面，综观近代时期，历届政府机构在医政制度酝酿、制定、实施和调整上，都需要面对中、西医学二元格局长期存在的社会现实，比较抉择、平衡调适中、西医两套迥异医疗体系是近代医政管理活动的题中应有之意。

以往人们在回溯研究中国近代医学史时多偏重于中西两大医疗系统的冲突面，其实这种单一视角未必足以反映近代中医历史之全面景象。事实上，近代社会现实层面的二元医疗格局之下，中西医学共同承载着维系国人生命与健康的神圣使命。在近代废除中医甚嚣尘上氛围之下，历届政府却从未将中医完全摒弃于预防保健政策之外，足以证明中医所具有的独有价值和临床效验。

近代传统医学逐渐式微和西洋医学的日益茁壮，此一趋势固然不可否认，但我们也应看到在近代医政制度转型中，中医以"边缘者"的姿态而做出的种种革新努力，例如积极探索中医学术变革求新之路、中医界团结与互助精神的形成、组建职业团体参与国家医政建设等。本节即从近代中医管理机构设置的变迁、近代中医政策法规及实施概况、近代中医医疗机构发展、近代中医教育与考

---

① 邓铁涛，程之范. 中国医学通史（近代卷）[M]. 北京：人民卫生出版社，2000.

试制度等方面入手，运用相关文献资料，简要展示近代中医发展面貌，从而透视中医医政从传统到近代的转变概况及其历史意义。

二、民国中医管理机构的设立

医政组织乃医政的主体，考诸近代历史，在医疗行政方面，无论是晚清政府还是北洋政府、南京国民政府都开始效法西方国家医政管理模式，医事制度的演变也逐渐呈现明显的西化倾向。有学者指出，近代中国医政组织之嬗变趋势，一方面按照西方模式建立的国家医疗卫生行政日益建立和完善，另一方面，国家医疗行政中管理中医的机构一直都没有建立健全，在1934年半官半民的中央国医馆产生之前，中央甚至没有专门的管理中医的机构。直至1936年，政府始在卫生署设立"中医委员会"。在政府医疗行政部门中，几乎是清一色具有西化背景的留学归国人员掌握着权力，形成了"西医在朝"、独揽朝纲的局面。在此趋势格局之下，近代中医医政管理组织在夹缝中求得生存发展，积累出一些独特之历史经验得失。

自有清以来至1905年"新政"改革时期的清代医政，基本沿袭照搬于明朝旧有惯例，太医院作为中央卫生机构，宫廷服务乃是其职责所在与工作重点，这与近代西方医政管理机构之定义、功能相距甚远。光绪三十一年(公元1905年)，清政府决定施行新政变革，模仿日本在医政改制方面的制度与做法，设置巡警部，部内有警保司，其司下设卫生科。卫生科的职能为考核医学堂之设置，考验医生给照，并管理清道、防疫、计划及审定一切卫生、保健章程等。卫生科有员外郎1人，总理科务；主事1人，办理科务；一、二、三等书记官若干。若从人员配置而言，看似简陋，但其所彰显的历史意义不可忽视，诚如《中国医学通史(近代卷)》所言："巡警部警保司设有卫生科，这是我国政府机关的名称里第一次出现'卫生'一词，即第一次出现专管公共卫生的机构。尽管只是一个科，其历史意义不可低估。在封建社会里，只有太医院这唯一的医疗机构，且专为皇室服务。遇有大疫，政府亦派太医院医官前去诊治，可毕竟没有专管医疗卫生的常设机构。卫生科的设置，适应了社会的发展需要。"①

公元1906年，清廷预备立宪厘定官制，改巡警部为民政部，仍然设置五司，将卫生科升格为卫生司。其下设置保健、检疫、方术三科。但此时，太医院尚存，新旧体制并存，二者共同管理中央医政。至公元1908年，清政府民政部颁布了《取缔医生规则》，加之太医院因光绪与慈禧在数日内接连病死而得咎，自院使以下全部革职。此标志太医院作为古时医政组织的符号成为历史，退出历史舞台，而卫生司成为唯一的中医医政管理组织，从此开启近代医政转型之变革序幕。

从1912年至1928年，无论是南京临时政府，还是北洋政府在中医管理方面均进行一系列变革尝试，展示了与前代不同的历史面貌。简而言之，中医管理职权主要由中央卫生行政组织加以行使。此一时期，中国政局混乱，政府更迭频繁，亦深切影响到中医医政管理，但总体趋势却是日益明朗，由中央卫生行政机构主导中医行业管理。文庠在《民国中医医政》书中简要概括为："这一时期，尽管中央行政组织频繁调整，领导人也是轮番上阵，但卫生行政管理体制基本形成，即由内务(内政)部卫生局(司)行使卫生、检疫与医疗行政管理权，改变了清末以来卫生、检疫、医疗多头管理

① 邓铁涛，程之范. 中国医学通史(近代卷)[M]. 北京：人民卫生出版社，2000：328-329.

的状况。”①此一时期的中央政府主要通过颁布各项法令规章，对中医及从业人员进行规划管理。

以医师管理核心内容之医师资格认证为例，此为中医界团体和各级政府共同关注的问题。1922 年 5 月，北洋政府颁布《医师（士）管理法令》，试图统一全国医政，开始实施中央政府规范医业的第一次尝试。该法令分中、西医两套，西医称医师，中医称医士。中医的《医士（中医）管理暂行规则》有 20 余条，涉及中医开业资格、年限、领照办法、违规惩戒办法等。其中许多内容含有歧视、约束中医性质，例如开业资格中不列世医、师传两项，而当时经政府立案的中医学校极少，加之毕业人数有限，绝大多数中医系师传或祖传，按此办法办理必然导致众多中医失去行医资格。另外规定开业医生年龄限 25 岁以上，这对中医学校毕业生领照构成障碍。此外，中医领照需要交纳高达 20 余元的费用及税项，并须 3 人以上开业中医具保。

此管理法令一经公布，即引起当时中医界的警觉，尤以上海一地最为典型，在全国范围率先作出反应。上海中医协会于 1922 年 5 月 20 日召集会员开会，会长丁甘仁提议联合各地中医团体进行抗争，深受与会者赞同。其后成立江苏省中医联合会同盟，向省政府及上海警察局长表达了对中医资格规定的不满意见。他们认为，在中医学校和传习所寥寥无几之时，以学校毕业为主要的登记前提不符合中国国情，同时提出对中医的考验也应该交由中医团体来主持而不是官方。不过中医界虽然对条规内容强烈反对，但没有质疑该条规的合法性，承认“考验医士，先进国早有定例，吾人

① 文庠：移植与超越．民国中医医政[M]．北京：中国中医药出版社，2007：52－53.

似无反对之必要”，因此主张在普及中医学校教育之前此项条例缓行或者修改相关条文。经过上海等地中医界的坚决反对，加上浙奉战事又起，以及西医界的反对，内务部只得宣布两套规则“暂缓实行”。

由此例子可见，北洋政府时期的中医医政管理尚在摸索阶段，存有诸多缺陷，例如政府一直未能建立卫生部，时常将医政事务交由警察机构加以实施管理、在中央卫生机构中没有相对应的中医医政管理主体、颁布的中医医政管理法令时常脱离中国特殊国情、将中医和西医混同管理等。但我们亦能看到，此一时期中医界开始关注到中医与政治二者的牵连互动，并且通过学术团体或行业组织发出集体声音，维护自身权益，积极影响政府中医医政管理。

1927 年 4 月南京国民政府成立，至政权崩溃败退台湾一隅，前后 22 年。此一时期，施行与北洋政府不尽相同的政治体制，对于中医医政管理亦然。总体而言，南京政府统治时期在政府制度建设全面推进背景之下，模仿西方制度建立起来的教育部、卫生部，其管理理念与行政措施与传统中医药业难以相容，时常对于中医药从办学体制、开业方式、医药标准等进行约束和压制。与此相行，中医药界愈发警醒认识到建立中医自身医政管理组织的必要性和重要性，他们通过组建学术团体、行业组织，利用报纸、刊物等大众媒体，形成共识，凝聚力量，不断提升中医药在国家行政管理层面的地位。在此，我们选择此一时期最具代表性的两个组织加以阐述。

1929 年 2 月 23 日，基本由西医教育背景构成的第一届中央卫生委员会在南京召开，中心议题是为卫生法制建设献言献策。在会议中，以余云岫为首的一批西医提出了《废止旧医以扫除医事卫生障碍案》《统一医士登录办法》《限定中医登记年限》《拟请规定限制中医生及中药材之办法案》四个中医案，经审议之后，合成《规定旧医登记案原则》，并以中央卫生委员会议决案的形式通过。这一事件引起全国中医极大的震动，最终导致近代规模最大的保卫中医运动。该年3月17日，全国医药团体代表大会在上海召开，通过三项决议：一是定3月17日为"国医节"；二是组织全国永久机关，定名为"全国医药团体总联合会"；三是组织赴京请愿团。声势浩大的请愿运动给国民政府施加巨大压力，最后以"中央卫生委员会议决案，并无废止中医中药之说"的解释，让此次抗争暂告一段落。

不过"三一七"斗争后，中医界有识之士认识到卫生行政权力的重要，深刻意识到设立自己的医政组织的必要性。1930年1月，全国医药团体总联合会上即有裘吉生、蒋文芳、汤士彦提出仿照国术馆设置国医馆作为管理中医专门机构的提案并提交国民政府。"所谓依照国术馆者……实为依照国术馆组织大纲第二条第四款，规定国医馆有管理全国中医中药事宜之权，而便另辟途径，摆脱桎梏也。"[①]2月10日，国府文官处公函第398号开示，准许备案。但提案交呈卫生部审核时，因馆章问题被压制拖延下来。当年5月7日，国民党中央执行委员会举行第226次中央政治会议时，行政院长谭廷闿联合陈立夫、焦易堂等中央委员7人，在会上重新提出《设立国医馆提案》，终获通过。兹将提案摘录于下：

"我国医术由轩岐至今，具有四千年的历史，迭代先哲苦心研究，兼各有其特别经验，笔之于书，以传后世，故我大中华民族代以繁衍，各遂其生，得免夭札之患。现在我国提倡西

① 《国医馆问题》，全国医药团体总联合会会务汇编(铅印本)，1931年版，第65页。

医,各省分设医科专门学校,又或派遣留学生分赴各国,所以希望西医精粹输入我国者至殷。第以我国地广民众,而西医人才骤难培养足用,又中西医互有长短,亦有中医治愈之病而西医束手者,故中医在今仍须并行提倡,以期收普遍疗救之功。惟历代著作颇繁,综计不下五千卷,其间学有心得堪为世资者固多,而附会穿凿无裨世用者亦复不少。兹援照国术馆之例,提议设立国医馆,以科学的方法,整理中医学术及学术研究。其工作约分为:(一)学说的整理;(二)诊断法的整理;(三)药品的研究;(四)针灸法的整理。务祈统系秩然,便于实施以昌明绝学,惠济民生。"

该提案指出"我国地广民众,而西医人才骤难培养足用"的现实国情,认为中西医互有长短,建议行政当局"并行提倡,以期收普遍疗救之功",将国医馆之职责定位为"以科学的方法,整理中医学术及学术研究"。其实,当时的全国医药团体总联合会包括中医界诸多人士对于国医馆的期待远不止于此,他们本计划国医馆"由行政院迳以院令指派数人筹备,直属于行政院或隶属于内政部,则地位增高,成一政府正式机关"。但此设想至国医馆曲终人散时,亦未能得以实现。

1931年3月17日,中央国医馆在南京正式成立,成为民国时期中医的利益代言机构。当年8月31日,国民政府批准了《中央国医馆组织章程》及《中央国医馆各省市国医分馆组织大纲》。其成立代表了中医科学化运动从理论探讨层面发展到实际尝试阶段,纵观其存在周期,其在中医药学术整理研究、中医教育变革、中医医政管理等方面均有探索和建树。

譬如在中医药学术整理研究方面,国医馆成立宗旨之一是"采取科学方法整理中国医药,改善疗病及制药方法”。在第一任馆长焦易堂的提议下,国医馆下设“学术整理委员会”,对于中国医药学术以科学方法归纳、解释,使理论及临床均可形成一系统组织,而与世界学术相并立。1933 年 4 月 29 日,“学术整理委员会”通过发布《中央国医馆整理国医学术标准大纲》,确定整理中医药学术的标准:

第一,以我国固有之医药学说,择其不背于近世学理者,用科学方式解释之;

第二,其方术确有实效而理论欠明者,则采用近世学理证明之;

第三,凡属确实有实效之方术,为我国成法所固有,而为近世学理所无者,则特加保存而发挥之;

第四,其方术无实效而其理论又不合科学方式者,则删弃之;

第五,凡属确有实效之方术,为我国固有成法所无者,则采用近世学说补充之。

此份大纲中已经融合近代解剖生理、卫生学的崭新理念,固有的诊断学加入新式机器检查的项目,应用学科大致延续固有的分类标准,稍有改进者在于外科运用消毒、眼科借重器械,针灸和按摩参照近代解剖生理学等。尤其,为了配合现代卫生行政之需,大纲特别加入防疫方法,以此回应西医界对中医阻碍卫生事业的批评。此大纲亦体现此一时期中医界正视西医在预防保健上优势长处,意欲通过科学化之再造,积极投身于国家卫生行政事业中。

因此,国医馆成立之后,在争取中医药业管理权力、维护中医药业合法权益以及促进《中医条例》制定公布等方面积极作为。

这其中尤以力争拟定和实施《中医条例》最具代表性。在国医馆争取国医条例公布之时，焦易堂即发表《为拟定国医条例敬告国人书》，言明“此举可补中国卫生行政之缺憾，以寻求舆论支持”，提出中央国医馆须由政府赋予行政管理权。当时福建著名中医陈逊斋在《为订立国医条例上立法院意见书》中更加深入地阐述国医馆与《国医条例》二者之间的关系：“《国医条例》实有订立之必要，而管理国医之权必托于国医馆，又为订立条例之首要条件，否则条例不成立，国医必归于消灭；仅成立条例，而无管理权能，则一切国医建设，无从着手，其结果亦终于消灭”①，呼吁政府赋予国医馆以中医管理权。1933 年 12 月 15 日，在立法院召开的第三届法制委员会第 43 次会议上，终于通过了《国医条例》(草案)。但在送立法院核准时，汪精卫致函立法院长孙科，阻挠条例的公布。由于行政、立法两院的拖延，《国医条例》迟迟不得公布。1935 年 11 月，冯玉祥、石瑛等 26 位中央委员在国民党第五次全国代表大会上，提出《政府对中西医应平等待遇以宏学术而利民生案》，提案中拟定三条办法，其中有：“(一) 前经立法院议决通过之《国医条例》，迅予公布实施；(二) 政府于医药卫生等机关应添设中医”。此案经议决交中央执行委员会办理，后以国民政府训令 126 号明令公布《中医条例》，历经波折、千呼万唤的《中医条例》终于在 1936 年 1 月 22 日公布，至此中医地位在法律条文上得到保障。但遗憾之处在于，此条例因程序法之未备，并未得到充分贯彻，徒具形式而已。对于国医馆尴尬处境，尹倩在其博士论文《民国时期的医师群体研究(1912—1937)——以上海为中心》中分析为：“西医界要求废止中医的主要理由是中医学术不符合科学，不能担负其维护国民健康的职责。即使是同情和支持中医的政府官员也多认为中医应该改

① 陈逊斋. 为订立国医条例上立法院意见书[J]. 国医公报，1933，(9)：3-9.

良，国医馆正是在这种背景下产生的。它也可以看成是政府试图将中医纳入近代医药管理体系的一次尝试，但在科学话语占主流地位的时代中，国医馆从诞生之日起就陷入了一种尴尬的境地，始终在反对声和牵制中艰难前行。”①

学者李剑认为：“国医馆是中医存废斗争中多种矛盾的产物，其与生俱来的各种致命缺陷，使它所肩负的中医药学术研究重任难以推行。它的性质决定了最终无法掌握在中医存废之争中至关重要的全国中医药行政管理权”②，此观点指出国医馆受限于时代条件未能有突出作为。又例如赵洪钧在《近代中西医论争史》书中指出：“中央国医馆是一个半官、半民、半学术、半行政的特殊组织，是特别情形下畸形机构。”③纵使如此，中央国医馆的成立以及在争取行政管理权的诸多努力，体现近代中医医政此时已显露端倪，其宣扬的诸多理念和实践于今尚有可汲取之处。

民国以来，由于政府在考量、规划卫生行政体制基本模仿移植西方制度，从中央到地方的卫生行政机构均没有专设的中医管理机构。1931 年 3 月成立的中央国医馆做为一个半官方半民间的特殊组织，并不是一个纯粹的行政管理机构，法律亦无赋予其实质行政管理权限。此一局面在中国进入 30 年代之后得以改变，这种改变直接的推动因素即近代中国内忧外患在此时间节点达至最为严重之际。国共两党尚在战争状态，另一边日本侵华步步紧逼，民

---

① 尹倩. 民国时期的医师群体研究（1912—1937）——以上海为中心[D]. 上海：华东师范大学，2008.

② 李剑. 中央国医馆的成立及其历史作用[J]. 广州中医药大学学报，1992，(2)：50-80.

③ 赵洪钧. 近代中西医论争史[M]. 北京：学苑出版社，2012：127.

族危机深重，原本就简陋不足的医疗资源更显短缺。面对此社会现实，国民政府在中医药管理上开始变得务实，目的显然在于运用中医药简、便、验、廉特点，为民族抗战服务，满足民众基本医疗卫生及保健之需求。

在此背景之下，近代唯一且正式的中医管理机构应运而生。1937年3月10日，卫生署中医委员会成立，会议就中医一切的重大问题均作一番细致讨论，除了中医教育合法化问题未能决定外，中医药管理中的遗留问题、中医学校问题、中医教材问题等均得以通过。为了保证中医委员会的合法权益，国民政府随之对相关条例、法规均作了修改，譬如卫生署组织法案第11条规定："卫生署设立中医委员会掌管中医事务"；卫生署处务规程第15条明晰规定了中医委员会各项职能：第一款关于中医医疗机关及中医药团体的监督登记事项；第二款关于中医资格的审定及业务监督事项；第三款关于中医药人员的训练养成事项；第四款关于国产成药的审查及中药商的监督事项；第五款关于中医药图书的审查编订事项；第六款关于中医药设施的奖助指导，以及其他行政事项等。由以上条例法规可见，中医委员会掌管全国中医各项事务，涉及医疗机构团体的监督登记、中医师资格的审定、人才教育训练这些核心管理权力。

虽然当时的中医药界对此委员会的出现反应不是特别热烈，深具影响力的几个中医药团体对于在卫生署下设这样一个管理中医机构究竟有多大的行政管理权限心持怀疑。但是，中医委员会在其存在的岁月里，有一定的作为，例如修正中医审查规则、拟定中医专科学校科目表等。不过它的最大历史价值，正如文庠《民国中医医政》一书中所言："中医委员会的成立标志着近代中医管理专设机构的形成，其存在的本身就是肯定了中医在中国卫生医疗的特殊地位，是'西式'的卫生管理体制的补充"[1]，换另一种表达，即中医在中国现实国情中自有其独特价值，未必成为主流，但绝对不可忽视其补充之功。

第二节　民国时期中医教育

一、晚清中医教育的回顾

中国古代的中医教育几乎一层不变地沿袭这样一种固定路径：皇家太医院执行着学校式的教育，传授医学知识为王权服务，其办学规模极其有限狭窄；民间医生的培养繁衍则由"师徒授受"和"家传"等方式产生。这两类形式相辅相成，共同构建形成中国传统的医学教育模式。这其中尤以师父授徒为主要方式，但这种传播模式亦极易表现出自私和狭隘的局限。此一缺陷在西医未进入中国之前尚不明显，但清末以降，西医以及教育制度逐渐传播、移植到中国社会后，中西医学培养模式的利弊优劣立时显现。清末民初著名医师伍连德即一针见血地指出："数千年来，吾国之通病，偶有所得，秘而不宣，则日久渐就湮没。而各国则反是，有所发明之理，惟恐人之不知。朝得一方，夕遍全国。"[2]与中国传统医学教育相较，西医对医学人才的教育和培养则有着一套正规的制度范式，体现出整体和规模上的优势效应，其亦为近代中医教育探索提供了学习榜样。

---

① 文庠. 移植与超越：民国中医医政[M]. 北京：中国中医药出版社，2007：100.

② 伍连德. 论中国急宜谋进医学教育[J]. 中西医学报，1915，5(9).

近代中医教育是在异域文化的冲击下逐步发展起来，中医药界面对时代变局，不断呼吁人才教育培养制度变革的急迫性，逐渐意识到固守传统师徒传承模式不合时代潮流，转而抛弃学术或政治成见，重视和实践中医教育的近代化。正如赵洪钧在《近代中西医论争史》书中所言："有中医教育则中医兴，无中医教育则中医亡。愈至近代晚期，中医教育的重要性愈突出，近代中医界为争得办教育的权力，从清末到解放斗争了半个世纪，经历了艰难的历程。中医前辈边认识、边实践，一面团结中医界同官方的压制、歧视政策以及社会上废止中医的思潮做斗争，一面努力吸取近代医学和教育学知识以求与全新的历史条件相适应。这是近代中医教育史的一条主线。"①此言诚然。

按照《中国医学通史（近代卷）》所论，近代中医教育是我国近代教育及近代医学教育不可缺少的一个组成部分，其发展大体可以分为三个阶段：第一阶段是晚清时期、第二阶段是北洋政府时期、第三阶段是南京政府时期。本节即按照此历史时期纵向，大致描述近代中医教育及考试的历史变迁，尤其对其中重大变革节点加以注意和阐释。但必须提及注意一点的是，近代中医学校和中医教育的问题是研究的难点，因为近代以来，"中医界到底办了多少中医学校？这些学校培养了多少人才？北洋政府和国民党政府没有留下一点官方统计资料。解放前出版的各种年鉴、统计中均查不到中医和中医教育的内容。"①

此一时期，太医院乃清廷官办医学机构，教习厅专司医学教育。同治六年（公元 1867 年）太医院教习厅复设医学馆，改良对医学教育之管理，但就其学生来源、课程设置、医疗服务对象而言，仍

---

① 赵洪钧. 近代中西医论争史[M]. 北京：学苑出版社，2012：144，160.

然是宫廷太医院办学的延续，并未能输入近代医学教育崭新内容。直至光绪末年京师大学堂规划医学馆，官办医学教育开始中西医学内容兼授。

光绪三十二年(公元1906年)医学馆开办届已3年，学部咨医学馆考试，认为："医学馆系照中学堂办理，应照新章五年毕业。且医科关系紧要，而学理又至繁颐，不独难于深造，亦不易言普通，若学问未精，遂令充当医官及医员等，实恐难免贻误。本部详细酌核，意在妥筹造就。如学生研习医学具有根柢可期深造，应即加习两年，以符新章中学堂五年毕业之例。其奖励亦即可照章办理，所有加习课程，应博采东西各国医学科目资部核定。"从上可知，京师大学堂学制由原初的3年增至5年，系照中学堂办理，所教授医学课程中西兼有。光绪三十三年(公元1907年)，清廷听取采纳御史徐定超的建议，将京师医学馆改为京师医学专门学堂，其应如何补习普遍偏设课程，酌定年限，交由学部遴员详议。但由于当时无论是中医或者西医教育，均缺乏办学经验，学部无法具体厘定各门科目教学规程，后将京师医学专门学堂学生全部送至日本学习，朝廷官办中医教育至此戛然而止。

在中医教育考试上，由于清代末年废弃科举兴办学校，故有"合科举于学校"的变通方法，即把科举出身与学校出身等同起来。例如光绪三十一年(公元1905年)冬，京城及地方刊登消息："太医院拟奏，将令各省地方大吏，保送精通医士到京城考试，赏以举人、进士。"清末各地政府尚举行多次医学考试，最为典型如两江总督端方在治下倡议举行的医学考试。依陈邦贤《中国医学史》[1]所载，端方以医学一科有关生命，特札饬提学陈子砺学使，凡在省垣

① 陈邦贤．中国医学史[M]．北京：团结出版社，2006．

行医者，须一律考试，以定去取。其考试之法，令各医生于内科、外科、女科、幼科之类，以及产科、痘科、眼科、牙科等，仿大学选科例，任其择报一科或数科，听候考试。其考试时以学术为重，不以文艺先。所出之题，就病症方药古今人治法不同之处，疑难奇僻之病症，以及游移争竞之学说。每科择要设为问题数条，能对若干条即判为若干分数，分别最优等、优等、中等、下等、最下等5条，考取中等以上者，给予文凭，准其行医；其下等、最下等者，不给文凭，不准行医。并于中西医院附设一医学研究所，乃令考取中等以上各生入所讲求，以冀深造。分科考试，评定等级，以此作为执业行医的准入条件，体现了清末政府层面在医事管理和医师考核上面的一定作为，亦被学界认为是中国近代意义上的资格认证、医学职业考试之肇始。但是随着清王朝的寿终正寝，这些举措也无疾而终。

因此，正如《中国医学通史（近代卷）》所言："太医院教习厅复设医学馆，京师大学堂兼辖医学堂，朝廷及各地方官府医学考试赏给功名，只能培养少数的医务人员，根本无法满足城乡广大民众医疗保健的需要。因此，传统的以师带徒教育仍然是近代中医学术继承和发展的重要形式，大量民间的医灯传焰，主要还是依靠师徒相授来完成。"[①]清末时期，以师带徒是培养中医不可或缺的重要途径，但其不足缺陷亦多，所培养的人员医疗技术水平参差不齐，因此自清代末年起，中医界开始摸索尝试医学院校教育，各地先后办起了一批中医学堂或中医教育社团组织。

依据史料，我国近代史上民间最早出现的中医办学机构，乃是

---

① 邓铁涛，程之范. 中国医学通史（近代卷）[M]. 北京：人民卫生出版社，2000：198.

浙江省瑞安县利济医学堂。其创建于清光绪十一年(公元 1885 年),主持其事者乃陈虬(字志三,浙江乐清人)。该年他召集同志建医学堂于浙江温州府瑞安,实欲借学堂为造就人才之地。利济医学堂的出现在当时实属难能可贵,亦为守旧势力所不容,办学时间未能长久,只延续 10 余年,但其在培养中医人才、交流中医学术、传播兴教办学思想方面,在近代中医教育史上奠定开创意义。在其之后,各地民间医学教育机构纷纷出现,这其中又以中医社团组织创办为主流。譬如上海一地最大的三个中医社团组织——上海中国医学会、上海医务总会、上海中西医学会,其下均附设组织中医教育机构。

就以上海中西医学会为例,该会附设函授新医学讲习社,讲习函授期限定为一年,施行通信考试的考核方式,及格者给予证书。各学科之科目为:第一期讲义:生理、解剖、卫生及医学总论。第二期讲义:病理。第三期讲义:药物学及处方学。第四期讲义:诊断学。第五期讲义:内科学。第六期讲义:外科学。第七期讲义:皮肤病学。第八期讲义:花柳病学。第九期讲义:传染病学。第十期讲义:肺痨病学。第十一期讲义:儿科学及细菌学。第十二期讲义:产科。全年 12 期(12 个月)为一届,从 1910 年至 1913 年共举办 3 届。单从以上所列学科科目名称来看,此时的中医教育界人士已经着手改造传统医学体系,援引西医细菌学诸理论,瞩目传染病等社会公共卫生问题。对于学习者,除了教授传统医学理论之外,注入不少西医理论知识和临床技术。

二、北洋政府时期的中医教育

1912 年 7 月至 8 月,北京政府教育部举行了第一届临时教育会议,着手建立崭新的教育制度。9 月,教育部正式公布学校系统令，并陆续颁布各科学校章程，即《中华民国教育新法令》，史称壬子癸丑学制。正如熊明安在《中华民国教育史》所述："这一学制无论从观念更新、制度变革，还是改革理想方面均强烈地反映出中国近代社会变迁的趋向，标志着中国采用西方资本主义国家教育制度的形式已正式确立。"[①]此一时代趋势亦深深地影响此后中医教育之格局。1913 年，袁世凯北洋政府教育总长汪大燮改革大学教育制度，仿行日本明治维新的方针，公布大学课程分文、理、法、商、工、农、医七大类，而医类再分为医学与药学，完全不把中医列入课程，这就是著名的民国初年教育系统"漏列"中医案。学者区结成在《当中医遇上西医》书中将此事件界定描述为"是中医存亡的第一次警号"。[②]

其实，从北洋时期到国民政府时期，中医教育一直被摒于学校系统之外，中医界为此一直不断地抗争，中医教育只能依赖于中医界自身的不懈努力，顽强地支撑着中医教育的格局。简而言之，北洋时期中医教育的焦点，首先是争取办学立案，将中医教育列入学制系统之内。在 1913 年教育系统漏列中医案后，引发了近代中医界首次抗争救亡运动。上海神州医药总会余伯陶等人，积极联系全国各地中医药界团体组织，共同推选请愿代表，在 1913 年 11 月 23 日赴京请愿。他们向北洋政府提交《神州医药总会请愿书》，学界一致认为这是一份非常珍贵的近代中医教育史资料。

请愿书中写道："今者民国肇始，力图自强，我国医药人材，方将与世界各国竞胜争雄，教育部大部定章，于医学课程独取西法，

① 熊明安. 中华民国教育史[M]. 重庆：重庆出版社，1997.

② 区结成. 当中医遇上西医[M]. 香港：生活·读书·新知三联书店，2005：61.

不及中学，此虽迫于世界进化之大势，别具苦心，然会员等愚以为医药为卫生强种之要素，与国计民生有绝大关系。速举中医中药切实整顿则可，逐加淘汰则不可”，其后分析提倡中医中药的诸多理由，例如东西方人体体质禀赋差异、中医长期承载民间医疗保健、西医人才数量极为不足等，“请求贵院呈请大部，统筹全局，准予提倡中医中药，除前次西法学校业已颁布通行外，请再厘定中学医药科目，另颁中学医药专门学校规程。一方以西法辅助中学，一方以中学辅助西法，相辅而行，互为砥砺，可以富国，可以强种，实于国计民生，大有裨益。”

在此社会、行业舆论压力之下，1914 年 1 月北洋政府国务院复文如下：“查中国医学，肇自上古，传人代起，统系昭然，在学术固已蔚为专科，即民生亦资具利赖，前此部定医学课程，专取西法，良以歧行不至，疑事无功。先其所急，致难兼采，初非有废弃中医之意也。来呈述理由五端，尚属持之有故，拟办各事，亦均具有条理，除厘订中医学校课程一节暂从缓议外，其余各节，应准分别筹办。仍仰随时呈明地方行政长官立案，俾资查考以便维持。”此复文明确表示政府无意废除中医，对于所呼吁中医加入学系的请求，以“暂从缓议”推托搪塞，但对于各地创设中医教育机构原则上不加反对，从而为民间中医教育探索、发展营造一个较为宽松的政策环境。以此为发展契机，1915 年上海中医专门学校和 1917 年广东中医药专门学校在内务部均立案成功。此外，北京、浙江、江苏、山西、福建各地陆续涌现出一批民间自办中医教育机构，为中医教育从传统向近代转型积累诸多宝贵办学经验。

尽管中医学校可以在内务部立案，但仍然被排斥在国民教育系列之外。因此，中医界同仁始终没有放弃向政府呼吁、施压，请求在学校系统应加入中医学校之建议，呼吁声音不绝于耳。例如

1925年杨百城等人《提议中医一门请加入学校系统》一文称："窃中国医学发明最早，《内经》洞性命之源，《本草》为格致之祖，四五千年前已精微到此，亦越汉、唐，代有作者。情离圣久远，各是其法，家技相承，不以学问为事，愈趋愈下，若存若亡，致令外力伸入，几有取代之势。而救济方法，惟有设医校，促人才根本解决。然查教育部学校系统，有西医而无中医，致力办此项学校者无课程矩矱可遵，主此项学校者无奖励出可望，是不啻以法律限制学术。为此添文化之政策，故欲振兴中医，非办学校不可，欲办学校，非加入学校系统不可。"①

三、南京政府时期的中医教育

国民政府定都南京，取代北洋政府成立南京政府。1929年2月23日至26日，国民政府卫生部即召开第一届中央卫生委员会行政会议，会上讨论了余云岫等人提出的四个废止中医案，合并为"规定旧医登记案原则"，其中分为甲、乙、丙三项，乙项为"禁止旧医学校"。同年4月29日，国民政府教育部布告第八号，饬令中医学校改名为传习所，此项传习所不在学制系统之内，无庸呈报教育机关登记立案。此是继1913年北洋政府教育系统"漏列"中医案之后，近代政府第二次公开压制中医教育事业发展，这给民国时期的中医办学增加极大障碍。

在此不利的政策环境之下，中医药界仍然坚持继续办学，以此做为自救，另一方面更加深入地进行医学教育理论和实践的探索创新。譬如在全国中医教材统一问题、丰富中医学校学科建设内

---

① 杨百城.提议中医一门加入学校系统文[J].中西医药，1937，3(6)：369-372.

涵、创设中医院校附属医院等方面，在国民政府时期均有诸多突破之处，丰富充实了近代中医学校教育内容。因此，如《中国医学通史（近代卷）》所述，“30 年代是我国中医办学教育高潮时期，随着教材编写、学科建设、附属医院创办成功，中医院校在数量上较为迅速的发展。据不完全的统计，全国各地兴办的中医院校、讲习所或学社共计 80 多所。该时期中医办学的兴起，其背景与 1929 年余云岫废止中医案禁止旧医学校设立有关，办学成为中医抗争的手段之一；而更重要的是，教育在整个中医事业所处的重要地位，越来越明显地体现出来。”

关于此一时期中医办学教育状况，全国范畴的大城市基本上都建立起中医学校及类似教育机构，例如上海新中国医学院、北京的北平国医学院及华北国医学院、江苏省立医政学院、广东省立国医学院、江西国医专修院、山东国医专科学校、苏州国医学校等。朱建平主编的《近代中医界重大创新之研究》对这些学校均有翔实具体的介绍，此不赘述。本篇拟以创办于 1932 年厦门国医专门学校为个案，深入观察此一时期中医办学教育的实际情形。

厦门国医专门学校之诞生，其主持筹划者吴瑞甫先生居功至伟。他认为近代中医发展的困境不能简单归咎于西医的强势竞争，与中医从业者自身教育养成方面存在的弊端亦有重要关联。“近今社会所以不信仰中医者，以医非自学堂传授而来。且略一涉猎方书，便公然挂牌行医。品流之杂，信用之轻，厥为此故。”因为严谨专业的中医教育制度之缺失，造成社会上中医师水平参差不齐，不学无术之流常常充斥其间。对此医界弊病，他进一步细致分析道：“旷睹我国，学术精到者亦恒有之，而浅率者流，稍浏览方籍，读几方歌括，便公然自命为医，甚至目不识丁，亦厕身医林。问以伤寒之病变如何，茫然不识；问以杂症之病根何在，亦无以应……

请中央国医馆令各处医生，须再入医校训练二年，以求学术之进步。盖将以增进医生之学问，提高医生之地位，保障国医之信用。”吴氏认为创设医校培养正规中医师，乃是整理、提高中医诊疗学术水平的关键之处，亦是提高中医社会信任度的不二途径。

1932 年，吴瑞甫以厦门国医支馆、厦埠医学会、厦门中医公会的名义(吴氏担任馆长及二会会长)，发起创办厦门国医专门学校，并呈文报请中央国医馆备案。医校系民办性质，由吴氏广邀厦门各界人士参与其中，成立由当时厦门商会会长洪鸿儒为董事长、市图书馆馆长余少文、中南银行创办人黄奕住等人为常务董事的董事会，加聘福建省财政厅陈培锟、省高等法院刘通为名誉董事长，这些颇具社会影响力的知名人士对此在经费上给予不同程度的支持。

厦门国专校址原设在思明东路厦埠医学会二楼，1933 年为扩充办学规模迁移至厦禾路 154 号糖油公会内。教学设施有教室、礼堂、办公室和寄宿生宿舍等，师资均由吴瑞甫亲自延聘，所应聘教员都是厦门当地名医与学者，其中有陈筱腾、林孝德、梁长荣等先生，尚拔擢门生中优秀者如李礼臣、陈影鹤等为助教。在学制及办学规模上，据学员林庆祥回忆追述：医校“前后办了研究班两期(第一期 50 多人，第二期 40 多人)，本科班一期(40 多人)，共有学员 140 多人。研究班学制两年，每周上课六个夜晚，本科班学制四年，全日上课。研究班学员以开业医师居多，本科学员都是高中文化程度或具有同等学历的青年，经考试及格后录取的。”

学校开设的课程有：生理解剖学、卫生学、药物学、方剂学、医学史、病理学、诊断学、医经、伤寒、温病、金匮、传染病学、儿科学、眼科学、喉科学、针灸学、西医诊断学、西医药物学等，课程涵盖中医基础理论和临床应用，同时涉及西医理论知识。对应于所开设的各类课程，医校铅印或油印诸多自编教材。“厦门国医专校的各科讲义，系由校长吴瑞甫一手编纂”，譬如《中西脉学讲义》《伤寒纲要讲义》《中西内科学》《脑髓病讲义》《身体学讲义》《诊断学讲义》《卒病学讲义》《儿科学讲义》《四时感症讲义》等书，颇为宏富。学员陈德深日后回忆其在厦门国专两年求学时光，特别提及吴瑞甫先生不遗余力地编写教材：“他的医学论著和学术经验，多亲自编纂成讲义、印刷成册，如‘卫生学’‘四时感症’‘伤寒纲要’‘传染病’等，并孜孜不倦地传授给后学者。”医校采用的教材，亦得到当时中医教育界的肯定。“其讲义十五种，尤脍炙人口。嘉定张山雷先生，最为心佩”，其曾在浙江兰溪中医专门学校学生毕业时致词曰：“况迩来海内贤哲，多由伟论，表暴于各家医报，如绍兴何君廉臣，同安吴黼堂……所望同学分袂之后，留意于当世名贤新著，则日知所无，获益奚止倍蓰”。

厦门国医专门学校办学理念和特色有三：

其一，提倡衷中参西。

厦门国专创办之时代背景乃“西人东渐，余波荡漾，侵及医林，此又神农以后四千年以来未有之奇变”，在中医学教育中如何处理中医和西医这两套异质医疗体系，亦是医校创办者必须直面的问题。吴瑞甫作为近代中西医汇通代表人物对此有着真切认识：“洋派医有好处，亦有坏处。国医有谬误处，亦有精到处。此事重在有学问、有阅历、有经验，弥久弥精。互相攻讦，甚无谓也……尤愿习国医者，既勤求古训，应濡染新知。凡谬误者，正之；精粹者，开发之；有明效大验者，表章之；与新学说可互相参订者，沟通之。”彰显其摒弃门户之见、包容开放的办学理念。

因此，厦门国专办学首要特色，正如在其招生简章中所宣扬的“以研究我国医学，融汇新旧学术，养成医药专门人才为宗旨”，吴氏亦一直抱持“每欲熔铸中西学说,冶为一炉”的信念,因此医校从创校之初即秉持汇通中西之理念,而不断在教学和学术研究上加以践行。这一点在学校所使用的众多教材体现得尤其明显。

譬如《中西脉学讲义》这部教材,在《内经》《难经》《脉经》《四言脉诀》等古典医籍基础上,荟萃中外学说,并结合临床经验阅历,正如吴氏在自序中所述:“予本生平所阅者,精心抉择,又以西法脉书互相参证,凡两寒暑,始成是书”。讲义客观地评价了西医在脉象观察诊断上有其长处,认为“我国医者诊病,不能如西人打诊、听诊、试尿、试血之详,仅恃诊脉、闻声、察色,故细心分别处,亦不得不求精”,因而认为中医传统脉法实有提高之必要性,汲取西医在脉学方面的长处,两者可以互相参证。又比如辑印成书于1936年的《四时感症讲义》,多次提及并肯定西医之价值作用。书中分析风温、湿温、伏暑热病化疟者甚多,引证西医理论,提及“以近世新学说考之,乃由肉叉蚊有寄生体,因刺螫人体,传染而来。此寄生体,从患疟人之血液中,或赤血球内检查而出。其寄生体生殖时期,即为疟疾发作时期。其有一日、两日、三日之疟疾者,皆寄生体之生殖为之也……此项论说,为今盛行,东西医学家甚为注意。附录于此,以告于我国医界。”该讲义旁征博引中西治热各书,互为推勘,说取其长,理取其足,方取其效,援引近代医学知识扩充了中医温热学说的内容。

医校学员深受这些融汇中西医学知识教材之熏陶影响,时常思考中西两套医学体系之间的差异,比较长短优劣,启发医学智慧。医校在诸多教学层面所进行的中西医汇通实践,淋漓尽致地体现了该校紧跟时代风气,勇于创新的办学风格。

其二,自办学术刊物。

厦门国专办学特色尚体现在坚持不懈地自办学术刊物,追求刊学相辅。吴瑞甫认为要整理传承中医学术，“舍医校医报，并无整理之方法”。在此理念指引下，在传习所办学时期即创办《厦门医学传习所月刊》，后又举办在当时医界颇具影响的《国医旬刊》（创刊于 1934 年 7 月 5 日），其后尚有《厦门医药》问世（创办于 1937 年 1 月），并辟上海光华医药杂志月刊社厦门分社，向学生推荐、介绍医药界学术信息。关于为何在医校创办学术刊物以及学医者为何须关注医界报刊？吴瑞甫曾有一番阐述：“凡我医药界之有学识有经验者，亦均能出其所学，以其崇论闳议，阐发轩岐张孙之蕴奥以诱掖后进，即药物学亦有新理解之发明，是从事于医药学者，宜何如广阅医报，以增广医药之学问。”因此医校时常敦促学员通过医学报刊及时了解学界研究动态，拓宽学习视野。

《国医旬刊》作为厦门国专自办刊物，与医校办学相伴而行，吴瑞甫对其非常重视，倾注大量心血。在繁重的授课治校工作之余，时常在深夜赶写和批阅稿件。关于《国医旬刊》在医学教育上的作用，正如发刊词中揭橥其使命之一，即“荟萃国医精华，指示习医门径”。刊物通过介绍医家学术观点、中西医汇通问题争辩、教材连载、展示学员月考答卷等各类文体，为全校师生提供一个自由学习、思考及交流中医知识的第二课堂，也间接提升学校的社会知名度。

《国医旬刊》对于医校学员的学习帮助匪浅，此集中体现于刊物不定期刊载学员月考试题答卷。编辑部通过细致拣选个别学员的月考试题答卷，多着意同一主题不同观点的呈现，将其编辑刊载，以期师生之间互相讨论切磋。检阅《国医旬刊》各卷期篇目，计有：第 1 卷第 9 期刊载“桂枝汤乃和营卫之方，何以能治疟疾，试言其理”，第 1 卷第 10 期刊载“冬不藏精春必病温，何以潜伏期如此永久？与《八正明论》所言‘有形无形，莫知其情’，有无互相发明之处，试申其义蕴及治法”，第1卷第11期刊载“小儿三岁内易起惊风者，何故？三岁以后，凡染风温暑疟种种，感冒初起多状类惊痫，试言其原因及治法”，第1卷第20期刊载“时疟与正疟之分别及治法”，第2卷第2期刊载《月经异常，我国以为二阳之病发心脾，西医以为子宫病，治疗均能见效，试阐发其理》，第2卷第4期《伤寒传变已入太阳之腑，有蓄水蓄血二症，试言其病状及治法》《三阳合病但欲眠睡，少阴病但欲寐，其分别处何在》。《国医旬刊》除了刊登学员月考答卷之外，还为诸学员评价当时各类中医教材提供发言空间，例如先后刊登谢铭山《驳林德星中风讲义》、陈以专《对于孙崧樵先生病理学讲义商榷》、陈影鹤《考证温热伏气新感各有不同，以正郑世隐所编温病讲义之谬误》、洪赐平《驳骆朝聘诊断学讲义》，鼓励医校学员从学术立场出发，勇于质疑老师或他人学说观点，有意识地培养学生的问题意识和学术独立性格。

其三，筹建国医图书馆。

除了自办学术刊物外，国医图书馆的设置亦是厦门国专办学特色之一。曾是厦门国专学员的林庆祥、朱清禄、廖碧谿撰文回忆校长办学事迹时，提及“吴老又筹建国医图书馆，累积不少典籍图书，甚至献出家藏秘本亦所不惜，当时中医界以此为切磋钻研之基地，对提高理论知识起促进作用。”[①]因为吴瑞甫“其先祖自明至今，世代皆以医名，家传秘本甚多，至先生益搜罗医籍善本，凡中外名著为所知所闻，每不惜重赀购取，以故家尤藏书甚富”，吴氏将家藏诸多医籍捐献于国医图书馆，点滴积累，规模不断扩大，后惜毁于日本侵略者战火。

---

① 福建省卫生厅中医处编：林庆祥，朱清禄，廖碧谿. 纪念吴瑞甫先生[C]. 吴瑞甫学术研究文选，1984：4.

吴瑞甫本人曾撰述《拟设厦门医学图书馆以昌明医术利益人群》一文，坦露在校内添设医学图书馆的原由："届今医专创设国医馆，考订学术，吾人又有参加之机会。第讲求此道者，非博通群书，必难以广开风气。精进学识，则医学图书馆之筹设，在今日尤为切要之图。何者？一般莘莘学子，或囿有见闻无从考证，或限于经济无力购书。加以专校凡中大学毕业者，均得入此讲习。"他认为在近代医学发展日新月异情势之下，学习钻研岐黄之术需要有广博知识，医学专业图书馆的设置能极大拓宽学员的学术视野。医校创设图书馆目的在于："为培植完全科之人才而设；为医学家广开风气，令知世界之变迁而设；为后进之优秀人才既通晓国医术之粹美，且得以东西各国较短絜长，以共臻于完善之域而设。"①此等宏愿体现医校办学之前瞻性，对于岐黄医术的传承学习并未固守敝帚自珍之心理，在学生培养中坚持中西汇通的开放态度。

医专第一届学员陈影鹤亦曾撰文《国医图书馆与国医之前途》，认为"挽近国医同仁，鉴于处境之艰危，爰有设立团体，开办学校，组建研究会，出版刊物，种种之进行。斯固为复兴国医之先导，发扬国医切要之图矣！惟国医生命线系之国医图书馆，则寥寥可数，提倡之声，鲜有所闻"，呼吁医界需重视国医图书馆的价值，"是国医图书馆，实为国医无穷之宝藏，学术之源泉，亦即国医最高之养成机关、训练机关、研究机关也。"在创始阶段，"不必即有大规模之设备，惟管理须有专门之人才，经费须有确定之数目，乃可以谋及内容之充实，阅览之推广，循序迈进，尽量利用。使国医成为现

① 吴瑞甫. 拟设厦门医学图书馆以昌明医术利益人群[J]. 国医旬刊，1934，2(1)：3.

代化，庶几固有之令誉与时俱增。”①

在20世纪30年代中医教育繁荣之下，其实仍然存在一些根本缺陷，正如《近代中医界重大创新之研究》一书所述：“由于当时政府没有设立统一的管理中医的组织，所以中医革新思想皆是民间的自发行为，没有全国统一的口号和纲领。除了举办中医教育等外，在学术上没有特别明显的共同特征。即使举办中医教育，也没有全国统一的目标和纲领，没有统一的办学模式，所以各中医医学校千差万别。”

不过随着20世纪30年代中医办学教育之兴盛，这种情势亦倒逼国民政府在管理政策方面做出改变调整。1940年11月，创立于1938年的中国医药教育社向国民政府建议：设立中医教育专门机构。该项建议获得批准，在教育部医学教育委员会内，成立一个中医教育专门委员会。该会的基本任务是：制定中医教育计划及实施方案；审议中医学校课程及设备标准；编纂中医学校教材；建议关于中医教育一切兴荣事项；议核教育部及医学教育委员会交议事项等。从任务设置来看，此委员会似有负责全国中医教育事项之权限，但其所拟方案能实施者寥寥无几，形同虚设。

究近代中医教育始终未能加入学校系统，在全国教育行政管理层面不能占据独立一席之地，因素诸多，但中医教育自身存在的诸多缺陷亦是重大因素。对此，当时中医界一些有识之士有着清醒的认知。1934年，叶劲秋在《关于中医教育的话》分析道：“全国中医学校为数也将近十，在理各校应联合起来具拟一个中医教育的原则，然而事实上一校之中恐难有具体计划。中医并非不可以办教育，也并非中医教育不可以列入学制系统，要知事有本末，物

① 陈影鹤. 国医图书馆与国医之前途[J]. 厦门图书馆声，1934，2(11)：1.

有始终，凡事必有个先决条件，在要求列入学制系统之先，应有一项精密的计划，明告当局与一般社会。然中医界之所以未有一贯主张，正以其总因在于学识程度的相差太远。”叶氏认为以往中医界在教育方面“未有一贯主张”，各地医学院校自行计划，办学质量良莠不齐，他认为中医教育自身的内涵建设才是其能否加入正规学系的不二途径。又例如 1946 年 10 月，中医界较具代表性刊物《国医砥柱》刊载《中医学院制之实际与检讨》一文，其中对于中医学校存在的教育方针、师资水平、学生资格等问题一一加以阐述，提出改进中医教育的诸多建议：“第一，不要学院制，我们要求的只是办出好的学校来，而不是徒有其名而无其实的空躯壳。第二，编出好的教材，加重基础科学、基础医学、实验临床课程。第三，教员方面，应容纳有素养、谅解精神的西医；容纳开明而确有经验的中医。第四，学生入学资格，必须确实受过中等教育。第五，学校管理亦应委之有人，严格训练，使之走向近代规模化”，认为中医办学机构需要在教材编撰、拓宽教师来源、提升学生入学资格等方面加以切实改进。以上所举展示了近代中医界内部对于人才教育养成问题有着深刻之检讨，这些经验后为新中国建立之后中医教育施行开展提供反思借鉴。

纵观近代中医教育，经历了由旧式传统教育至新式近代教育的巨大转变，办学组织形式亦发生深刻变化，在国民政府时期尤其显著。客观而言，民国中医教育在借鉴西医院校规模化、标准化同时，也保留着师承教育重视从实践中学习和言传身教的传统优势，克服了私人师承容易保守和封闭的缺陷，为社会培养了一大批名医，诚如已故卫生部中医司司长吕炳奎所述：“在旧中国，有私立的中医学校、国医学院等，这些中医学院培养出来的中医数量不多，但水平较高，现存的一些名老中医多数是国医学院毕业的。一般地说，过去大多数中医有理论水平和临床经验。”

第三节　民国时期的中医立法

论及医学专业与国家行政之间的关系，其中非常重要的一个考察、衡量指标即是相关医疗卫生政策法规的制定及实施。近代中国在此方面领域，深受西方世界的影响，不同于之前主要以刑律粗放式管理医药的模式，开始探索、制定一系列有关中医的管理政策及法规。

一、北洋政府时期中医管理法规概况

查考、梳理张在同主编的《民国医药卫生法规选编》[①]一书，民国初及北洋政府时期相继出台了一系列的医药政策法规，《解剖尸体规则》《传染病预防条例》《检疫委员设置规则》《火车检疫规则》《清洁方法消毒方法》等陆续制定颁布。在医政管理方面，制定颁布有《严禁巫术令》(1913 年 10 月)、《管理医师暂行规则》(1922 年 3 月)、《管理医士暂行规则》(1922 年 3 月)、《管理医师医士暂行规则实施手续》等。这些法令规则虽然不尽完善，但为这一时期的卫生行政管理奠定法律基础。

对于中医而言，自然被纳入到法律法规管理范畴，就以颁布于 1922 年的《管理医士暂行规则》为例，在其第三条第二款提出：“在中医学校或中医传习所肄业三年以上，领有毕业文凭者”，具有医士资格。此条款并没有照顾到当时中国具体国情，民初民间自发

---

① 张在同. 民国医药卫生法规选编(1912—1948)[M]. 济南：山东大学出版社，1990.

创办的中医学校刚刚起步，大部分的中医从业人员教育背景为家传师授，压制排挤中医味道浓厚。此外，《管理医士暂行规则》中的多数条款是参照《管理医师暂行规则》拟定，与中医的实际状况相去甚远。例如年满 25 岁才能取得医士资格之规定，忽视了中医可以从小习医的社会现实。因此，此规则一经颁布，立即激起全国中医界的强烈反弹与不满，造成政府与中医界之间的矛盾。

二、南京政府时期中医政策法规概况

依文庠在《南京政府时期中医政策法规述评》文中考证：南京政府执政 22 年，公布了一系列有关中医的行政政策法规。依其有限的统计，其中国民政府发布的有 3 部；行政院批准或公布的有 4 部；考试院发布的有 6 条；内政部批准或公布的有 2 部；教育部 1 条；卫生署批准或发布的有 8 部；社会部卫生署会同公布 1 部；未及公布 1 部。[①] 共计 26 部(条)，内容涵盖中医师资格认定、考试、开业、中医师医德规范与法律义务以及公会管理等，单从数量和内容来看，南京政府时期逐步构建出一整套中医政策法规体系。与前代相比，对于中医的管理日趋专业性和规范性，彰显了中医近代化的发展趋向。但细致观察这些政策法规，我们亦能看到其中诸多的不足和缺陷。由于南京政府统治时期时间跨度较大，而且政策法规数量繁多且在实施过程中时常变动，因此在本篇中选择此时期最具代表性的中医政策法规加以分析，期望以小见大。

南京政府执政伊始，在第一届中央卫生会议上，以余云岫为首提出《废止旧医以扫除医事卫生障碍案》等 4 个废止中医案，随即

① 文庠.南京政府时期中医政策法规述评[J].南京社会科学，2005，(4)：45－51.

引发近代中医界最大规模的抗议请愿运动。经历此危机之后的中医界,开始在政策制定层面上施加影响。1933 年 6 月,国医馆馆长焦易堂联合国民党中央委员 29 人草拟《国医条例》,提交国民党中央政治会议。此条例后经立法院审议通过,名称换成《中医条例》,但因行政院反对而被搁置。直到 1936 年 1 月 22 日,国民政府才正式公布了《中医条例》,这是南京政府制定的第一部有关中医的法规,此条例标志着中医的存在已经取得合法的法律地位。同年 7 月 21 日,行政院第 277 次例会通过了卫生署制定的《中医审查规则》,并于 8 月正式公布。由于《中医审查规则》与《中医条例》存有诸多相互抵触之处,引发中医界极大不满,当时许多中医学术媒体刊载文章对卫生署管理中医提出异议和批评。这也直接促使其后卫生署专设中医委员会,全权负责中医行政管理工作。中医委员会成立不久,即着手修订相关中医管理条例法规,例如 1936 年 12 月修正《中医条例》,1937 年 5 月卫生署修正公布《修正中医审查规则》。加以修订的条例规则,在法律层面上,赋予中医与西医几乎平等的地位,从而为中医发展以及发挥医疗保健社会功能提供法律制度保障。其后 1943 年 9 月 22 日,国民政府公布了《医师法》,该法为国民政府公布施行的第一部《医师法》,虽然将西医、中医集合纳入到同一部法规加以管理,但确保中医与西医的平等地位是大的原则。

附:《中医条例》全文(1936 年 1 月 22 日国民政府公布)①

第一条　在考试院举行中医考试以前,凡年满 25 岁,具有下列资格之一者,经内政部审查合格,给予证书后,得执行中医业务:

(一) 曾经中央或省市政府中医考试或甄别合格,得有证

① 《中华医学杂志(上海)》,1934 年第 20 卷第 1 期,第 171~172 页。

书者；

（二）曾经中央或省市政府发给行医执照者；

（三）中医学校毕业得有证书者；

（四）曾执行中医业务五年以上者；

前项审查资格，由内政部定之。

第二条　凡现在执行业务之中医，在未经内政部审查前得暂行继续执行业务。

第三条　凡经审查合格之中医，欲在某处执行业务，应向该管当地官署，呈验证书，请求登记。

第四条　中医非亲自诊察，不得施行治疗，开给方剂，或交付诊断书。非亲自检验尸体，不得交付死亡诊断书，或死产证明书。前项死亡诊断书及死产证明书之程式，由内政部定之。

第五条　中医如诊断传染病患者，或检验传染病之死体时，应指示消毒方法，并向该管当地官署，或自治机关，据实报告。

第六条　中医关于审判上、公安上及预防疾病等事，有接受该管法院公安局（所）及其他行政官署或自治机关委托负责协助之义务。

第七条　西医条例第四条、第六条、第七条、第十条、第十一条、第十三条、第十五条及第十七条之规定，于中医准用之。

第八条　受停止执行业务处分之中医，擅自执行业务者，该管当地官署得处以一百元以下之罚款。

第九条　中医违反本条例之规定时，除已定有制裁者外，该管当地官署，得处以五十元以下之罚款。其因业务触犯刑法时，应交法院办理。

第十条　本条例自公布日施行。

我们一方面看到南京政府时期中医药管理政策法规日益进

步，但也不能忽视其中的不足之处。譬如前面在罗列南京政府时期所制定的一系列政策法规时，他们出自不同的行政管理部门，显见南京国民政府在中医政策法规没有细致的规划，政出多门，时常会出现法规冲突的事例。此外，此时期的政策法规的制定，并不纯然是从学术专业角度出发，更多的是因应中医界所施加的呼吁或压力，因此在中医教育合法性等方面呈现滞后性。加之，迟迟未建立起较为完善的中医管理机构，使政策法规施行起来缺乏有力的保障，如同空文。再以此时期政策法规内涵具体而言，即有学者指出此时期有关中医管理的"条文中没有对医师作履行宣传卫生保健知识，对患者进行健康教育义务的要求，具体反映民国时期对医师的要求仅停留在'治病'这一层面上，尚未形成医师应履行防病治病，宣传卫生保健知识等义务的观念。"诸如此类，不一而足。尽管存有不足和缺陷，但不可否认这些政策法规中所包含的合理内容，助力于中医管理近代化水平的提升。

第四节　民国中医预防保健政策

一、清末时期传染病防治的专门化

清末西方医学在中国社会日渐传播流行，这其中医院起到了巨大的传播效应。所谓"自中国通商以后，西医之至中国者，各口岸皆有之，非徒来医西人，而且欲医华人。但华人不识西国药性，不敢延请西医，故初时华人均不肯信西国医药……今则无论贫富贵贱，皆有喜西药之简便与西药之奇异，而就医馆医治者，日多一日，日盛一日也。"1895 年 12 月 3 日，《申报》刊载《述客言中国宜广设医院》一文，其中具体阐释了医院设置起到的六个有益之处，如下："医院之设有六利也：有易于沾染之症病者住院，家人可免再病，一利也。住院之后，俾医者朝夕施治，体察病情，易于奏效，二利也。贫者省延医服药之费，能安心住院，三利也。且起居较便于家，房屋较于家为洁，病者所宜，四利也。家人不致忙乱，仍可营生，病者得以静养，五利也。如疯人及诸恶病，另设别院，俾皆得所愈，则固妙否，亦可终其天年，六利也。华人如不能尽信西法，则不妨中西兼治，信中者就中，信西者就西，亦不必固执，以拂人情也。且中西医生既在一院，亦可彼此讨论，而医学亦可以日精。"①从此则文献可知，清末国人已经逐渐接受医院这个异于传统的治病空间，甚至提及医院中西医结合并存的价值。

清末以来，来华西人所创立的各类医院，改变了中国传统的医疗组织模式，中医治疗机构从此之后开始了从家庭治疗护理向医院专业服务机构转型的历史进程。

清末，全国各省设置官医院的省份具体有：(直隶)保定、天津、(盛京)奉天、山东官医局、江苏省官立医院、上海道设立官医局、浙江设立病院。这其中，当以清末京师官医院规模最大，影响最为深远。1906 年 8 月 1 日，京师内城官医院成立开诊，因其疗效显著，颇受当时民众欢迎。两年之后，京师外城官医院应民政部之奏请而设立。这两个医院最大特点即其官办性质，院内一切开销均由民政部实报实销，对患者一概不收费用，只对住院患者收取饭费。医院分为中医、西医两科，奏报时写明中医、西医各自的诊治人数。在看病流程上，基本效仿西医医院做法程序。京师内、外城官医院虽然名称为医院，其实它还兼管防疫、卫生事宜。例如 1911 年 1 月，北京爆发鼠疫疫情之后，内、外城官医院在控制疫情

① 《申报》，1895 年 12 月 3 日。

的蔓延上起到积极重要的作用,“顷已饬内外城官医院配制预防及消毒药品,为此示仰居民人等知悉,嗣后如或有此种疫病发生,或所患病状近似此项疫症者,速即呈报内外城官医院,以便随时诊察”。①

关于京师内外城官医院的历史价值,有历史学者指出其是清政府在巡警部、民政部建立后,在医药方面的最主要成绩之一,得到当时民众的认可和欢迎,存世 10 年之久,这应与其良好的医疗效果紧密相关。作为近代最早出现的医院组织,其历史意义有三:其一,古代社会官方没有常设的专门医疗机构,为平民大众提供医疗服务,普通百姓患病多依赖民间私人医生,医疗专业性、标准型难以保障。京师内外城官医院的出现,标志着国家医疗卫生事业重心往民间社会的下移,体现出时代大趋势;其二,对于传统治疗模式极大地完善,人的生病治疗、康复护理、病后恢复其实是一个长期的过程,清末之前的私人性质的治疗模式有的时候表现出“匆匆片语,草草一方”的弊病,无法关怀患者生病的整个病程,此外对于严重传染性疾病,民间个体医生往往身单力薄而无法承担起防疫的重任。这些弊端,通过医院这种医疗组织体制可以加以消除解决;其三,京师内外城官医院内设有中医和西医两科,对于二者秉持平和客观的态度,听凭病患自行判断选择,这种理念和实际做法影响于后世中医院的经营,并且一直延续到当下。

二、民国时期中医医院的预防保健

民国时期历届政府都奉行发展西医、排斥边缘中医的卫生政策,1913 年教育系统“漏列”中医案,导致数千年来在中国居于主

① 本段话原载于 1911 年 1 月 19 日发行的《大公报》。

导地位的中医药学，被摒弃于国家正式教育系统之外。中医药界即掀起救亡图存运动，在各种抗争活动中屡有呼吁建立中医医院的声音。其实，早在1912年上海神州医药总会，其在总会简章中即有筹办医院的相关内容，表明中医界有识之士开始意识到筹办医院，可以更好地改良中医。1929年2月，国民政府卫生部在南京召开第一届中央卫生委员会会议，会上通过了相关废止中医提案，此举引发了中医界更大规模的反对与抗争。此后，国民政府为了缓和中医界以及社会人士的反弹对立情绪，在1931年1月成立中央国医馆，给予、提供中医发展一定的空间。该馆在设置中医院提倡有力，譬如1934年时任中央国医馆馆长焦易堂在《敬告全国医药界同仁书》中，积极呼吁设立中医院，所谓："设立医院，以收改良之效果。盖有医院然后对于病症实际，乃有统计可考，如诊察、治疗、处方、用药，皆可以每日实际之经验而为综合详确之比较，无论理论实际均能有莫大之功效，欧美医院其所以有今日之发达者，未始不由于医院林立。又近年以来，西医医院遍布我国，中医医院竟未一见，此不但为我医药界之缺憾，亦实为我国家之弱点，故医院之设立，尤吾人所不可缓之要图耳。"[①]医者张治河在1936年《中医杂志》刊文《庆祝中医条例公布后为同仁再进一言》强调中医院设置的重要性："国医未有医院实为最大之缺点。盖药品之真伪、煎法服法之当否，以及饮食起居之调护，皆与治疗上有莫大之关系。往往诊疗本无错误，而因上述种种失当，以偾事者颇多……苟有设备完全之医院，则一切治疗调护，自无失宜之弊。而中医效率，必更增高。"中医界在此方面的呼吁和建议，也时常以政策建议的方式诉诸政府行政当局。1937年2月15日，国民党第五届三

① 焦易堂. 敬告全国医药界同仁书[J]. 国医公报，1934，(1)：1.

中全会在南京召开，李宗黄等38位委员提出申请实行五全大会“中西医平等待遇决议原案”案，其中第三条办法“政府对于中医应请拨款设立中央国医院，及各省国医院或中西医合设医院”。该项提案在会上表决通过，但后因抗战爆发，最终无法落实。

总而言之，民国时期数次废止中医运动，直接促使中医界警醒、反思，奋起直追，在内部实行种种改良变革措施，开办医院即是其中之一。此一时期在中医界内部已经形成加速建立中医院的广泛共识，正是在他们的不懈努力之下，建立中医院的迫切性和必要性被社会人士所关注、认识及付诸行动。在此历史背景下，民国中医院及治疗机构的数量逐渐增多，规模不断扩大，医疗品质亦不断得到提高。

在民国中医院中，较有规模而且有代表性的，基本上都集中在大城市，例如上海、北京、武汉、长沙、广州、太原、奉天等地。就以上海一地为例，共有各种私立中医院“不下数十处，诊治多者可达千号，少者亦有一二百号”，其中声名卓著的有广益中医院、华隆中医院、博济医院、广济医院等，由此可见上海一地中医院及治疗机构之盛。

在全国其他地区，亦逐渐涌现、发展出一批著名的中医医院。兹举数例：1934年10月成立的广东光汉中医院，该院是在广东第一集团军总司令陈济棠号召之下，由当时军政要员捐资协助建成，其成立缘由是“第一集团军总司令陈济棠以广州人口三百万，其中贫苦居多，此等贫苦之家屋宇异常，谋生维艰，一旦不幸，或有疾病侵贫，居处养病，不特非其宜，即医药费用亦无从所出，为嘉惠贫病起见，特召见国医黄培南、潘茂林等……先行筹设中区留医院一所，定名为光汉中医院留医院，并由军政要人捐廉协助，始底于成”[1]。

---

① 本段话原载于《光华医药杂志》1934年第6期。

北京有杨浩如创办的养浩庐中医院，该院是北京第一家私立中医院，此外尚有北京中医学校、北平国医学院和华北国医学院这3所中医院校的附属医院。

在各地中医院不断涌现、完善的过程中，全国最高规格的首都国医院的建立，成为中医界诸多人士的共同呼吁。所谓："全国模范之首都国医院，至今尚未正式实现，诚属最大缺憾。虽经焦馆长不异惜奔走呼号，在苏沪等地与地方医药界巨子、党政机关及银行、实业、慈善团体竭诚讨论，几至舌敝唇焦，惟念此问题与群众之幸福、民族之健康以及国医药之前途，在均有密切关系。故当今之世欲求中医光复，欲谋民族健康，舍我医界，其谁与归。深望医药界同仁，勿放弃自己之天职，负起自己之重任，响应焦馆长之善举，为之后援，解囊相助，量力而为，总期集腋成裘，俾早日告成，谅为社会人士一致之希望。"①后还成立筹备委员会，积极募集款项。愿望良好，但一直到1949年国民政府统治结束，首都国医院都未能建立起来。

虽然中央一级的中医院迟迟不能建立，但是到了民国后期，广东、四川、湖南等省份却建立起全省规模的中医院，这与民国前期中医院多为个人建立相比，已然是个很大的进步。

民国时期，由于政府执意集中精力发展西医的政策导向，除了极少数中医院是官立之外，大多数为私立中医院。单纯依赖个人或团体筹资，缺少政府的资金投入支持，造成民国时期多数中医院无法持久经营。尽管如此，民国时期的中医院在艰难社会环境中，还是取得了一定的成绩，写就浓墨重彩的发展篇章，积累、保留一些难得的历史经验。这其中尤其以学习西医医院组织制度最具价

① 本段话原载于《中国医药月刊》1940年第1期。

值，后世可以从中汲取、借鉴一二。

例如开诊于 1939 年 4 月的苏州国医医院，建院伊始就鲜明提出：本院“特约经验丰富、志同道合之西医作互相参证之诊断。盖本院之宗旨，诊断疾病、因宗科学，自宜与西医诊断趋向一致，故于必要时自与西医研讨之必要。但治疗仍用中药，如此则不仅中医真正科学化，且西医亦自然国药化矣。如由本院作俑，而全国中医界均放弃门户之见，我知不久之后，自能中西医融合为一，而产生一种中国本位医学”，[①]期冀中医界同仁放弃狭隘的学术门户之见，以开放宽容的胸怀，采纳西医在疾病诊断方面的长处，最终趋向中西医融合。

苏州国医医院积极倡导“中西医融合为一”，原因在于观察到“自古以来中医无医院之设备而作集团的实际的研究，故纵有宝贵的经验，亦多散漫而无系统，偶然而无统计。试观方书之记载，往往随各人之思想而故神其说，谓某方药治疗某病，其效屡试不爽，或万试万爽，我人曷一试之，每或效或不效，三试而得两效者，已为上乘矣。此无他，未经实验统计故也。中国医药虽经数千年的经验而得到现在相当的实效，我人应再求进步，加以研究和整理，使其追从于世界医药学术之列，才可以对古人而昭来兹。至于研究之循何方法，整理之从何着手，鄙人的主张，即研究当根据科学，如生理、组织、病理、诊断、药理作用等，一以新医科学的理论为主。整理应统计实验，依据古代之记载，从新核定其实效，以国药治病，以科学说理。”[②]考诸史实，以往中医界的业务开展以个体行医为主流，所谓“自古以来中医无医院之设备而作集团的、实际的研

① 严以平. 医校与医院[J]. 中医药导报，1947，(1).

② 叶橘泉. 对于国医设院之感想[J]. 苏州国医医院院刊，1939，(3)：1.

究”，虽有数千年的经验却因无实验统计而研究、整理，长期下来，最终造成落后西医发展的严峻现实。苏州国医医院认为没有治疗效果数据的采集，无法检讨诊断得失，那么中医理论和临床治疗层面的创新亦无从谈起。

苏州国医医院在经营期间，采用统计列表的西方科学方法，进行以统计来核定经方疗效的数据采集、分析工作。时任该院医务主任叶橘泉认为此举是中医走向科学化的重要途径：“医学为实用之学术，决非纸上谈兵似的研究所能成功。证候之鉴别，病型之测定，药物之疗效等，在均须于临床之探讨，用实验统计之方法归纳其结点，才得谓之科学方式的研究。”苏州国医医院使用的统计表有：住院患者病类统计表、住院患者施用经方比较表、门诊治疗施用经方（仲景方）之比较等11个表格，这在民国时期中医院中实属难得，开创之功值得后世效仿。

这些表格收集后不仅仅供本院分析研究之用，尚能公布发表，为全国同道讨论中医学术、临床治疗方法辩驳提供素材，所谓“若立设备完全之医院，集中医与西医于一堂，着手研究实际之诊断与治疗，以科学之方式照近世之病理为诊断，参用国医之证候疗法，根据病床日记，统计治疗成绩，由此以考究药物之功能，然后药理作用、病理变迁、病原真相等，方能明白，于是积集记载，公布国内，公开院内之诊断，发表统计之结论，同道之士，乃得因此而质疑辨惑焉。”①

民国中医院除了上述统计列表进行疾病信息收集、诊断效果分析外，还有其他诸多创新之处。由于中医不曾有护士这一职业，

---

① 叶橘泉. 整理中国医药须设医院实验说[C]. 国医砥柱月刊社主编，中国医药论方选（上集），第45页.

他们自己动手培训中医院护士，并探索、形成培训和管理护士的各项制度。例如苏州国医医院专门制定有护士规则13条、山西中医改进研究会附设医院制定有“看护服务规则”和“看护招用规则”等。为了更好地研究中医药，主办发行学术杂志，例如由上海中医专门学校、上海广益中医医院、上海中医学会共同发行的《中医杂志》；浙江名医裘吉生开办的三三医院在1923年7月开始出版杂志《三三医报》；陕西西京国粹中医院发行的《国粹医药月报》；苏州国医医院发行的《苏州国医医院院刊》，其目标乃“作公开的纯科学的研究”，欢迎来稿“以科学原理解释中国医药及改进医药问题之讨论等”。

第七章 新中国成立后中医医政

中国医药学有着悠久的历史，是我国人民几千年来同疾病斗争的智慧结晶，她包含着中国人民同疾病作斗争的丰富经验和理论知识，为中华民族的繁衍昌盛和人类的健康做出了巨大的贡献。近百年来，旧政府对中医药采取了民族虚无主义态度，中医药事业处于被限制的境地。

中国共产党和人民政府一向重视中医药工作，在革命战争时期，就提出中西医团结合作。毛泽东在《井冈山斗争》一文中指出："要用中西两法治疗"。新中国建立前夕，中央军委卫生部于 1949 年 9 月在北京召开第一届卫生行政会议，毛泽东对中央军委卫生部长贺诚和各大军区卫生部长作了明确的指示：你们的西医只有一两万，力量薄弱，你们必须很好地团结中医。毛泽东为第一届全国卫生会议题词："团结新老中西各部份医药卫生工作员，组成巩固的统一战线，为开展伟大的人民卫生工作而奋斗。"这一题词为建国初期制订卫生工作方针提供了理论基础和思想基础，把"团结中西医"作为我国卫生工作四大方针之一。

新中国成立后，中医药事业受到了中国共产党和中央人民政府的高度重视，制定了一系列保护和发展中医药的方针政策来恢复和发展中医药事业。但是，中医药事业和中医药教育经历了一个曲折的发展过程。20世纪50年代初，卫生部某些领导人受到了余云岫、宋大仁反中医的错误观点的影响，发表了一些错误言论，采取了一些错误做法，违背了党中央、毛主席指示精神，致使中医药事业一度受到了损失。诸如：不恰当地一味强调中医科学化，要求中医增加新的科学知识和有关传染病的预防和治疗技能。1951年12月卫生部发出的《关于组织中医进修学校及进修班的通知》，组织中医进行业务进修。据1951年底统计，各地建立中医进修学校17处。不同名称的中医进修班101处。中医进修学校的15门课程中，除针灸等少数几门外，其余大都是讲授西医的内容，有预防医学、基础医学、临床医学和社会科学。同时限制中医带徒，这些做法，不管动机如何，实际上起到了利用、限制和改造中医的作用。还推行了一系列限制中医的措施，1951年卫生部公布的《中医师暂行条例》与1952年公布的《中医师考试暂行办法》，对中医提出了一些不切合实际的苛刻要求。根据上述条例规定，1953年全国92个大中城市和165个县登记、审查的结果，合格的中医只有一万四千多人，绝大多数中医被取缔。山西省运城专区18个县，竟没有一个合格中医。当时对中医的考试科目，大部分是西医的内容，即使是中医水平比较高的天津市，参加考试的530多个中医，只有55个合格。此外，如群众找中医看病公费医疗不予报销，这使中医业务大为缩小。所有这些措施严重地挫伤了中医的积极性，也引起广大中医及人民群众的强烈不满。

1954年期间，毛泽东、刘少奇等中央领导同志，多次对中医中药工作作过重要指示，并对轻视、歧视和排斥中医的错误思想进行了极其尖锐的批评，希望这项工作得到明显的改进。同年，周恩来在《政府工作报告》中指出："我们有几十万中医散布在全国广大的农村和城市，各级卫生部门应当认真地团结、教育和使用他们，并且同他们合作，来把中国医药中有用的知识和经验加以整理和发扬"。

同年10月20日，《人民日报》发表《贯彻对待中医的正确政策》社论中，进一步阐明了党的中医政策，指出："中国共产党和人民政府向来是重视自己祖国的文化遗产的，党和人民政府对中医的政策向来是明确的。党一贯号召中、西医团结合作，在提高现代医学和医疗水平、更好地为人民服务的总目标下互助互勉，共同学习和研究祖国的医学遗产，使它不断地发扬光大，发挥更大的作用。"同时，社论对卫生部门的领导进行了严肃的批评："可是几年以来，卫生行政领导部门一直没有认真执行党和人民政府的这一政策，没有切实贯彻团结中西医的正确方针。固然在动员和组织中医参加卫生防疫工作、组织中医或中西医联合诊所等方面做了一些工作，取得一些成绩，但这些工作并没有从根本上解决发挥中医的作用的问题，更没有在发动和组织中西医共同研究和发扬中医学遗产、丰富现代医学内容方面采取有效的办法。卫生行政领导部门甚至往往违反党和人民政府的政策，对中医采取轻视、歧视和排斥态度，采取种种限制的办法，这就打击了中医的工作积极性，助长了卫生工作干部和西医轻视中医中药的错误心理，严重地影响了中医业务的发展和提高。其他有关的工作部门和社会舆论方面对中医也重视不够，关心不够。这些错误必须加以纠正。"接着10月26日中央文委党组向党中央提出《关于改进中医工作问题的报告》，对中医药存在的问题及改进措施，向党中央作了书面汇报。在党中央的直接领导和亲切关怀与支持下，及时纠正了卫生部某些领导人所制订的错误方针，从此中医工作有了很大的发展。在北京、上海、天津等大城市的各大医院，开始吸收中医参加工作，并设置中医门诊和中医病床。公费医疗制度明确了请中医看病吃药应予报销。1956 年 11 月 27 日，卫生部又通令废除《中医师暂行条例》《中医师考试暂行办法》《中医诊所管理暂行条例》等与党的中医政策相违背的条例。在党的中医政策指引下，从中央到地方的各级卫生行政机关，吸收中医参加领导工作，并设置中医管理机构，从而提高他们的政治地位。同时，中华医学会开始吸收中医入会，中医的学术地位得到承认。

与此同时，各地相继成立中医医院、中医门诊部和中医联合诊所。据 1958 年统计，全国建立了 300 多个中医医院。同时，中医中药进入大城市大医院，有的综合医院还建立了中医科和中医病房，突破了事实上存在的业务禁区。1955 年 12 月 19 日在北京成立中医研究院，担负着继承和发扬祖国医药学遗产，在中西医合作的基础上，系统地整理和研究中医中药知识和中医临床经验，搜集和整理中医中药书籍(包括民间的秘方单方)并为医学院培养讲授中医课程的师资和编写教材。嗣后，各省、市也纷纷成立中医药研究所，据 1960 年统计，全国成立的中医药研究所共计 83 所，它们在继承和发扬祖国医药学遗产方面，发挥了积极的作用。

十年文革期间，中医药事业几乎停滞不前。十一届三中全会以后，得益于党的改革开放政策，中医药事业再次迎来了发展的新机遇。

第一节　新中国成立后中医医药机构的设立

新中国成立以来，从中央到地方的各级卫生行政部门逐步建立了管理中医事业的行政机构，国家创办了各级中医医院、中医研究院(所)。

一、卫生行政机构的设立

1952 年，卫生部医政局设立了管理中医的行政机构中医科。1954 年，卫生部设立了中医司，由卫生部的一位副部长主管中医工作，还聘请了 4 位名中医为卫生部顾问。各省、自治区、直辖市卫生厅(局)相应地设立了中医处，地、市卫生局设立了中医科，有些县卫生局设立了中医股。在“文化大革命”期间，从中央到地方各级卫生行政部门的中医管理机构遭到了极大的破坏。1978 年 7 月 1 日，卫生部重建了中医局，下设医疗、教育、科技三个处。各省、自治区、直辖市卫生厅(局)相继恢复了中医处，其中西藏自治区卫生厅设立了藏医处。1982 年 7 月，卫生部在机构改革中，将中医局改为中医司，并把中医的医疗、教育、科研机构的管理，以及民族医药和中西医结合等工作划归中医司。一些省、自治区、直辖市卫生厅、局的中医处也陆续地开始管理上述范围的一些实际工作。一些地、市卫生局也恢复了中医科。为了加强中医工作，自 1979 年以来，中央每年都划拨事业费和基建费作为中医的专项补助，并几次调整增加，卫生部也将部分部管科研经费划归中医司，并逐年有所增加。各地方政府也相应地增拨了中医专项补助经费。

(一) 国家中医药管理局的成立

1985 年，卫生部党组为了从根本上解决中医药问题，向国务院提出了改革中医药管理体制的建议。1986 年 1 月 4 日，国务院第 94 次常务会议决定成立国家中医管理局。1986 年 7 月 20 日，国务院发出了决定成立国家中医管理局的通知。1986 年 12 月 20 日，国家中医管理局新闻发布会上宣布，由国务院批准成立的国家中医管理局已经正式工作。国家中医管理局是国务院直属机构，由卫生部代管。它的主要任务是管理中医事业和培养中医人才，拟定有关中医工作的条例、法规，制定中医事业发展规划，安排中医事业经费，管理中医药、中西医结合和民族医药等机构，开展国际中医药学术交流与技术合作等。1988年5月3日，国务院常务会议决定成立国家中医药管理局，结束了中医中药长期分割的局面，进入医药并重、医药结合、同步发展的新时代。

1. 国家中医药管理局职能、机构和编制的沿革

(1) 1986年7月—1988年5月

1986年7月20日，国务院发出通知：决定成立国家中医管理局。国家中医管理局作为国务院直属机构，由卫生部代管。

主要职责：根据党和国家的方针、政策，拟订有关中医工作的条例、法规；根据国家要求，编制中医事业发展规划和年度计划，安排和建议中医事业经费与基建投资的分配使用；管理中医药，中西医结合和民族医药等机构，并在业务上指导西医机构内的中医和中西医结合工作；会同有关部门制定中医药专业人员技术职务任职标准和管理办法；管理中医外事工作，开展国际中医药学术交流与技术合作。

机构设置：1986年10月7日，国务院批准国家中医管理局机关设办公室、医政司、教育司、科学技术司、计划财务司。直属单位4个：其中中国中医研究院、北京中医学院、广州中医学院为事业单位，中华全国中医学会为社会团体。

人员编制：局机关行政编制80人，行政后勤工作由卫生部统一管理。

(2) 1988年5月—1993年3月

1988年5月3日，国务院常务会议决定成立国家中医药管理

局，将原属国家医药管理局管理的中药部分划归国家中医药管理局。国家中医药管理局是国务院管理中医中药工作的国家局，由卫生部归口管理。

主要职责：拟定并组织实施中医中药行业的方针、政策和法规、条例；研究、制定中医中药事业的发展战略，编制发展规划与年度计划，并负责组织实施和监督检查；负责中医中药行业的人才需求预测，制定人才培养规划及有关管理条例和办法，监督检查教育质量；制定中医药科学研究规划，组织协作攻关，评定、奖励、推广重大科技成果，开拓技术市场，推进中医药学的继承与发展；规划城乡中医医疗保健事业的发展，对中医、中西医结合及民族医医疗保健工作进行宏观管理和业务指导；制定并组织实施中药工商企业的有关标准、规范，负责中药生产、经营的规划、指导、协调、监督和服务，推进企业的技术进步；贯彻《药品管理法》及其他有关法规，组织实施中药质量标准和技术标准，负责中药的质量管理和检查；协同有关部门制定和组织实施中药税收与信贷政策。根据国家物价管理分工权限的规定，制定和协调中药价格；组织中药资源调查，制定并组织实施中药资源开发规划，贯彻实施《野生药材资源保护管理条例》；根据国家有关规定，制定中医药外事工作条例、办法，负责组织中医药的国际技术与经济合作、学术与人才交流，对中药进出口贸易进行行业管理；根据国家统一规定，协同有关部门制定并组织实施中医药专业人员的技术职务标准和管理办法，管理局机关干部及直属单位的领导干部。

机构设置：国家中医药管理局设9个职能司、室：办公室、政策法规司、综合计划司、医政司、人事教育司、科学技术司、经济协调司、质量司、外事司。此外，设立局机关党委(包括纪委)。

直属单位有10个：其中北京中医学院、广州中医学院、中国中医研究院、中国药材公司、中国中医药报社、中国中医药出版社、中国中医药科技开发交流中心、国家中医药管理局台港澳交流合作中心、国家中医药管理局传统医药国际交流中心为事业单位，中华中医药学会为社会团体。

人员编制：局机关行政编制180人。局领导职数为一正四副。9个职能司、室的领导职数不超过27人。

(3) 1993年3月—1998年3月

1993年，根据第八届全国人民代表大会第一次会议批准的国务院机构改革方案和《国务院关于部委管理的国家局设置及有关问题的通知》，国家中医药管理局为卫生部管理的国家局（副部级）。

主要职责：制定中医药行业的具体方针、政策和法规，制定部门规章，并组织贯彻实施；制定和组织实施中医药行业发展战略，编制中长期发展规划和年度计划，管理国家中医中药专项资金与贷款，负责灾情、疫情、军需、战备等的中医中药紧急调度工作；负责对中医、中西医结合、民族医的医疗护理、康复保健工作实行业务指导；负责对中药生产流通领域包括中药材、中药饮片、中成药、中医药保健品、中药包装材料、中医医用材料等工作实行行业管理，对中药机械、中医医疗器械等工作实行业务指导；组织制定和实施中医药行业各类技术标准及专业人员技术职务任职标准，负责制定中医药师以上人员资格认定的管理办法；组织与指导中药全面质量管理，依据药品管理法对药品生产经营企业进行审查、监督和综合管理；规划与指导中医药行业的人才培养、科学研究、技术开发和知识产权等工作，加强中医药人员的职业道德教育，对中医药社会团体进行归口管理；归口管理中医药行业的对外交流、合作以及中药进出口计划工作；组织管理中医药行业的信息和统计工作;承办国务院和卫生部交办的其他事项。

机构设置:根据国家中医药管理局机构改革的指导思想及职责,国家中医药管理局将原人事教育司的人事部分与原政策法规司合并为人事劳动与政策法规司;教育部分与原科学技术司合并为科技教育司;综合计划司改为计划财务司;经济协调司改为生产流通司;质量司改为中药质量司。调整后8个职能司室为:办公室、人事劳动与政策法规司、计划财务司、医政司、生产流通司、中药质量司、科技教育司、外事司。另设机关党委。

直属单位11个:其中北京中医药大学、广州中医药大学、中国中医研究院、中国药材公司、中国中医药出版社、中国中医药报社、中国中医药科技开发交流中心、国家中医药管理局台港澳交流合作中心、国家中医药管理局传统医药国际交流中心、国家中医药管理局中医药信息统计中心为事业单位,中华中医药学会为社会团体。

人员编制:局机关行政编制为143名。其中局长1名,副局长4名;正副司长25名(含机关党委专职副书记1名)。

(4) 1998年3月至今

1998年3月,根据《国务院关于部委管理的国家局设置的通知》,设置国家中医药管理局。国家中医药管理局为卫生部管理的主管国家中医药事业的行政机构。

按照国家医药管理体制改革的总体规划,国家中医药管理局应集中力量加强中医药科技研究和人才培养,指导和管理中医医疗保健机构(包括个体机构),促进中医中药结合与中西医结合,提高中医医疗保健质量,振兴中医药事业,推动中医药科学的国际传播。

划出的职能:将中药生产的行业管理职能,交给国家经济贸易委员会；将中药监督管理的职能，交给国家药品监督管理局。

转变的职能：中医医院评审、教育质量检查、一般科技成果的鉴定与推广等事务性工作，授权直属单位或委托社会中介组织承办。

主要职责：依据国家卫生、药品的有关政策和法律法规，研究拟定中医、中医中药结合、中西医结合以及民族医疗医药的方针、政策和发展战略；组织起草有关法律、法规并监督执行；根据各类卫生技术准则和中医药自身特点，拟定中医医疗、保健、中药、护理等有关人员的技术职务评定标准和医疗、保健、护理等人员执业资格标准并监督实施；参加制订国家基本药物目录和执业中药师资格标准；规划、指导和协调中医医疗、科研、教学机构的布局及其运行机制的改革；拟定各类中医医疗、保健等机构管理规范和技术标准并监督执行；对中医医疗、预防、保健、康复、护理及临床用药等进行监督和业务指导；依据有关规定在中医行业推行医药人员执业资格制度；研究和指导中西医结合工作，拟定有关管理规范和技术标准；监督和协调管理中西医结合的医疗、研究机构；研究和指导藏医、蒙医、维医等各民族医疗医药工作；组织各民族医疗医药的理论、医术、药物的发掘、整理、总结和提高；拟定和逐步完善相关的制度规范和技术标准；监督和协调管理各民族医疗、医药机构；拟定和组织实施中医药科学研究、技术开发规划，加强重点实验室建设；管理国家重大中医药科研项目，组织重大中医药科技成果的奖励、推广和保密工作；在国家教育方针指导下，组织拟定和实施中医药教育发展规划，加强中医药人才培养，注重中医药师承教育；对中医药教育质量进行监督和业务指导并在教育及实践中提高人才素质和专业水平；组织拟定中医药人员职业道德规范，倡导并监督医德医风建设，加强敬业爱岗宣传，提高中医行业人员思想道德素质和医疗保健服务质量；指导与协调中医药对外及香港特别行政区和澳门、台湾地区的学术交流、人才培养和技术合作，推进中医药科学的国际传播；按规定权限负责局机关及直属单位的有关办公事务、人事管理和党群工作；联系相关中医药社会团体；承办国务院及卫生部交办的其他事项。

机构设置：根据国家中医药管理局职责，国家中医药管理局对原有机构作如下调整：撤销生产流通司和中药质量司；计划财务司归入办公室；人事劳动与政策法规司改为人事与政策法规司；外事司改为国际合作司。调整后内设 5 个职能司（室）：办公室（财务司）、人事与政策法规司（人事司）、医政司、科技教育司、国际合作司。

直属单位 11 个：其中北京中医药大学、广州中医药大学、中国中医研究院、中国药材公司、中国中医药出版社、中国中医药报社、中国中医药科技开发交流中心、国家中医药管理局台港澳交流合作中心、国家中医药管理局传统医药国际交流中心、国家中医药管理局中医药信息统计中心为事业单位，中华中医药学会为社会团体。

2000 年，根据国办发〔2000〕11 号，广州中医药大学及其附属骨伤科医院下放地方；北京中医药大学划转其他部门。

人员编制：局机关行政编制为 71 名。其中局长 1 名，副局长 3 名；正副司长职数 18 名。2006 年 7 月，根据中编办复字〔2006〕84 号，国家中医药管理局增加政策法规与监督司，内设职能机构由 5 个增加到 6 个，即：办公室（财务司）、人事教育司、政策法规与监督司、医政司、科技司、国际合作司，行政编制数（70 名）及正副司长职数（18 名）不变。

二、中医研究机构的设立

据2008年世界卫生组织传统医学大会有关发言，截止2008年，全国有独立的中医药科研机构96所，极大地提高了中医水平。这些中医药科研机构较1980年增加了49所，从事中医药科学研究的人员已达1万余人。在众多的中医药科研机构中，中国中医科学院是层次最高、影响最大的一个。

中国中医科学院前身是成立于1955年的中医研究院，1985年更名为中国中医研究院，2005年改为中国中医科学院。位于北京，是国家中医药管理局直属的集科研、医疗、教学为一体的综合性研究机构。中国中医科学院是中国规模最大、学科齐全、设备先进、科研力量雄厚的中医药研究机构，下设13个研究所、6所医院及研究生院、中医古籍出版社、中医杂志社等学术单位。

早在新中国成立初期，中医科研工作就已陆续开展，当时新生的人民政府接收了国民政府时期的中央卫生实验院，1950年6月，中央卫生实验院迁往北京，建立了中央卫生研究院。1951年中央卫生研究院设立中医药研究所，由中西医兼通的龙伯坚担任所长。该所下设医史室、中医室、中药室、化学室、针灸室5个研究室。

1954年7月3日，卫生部党组在《关于加强中医工作的请示报告》中提出要选调全国具有较高中医学术修养和对中医有研究的西医充实中国医药研究所，来研究中医中药的历史文献，研究中医秘方验方的临床效果，研究针灸整骨等外治法的疗效并要承担修订中医教学的资料。

1954年10月26日，中央文委党组在《关于改进中医工作问题给中央的报告》中明确提出要建立中医研究院，对中医中药知识和中医临床经验进行系统的整理和研究，并初步规划研究院内设内科、外科、妇科、针灸、中药、中医史等部门，而且对中医研究院的筹备基础、研究人员等问题进行了说明。1954 年 11 月 23 日中央批转了这个报告，指示中央卫生部应对成立中医研究院等问题拟定具体方案。1954 年 10 月中医研究院筹备处正式成立。

1955 年 12 月 19 日，中医研究院成立仪式在位于北京市广安门内北线阁的中医研究院院部举行。周恩来为中医研究院的成立题词："发扬祖国医药遗产，为社会主义建设服务。"该典礼受到了中央的高度重视，到会祝贺的有全国人大常委会副委员长李济深、内务部部长谢觉哉、国务院秘书长习仲勋、中宣部副部长徐特立、张际春以及全国政协、统战部、国务院二办、卫生部、海军卫生部、中国科学院、中央卫生研究院、中华医学会、北京市政府负责人、各地中西医人士、在华苏联和越南的医学专家等四百多人。[①]

2005 年 11 月 19 日，中国中医科学院成立 50 周年暨更名中国中医科学院庆典大会在北京人民大会堂隆重举行。中共中央政治局委员、国务院副总理吴仪到会祝贺并作重要讲话。中国中医科学院更名为中国中医科学院是提高中医科学地位的重大举措，充分体现了党和政府对中医药发展的高度重视。

中医药科学研究是中国中医科学院的中心任务，50 多年来，中国中医科学院在中医药基础理论研究和重大疾病防治及中药新药开发研究等方面均取得了显著成就。

三、中医卫生医疗机构的设立

自新中国成立以来，党和政府对中医采取扶植和保护政策，使

① 宫正.新中国中医方针政策的历史考察[D].北京：中央党校，2011：102－103.

中医院从无到有逐步发展，其间虽历经曲折，但目前已发展到具有相当规模和数量的中医医院及百万中医药队伍。中医院机构的发展大致经历了四个阶段。

第一阶段（1949—1954 年）。旧社会中医多个体行医，虽有少数类似医院的机构，也是办办停停，未成规模。新中国成立初期，全国中医有约 30 万人，政府在各地普遍成立了“卫生工作者协会”，吸收个体中医为会员，对他们进行政治思想教育及业务培训，这是政府管理中医的最初组织形式。由于我党实施保护和发展中医的政策，政府不断对中医药人员做了各种安排。部分中医进入医院，部分中医在自愿原则下单独或与西医组成联合诊所。还有部分中医仍然实行个体开业，中医医疗机构出现多种形式并存的状况。以后随着工商业改造运动的发展，中医人员越来越多地进入综合性医院中医科或独立的中医院及中医门诊部，更有部分优秀人才被吸收到政府卫生行政部门工作。为中医院机构正规化、规模化发展准备了条件。

第二阶段（1954—1966 年）。这一时期是中医药事业奠定组织结构的重要时期。1954 年卫生部成立中医司，并指定部长级领导主管中医工作，全国各省也相继建立了中医行政机构。随着工商业改造运动的继续深入，中医药人员组成了数万个联合诊所，并建立了一批全民或集体所有制的中医院或中医联合门诊部，同时，绝大多数各级综合性医院也都建立了中医科。国家将散在于社会的中医药人员约 28 万人，全部进行了组织安排，改变了中医不能进医院的历史。同时，政府并创办了一批直属卫生部或省级的中医医院。例如著名的中国中医研究院附属广安门医院、西苑医院，北京中医学院附属东直门医院，广州中医学院附属医院，上海中医学院附属龙华医院、曙光医院，北京市中医院，江苏省中医院，广东省中医院等,这些医院成为中医医院的骨干医院。截止到“文革”前,中医院已发展到三百多所。这些医院为我国中医医疗事业的发展打下了坚实的基础。

第三阶段(1966—1976年)“文革”期间,中医事业遭到严重摧残,约有三分之二中医院被合并或拆散,众多名老中医被遣送回乡。中医队伍大量减员,全国中医医院由1966年的371所一度减少到129所。幸存下来的中医医院大部分也名不符实。

第四阶段(1976至今)粉碎“四人帮”后,特别是十一届三中全会以来,在改革开放总方针指导下,党的中医政策很快得到贯彻落实,1980年,卫生部召开全国中医、中西医结合工作会议,决定“要有计划、有重点地建设和加强一批中医医院”。由此,全国各地积极行动起来,对中医医院的建设给予行政上的支持和物质的保证,很快中医医院得到了恢复和发展,及至1982年,中医医院和中医门诊部由一百多所增加至近千所。但是,中医医院在快速发展中也出现不少问题。例如人们对中医医院办院方向一度不很明确,未能充分体现中医特色,在人员配置上,甚至中医药人员没有占到应有的多数。科室设置也未突出中医特色,有的中医专科几乎成了空白。医院管理也基本沿袭综合医院的管理体制,中医医院的管理体系和章法尚未形成,不少医院普遍存在着基础薄弱、规模较小、经费不足、设备简陋等情况,严重影响了中医医疗水平的提高和科研工作的开展。

中医医院的建设亟待总结经验,规范管理。为加强中医医院建设工作,1982年4月卫生部召开衡阳会议,讨论制定出《全国中医医院工作条例》,对中医医院建设提出原则要求,使之有章可循。在中医医院发展纳入健康轨道的同时,卫生部进一步要求全国各省、地、县均要建立中医医院,并强调保持中医特色的办院方向,以适应广大人民群众对中医药卫生保健的需求。

中医医院要保持中医特色就必须在诊断、治疗、护理、用药、科室设置、人员构成上突出中医特点，运用中医理论体系，努力挖掘中医药宝库中蕴藏的丰富实践经验。同时也要积极采纳现代科学的技术方法，装备一定的现代化仪器，提高诊疗效果。

1983 年 9 月卫生部又发出《关于加强中医专科建设的意见》，各地中医医院积极开设健全中医专科诊室或创办专科医院，随之出现了一批著名的中医专科医院，如中医研究院眼科医院、北京针灸骨伤学院附属医院、稷山县骨髓炎医院等特色医院。

为适应人民群众的医疗卫生要求，1983 年 11 月卫生部在重庆召开中医急症工作座谈会，通过了《关于加强中医医院急症工作的意见》，指出“积极开展中医急症治疗工作，是振兴中医事业的战略措施，是推动中医医、教、研深入发展的重要环节”。自 1983 年以来，各中医医院加强了中医急症科室的建设，组织了全国协作组，开展对厥脱、中风、痛症、南方热病、北方热病等病症的诊疗。1992 年 2 月，国家中医药管理局在广州召开首届全国中医急症工作会议，及时总结中医急症工作经验，取得可喜成绩。

为使中医医院建设步入健康轨道，卫生部和国家中医药管理局不断调整和改进中医医院管理体制，1991 年、1993 年，先后召开两次全国中医医院分级管理工作会议，制定了《中医医院分级管理办法与标准》等文件。根据不同区域的卫生服务要求，确定中医医院的不同级别，如对其规模、设备、功能、任务、人员配备、技术水平、服务质量、管理效应等，提出不同的要求，将中医医院管理体制推向全方位科学管理模式，以适应时代的要求和人民的需要。为加强示范中医医院建设，国家中医药管理局于“八五”期间，制定“杏林计划”，建设一批省、地、县示范医院，使其达到中医医院分级管理标准同级甲等或以上水平，让这些医院真正成为中医特色突出、临床疗效显著、人员结构合理、医院管理科学的先进中医医院。"八五"期间，在国家中医药管理局的领导和监督之下，首批"三甲"及"示范医院"达标，成为龙头医院，完成了"八五"计划。"九五"期间，这项中医医院管理体制的改革正在全面展开，按照标准化、规范化建设，以提高中医院的综合服务能力，已有一百三十余所医院被授予"示范中医医院"的证书和标牌。①

据卫生部统计信息中心统计公报，截至 2009 年末，全国卫生机构总数(含村卫生室)1.7 万个。共有医院 2 万余家，其中中医医院 2 728 家，占医院总数的 13.5%。2009 年末，全国医疗机构床位 441.6 万张，其中中医医院床位数量为 38.5 万张，占医院总床位数的 12.6%。2009 年，中医医院的病床使用率为 81.8%。中医医院的服务能力进一步加强，2009 年，全国医疗机构总诊疗人次达 54.9 亿人次，中医医院共提供 3 亿人次诊疗服务。中医医院的住院人数达 1 034 万人。从数据来看，中医医疗机构数量的增加表明中医在我国医疗卫生资源中的比例不断增强，是中医药事业不断发展的标志。随着中医院数量及床位的增加，中医院的服务能力也在加强。②

尽管中医院建设和服务水平有很大发展，但是近几年中医药服务领域在缩小，特色优势有淡化趋势，国务院研究室与科技部等共同完成的《当代中医药发展与管理改革研究》报告："目前全国有 2 800 多所等级中医院，但没有一家真正传统的中医院，几乎都是

---

① 梁峻，张志斌，廖果，等主编. 中华医药文明史集论[M]. 北京：中医古籍出版社，2003：89－91.

② 卫生部统计信息中心. 我国中医医院数量增加服务能力增强[J]. 中国中医药信息杂志，2010，17(5)：48.

中西医结合医院。据统计,2001 年全国中医院的药品收入中中药只占百分之四十,西药占百分之六十。”①另有资料表明,我国中医院普遍存在三低现象,即中医治疗率低、危急重症就诊率低、中草药使用率低。尤其是在住院患者被采用中医药治疗的更少。

第二节 新中国成立后的医学教育

一、中医教育机构的成立

中医教育在长期的历史发展过程中,从隋唐开始,已经有了太医署、局、院等类似学校式的中医教育,为宫廷培养中医人员,到了清代末年,出现了中医学馆等具备学校雏形的中医教育机构。随着现代科学技术的发展和现代医学教育的逐渐兴起,现代教育的组织形式、教学方式及教学内容,也开始移植到中医教育中来,从而出现了中医学校教育。在国民党统治时,一些热心中医学教育者曾先后在北京、上海、江苏、广州、四川、浙江等 16 个省、市,以私人力量举办各种类型的中医院校,培养了一批中医人才。虽然这些院校规模都比较小,设备比较简陋,教学和管理也不甚规范,并处处还受国民党当局的歧视和摧残,整个中医教育经历十分坎坷。但是,它们尝试突破传统中医师承教育的局限性,在一定意义上说是中医教育的一个进步。②

新中国成立后,党和政府重视继承发扬中医学遗产,采取了一

① 陈永杰,贾谦,梅永红. 当代中医药发展与管理改革研究[J]. 新远见,2007,(5):103.

② 盛亦如,吴云波. 中医教育思想史[M]. 北京:中国中医药出版社,2005:396.

系列有力措施，恢复和发展中医事业，大力发展中医教育，20 世纪 50 年代初，先后在北京、上海、天津等地举办中医药讲习所，对青年药工人员讲授中医药基本知识和文化课程。1953 年开始，陆续在北京、天津、上海、山西、吉林等省、市开办了设有中药专业的中等卫生学校。

1956 年 2 月，卫生部向党中央报送《关于改进中医工作的报告》，在报告中重点汇报了"西医学习中医工作"的开展情况，除此之外，还谈到了中医进修学校工作的改进情况：全国的中医进修学校和中医进修班以前存在的那种完全不教中医课或很少教中医课的情况已经改变，平均中医课程已占 40%～60%，并提出目前准备重点解决中医进修学校中关于教学方针、教材、师资、学制、学员条件、教学方法等问题。周恩来在听取汇报时，显然并不满足于此，他做出了首先在东南西北成立 4 所中医学院的决定。中央卫生部党组在 1956 年 3 月 20 日提出的《1955 年卫生工作基本总结及 1956 年的工作方针任务》中，根据周总理的指示，准备在北京、上海、广州、成都筹备 4 所中医学院。

这是我国有史以来第一批中医医学高等教育学府，中医教育正式纳入国家高等教育范畴。但中医学院建立的过程确是困难重重，并非一蹴而就的。拿北京中医学院为例，1956 年 3 月底，卫生部指示由北京市公共卫生局筹办北京中医学院，但是北京市公共卫生局感觉任务重大，又没有以往经验可以借鉴，因此申请缓办，但中央没有批准，时间紧迫，北京市公共卫生局委托北京市中医进修学校组成筹备处开始了北京中医学院的准备工作。当时的条件很艰苦，校址只能借用北京中医进修学校的一层楼，没有课桌，学生只能使用马扎，食堂的餐具也没有准备好，甚至没有领导，在开学前夕才将中医司副司长陈育民调去当院长。

1956年9月1日，北京中医学院正式开学，首届招生120人，学制确定为6年。当时师资严重不足，只有方鸣谦、刘渡舟、栾志仁、张志纯等几名老师，院长陈育民甚至临时被迫上台讲课，没有教材只能讲中医政策应付学生。种种困难导致了各方面的意见，反映到了卫生部和周总理那里。但是半年以来问题仍然没有得到根本的解决，教学基本条件没有得到根本的改善。于是，时任中医司司长的吕炳奎提议可以将学校迁往条件较好的南京，这个意见得到了当时卫生部、中宣部、文教办的支持，但是周总理获悉后断然否决了这一提议，并责成国务院副秘书长齐燕铭负责办理。齐燕铭不辱使命，将海运仓中国人民大学的大院出让给北京中医学院，解决了校址问题。后来在中医司的协调下，从江苏、四川、云南、沈阳等地调来了58位老师，解决了师资问题。①

1956年6月8日，《健康报》发表题为“迎接中医学院的诞生”的社论，社论热情讴歌了创办中医学院的意义：“创办中医学院是继承和发扬祖国医学遗产，发展我国医学的重要方法之一，是极其重大的历史任务，它将为国家培养出具有一定的马克思列宁主义修养的，体魄健全的，具有教学、研究和医疗工作能力的高级中医人才，使他们在继承和发扬祖国医学遗产和提高我国医学科学水平的伟大任务中，起到重大的作用。我们早就想培养一批通晓中医知识和技术，并懂得现代医学基本知识的理想的中国医生。中医学院的创建，使这个理想变成了现实。”②

在北京、上海、广州、成都4所中医学院成立之后，南京、黑龙

---

① 宫正．新中国中医方针政策的历史考察[D]．北京：中央党校，2011：108-109.

② 迎接中医学院的诞生，《健康报》1956年6月8日。

江、山东、天津等地也相继成立了多所中医学院。截至1962年全国高等中医学院已达十几所。

1962年7月，在中国第一批中医正规大学生毕业之后，有感于这批毕业生的不足之处——主要表现为古文水平低，阅读古代医籍存在障碍；对中医的基本理论理解不够深刻；无法熟练应用中医的理、法、方、药理论辨证施治等，卫生部在1962年9月的中医学院教学工作座谈会上召集北京、上海、广州、成都、南京等9所中医学院和中医研究院的领导以及部分老中医共同商讨中医学院的教学问题，强调了中医药教育要坚持以中医课程为主，中医课程与西医课程之间的比例为7比3，并强调要加强中医临床教学，提高师资水平，以确保培养出具有相当理论水平和现代科学水平的中医工作者。

与此同时，秦伯未与于道济、陈慎吾、任应秋、李重人等5位先生联名提出了《对修改中医学院教学计划的几点意见》。在《意见》中，指出了这批学生"在中医学术水平方面，还有不足之处"，"特别是阅读中医古书尚有困难，运用理法方药、辨证施治处理疾病尚欠正确，看来基本功打得非常不够"，并建议："《内经讲义》应由过去只讲120课时增加到488课时"，"精选《素问》《灵枢》两书里的原文100篇左右"，以便"增强学生阅读古代著作的能力，给了他们一把今后的钻研开关的钥匙"。这就是著名的"五老上书"。

这份《意见》不仅在当时是切中时弊，而且在今天看来仍然极富现实意义。然而，就是这样一份对发展中医教育有重大意义的《意见》，在"文革"中却被打成冤案。"文革"结束后，才得到平反昭雪。

二、中医学术的传承

在建立高等中医院校的同时，针对中医的特点，当时政府还积极开展师带徒的工作。中医传统的传承方式就是师徒传授，这种方式不仅仅符合长期以来的经济社会条件，而且符合中医药学术自身的特点。因为中医学的宝贵经验不仅仅表现于大量的医药文献中，而且散存于几十万中医的大脑里，仅仅依靠现代化的学校教育并不能保证全面继承优秀的传统医学遗产，因此中医带徒的传承方式的作用是不可替代的。但是很长时间以来的中医带徒囿于当时的社会历史条件，大都具有自发性和流动性，缺乏统一的规划安排，学习的质量和效果很难保证。而且好多著名老中医年事已高，精力日益不济，有些甚至已经离开人世，就使得中医带徒学习的可持续性受到挑战。

为了更好地开展中医工作，发掘中医学的伟大宝库，1956 年1月举行的全国卫生工作会议决定采取中医带徒的方式培养五十万名中医以壮大中医队伍。1956 年 4 月 16 日，卫生部又作出《关于开展中医带徒弟工作的指示》，要求各地卫生部门把中医带徒工作作为本部门的一项重要任务，采取师徒自愿结合的原则大力推进。在报告之后还附有《1956—1962 年全国中医带徒弟的规划(草案)》。

当时的中医带徒主要采取 3 种方式，第一种方式是卫生所和联合诊所的带徒，即指定专门中医负责传授，建立固定的师徒关系，该所其他的中医协助辅导，当地的中医团体也要予以协助。第二种方式是个人带徒，只要是在公立医疗机构、各卫生所或联合诊所的中医、个体开业的中医均可带徒弟。第三种形式是中医团体举办训练班带徒。

在师资的要求方面，只要通晓中医业务，具有中医基本知识，具有一定临床经验的各科中医师，或者对某种疾病有独特医疗经验，有一技之长的各科中医均可收带徒弟。关于学徒的要求是具有初中教育程度，或者语文水平较好，志愿学中医的青壮年。学习目的除了在毕业后能掌握中医基本知识以外，更重要的是继承老中医的学术和经验，并能独立进行治疗。关于学习时间，一般来说要求学习中医基本知识 3 年，临床学习 2 年，但学习针灸或按摩等一项技术者例外。①

随着中医政策的贯彻落实，为适应中药生产供应和科研工作的需要，1958 年国家有计划地兴办中药教育，河南中医学院首先建立中药系，1959—1960 年，北京、成都、南京、湖南、云南等省中医学院相继增设中药系，中药高等教育从此逐步形成。

在中医药教育制度不断建立完善的同时，党中央还号召并组织西医学习中医。1955 年 12 月 19 日中医研究院成立的同时，西医离职学习中医的中医研究班也在当天开学。该班共有学员 76 人，他们都是西医院校毕业生，具有二三年临床经验的青壮年西医。西医学习中医贯彻“系统学习，全面掌握，整理提高”的方针。经过二年半的等习，绝大多数学员都能掌握中医理、法、方、药诊治疾病的规律，一般能中西两套治疗技术互为补充，同时也为教学和研究工作打下了一定的基础。同年年底到 1956 年初，先后在北京、广州、上海、武汉、成都、天津六大城市成立了六个西医离职学习中医班，以两年半为期，参加学习的有 303 人。1958 年 11 月 18 日党中央批转了中共卫生部党组关于组织西医离职学习中医总结报告，并指示：“中国医药学是我国人民几千年来同疾病作斗争的丰富经验和理论知识，它是一个伟大的宝库，必须继续努力发掘，并加以提高。”中央指示各省、自治区、直辖市，凡是有条件的，都应

---

① 宫正. 新中国中医方针政策的历史考察[D]. 北京：中央党校，2011：109－110.

该办西医离职学习中医班。这样,在1960年冬或1961年春,全国大约就可以有二千名中西医结合的高级医生。中央还特别指出:"这是一件大事,不可等闲视之"。党中央发布这个批示后,西医学习中医的情况有了新的发展,全国各省、市纷纷举办各种形式的西医学习中医班,有离职学习的,有半脱产的,有在职学习的,学制有二年半的,有二年的,有一年的,有六到八个月的。据1960年统计,全国西医离职学习中医班已有37个,学员2 300余人。西医在职学习中医的,全国约有36 000人(内有一部分中级卫生人员)。在高级西医中出现了一批认真学习中医的积极分子。卫生部副部长郭予化认为不能满足于有多少人参加各种西医学习中医班次,重要的是如何发挥作用。他曾致力于建立中西医结合研究基地,为他们钻研祖国医药学,进行一些理论性探索创造必要条件,无疑是正确的。可惜因"文革"而中断。尽管如此,仍有不少人成为我国中医教学、研究领域里的骨干,他们在继承和发扬祖国医药学、运用科学方法研究中医中药方面,做了不少有益的工作。①

从1966年"文化大革命"开始到1970年,中医药教育停止招生达5年之久。十年动乱使中医药教育遭到严重破坏。1966年全国有中医学院21所,在校生达一万人,文革期间被撤并为11所。这11所院校也元气大伤,校址被挤占、仪器设备流失,教学设施损坏,教师队伍七零八落。

由于医药院校停止招生,加上大批卫生技术人员"上山下乡",致使城乡医药卫生人员出现严重不足情况。根据周总理指示,1970年,北京医学院、北京中医学院开始试点招生,招收3年制工

---

① 朱潮,张慰丰. 新中国医学教育史[M]. 北京:北京医科大学/中国协和联合出版社,1990:44-45.

农兵学员。从1971年开始,全国高、中等医药院校也陆续恢复招生。70年代招收的工农兵学员,总的来说,由于训练不足,质量不高,除少数拔尖人才外,多数学员不仅达不到质量的基本要求,而且留下了许多后遗症。

三、改革开放后中医教育的飞跃发展

粉碎“四人帮”以后,中医药教育事业得到迅速的恢复和发展。1977年恢复了择优录取的招生考试制度,中医药大中专院校开始正规招生,恢复学制。1978年党中央转发卫生部党组报告,邓小平批示“要为中医创造良好的发展与提高的物质条件”。各级教育部门坚决贯彻落实,恢复“文革”期间被撤并的院校,扩建校舍,购置教学器材。同时为“文革”前尚未建立中医院校的省、自治区积极创造条件,开办新校。[①] 至1985年全国高等中医院校已恢复发展到25所,另有11所高等医学院校开办了中医和中药专业。现有中医专业33个,中药专业20个,针灸专业11个,推拿和骨伤专业各1个。但是,中医院校的现状仍然是规模过小,校舍不足,设备简陋,师资缺乏,教学实习基地严重缺少,有的中医学院成立20多年,尚无附属医院,严重地影响教学质量,远不能适应社会主义现代化的需要。因此,当前的首要任务是加强和改善高等中医药教育事业。

1982年的衡阳会议重点讨论了高等中医教学问题,提出要正确认识中医药在我国医药卫生事业中的地位和作用,坚持继承和

---

① 田丽娟.我国现代中医药教育的发展历程[C].中国药学会药事管理专业委员会年会暨“国家药物政策与《药品管理法》修订研究”论坛论文文集,2009:897-898.

发扬中医药学的办学方式，合理调整和健全中医教育结构，修订中医教材，以教学为中心，认真开展医疗、科研工作。会议还提出要加强学生的德育和体育，培养出系统掌握中医药基本理论、基本知识和基本技能；准确地运用中医理法方药，有一定医古文基础、现代自然科学知识和外语水平的合格的中医药后继人才。为了加强和改善中医药教育事业，抓好现有中医学院的整顿和建设，首先要整顿好领导班子，充实和培养师资力量，改善和加强实验设备，有计划地安排一些基建指标，解决教学、住宿用房。各级卫生行政部门必须重视并积极支持中医学院附属医院的建设，争取到 80 年代末，附属医院的床位数与在校学生的比例达到一比一，目前还不足 500 张床位者力争在 5 年内发展到 500 张床位的规模。同时，选定条件较好的中医医院和综合医院作为中医学院的教学医院，以满足学生进行教学实习和毕业实习的需要。还没有建立中医学院的省、自治区，应该积极创造条件，争取在 80 年代建立起来。又计划在各省、自治区、直辖市在办好中医学院的同时，举办二三所中等中医学校。

为了加强和提高中医院校的教学质量，卫生部首先抓教学大纲和教材建设，对于 1978 年颁发的《高等医学院校中医和中药专业教学计划（试行草案）》，又重新作了修订。卫生部于 1982 年 10 月 8 日印发了《关于调整高等医学院校中医、针灸（五年制）、中药（四年制）专业教学计划》。这次修订的教学计划，突出了中医特点。为了提高中医药专业教材质量，促进高等中医药教育事业的发展，卫生部于 1982 年 10 月 29～11 月 5 日在南京召开全国高等中医院校中医药教材编审会议，成立了全国高等中医院校中医药教材编审委员会，确定了 32 门教材编审小组，修订中医、中药、针灸各科教学大纲，落实了各专业教材编写出版计划。会议着重讨论和修订各科教学大纲，坚持贯彻理论联系实际的原则，保持和发扬中医特色，保持中医各科理论的系统性和完整性，正确处理了继承和发扬的关系，加强了各科之间的联系。1983年8月于上海召开全国高等中医院校普通课、西医课教材编审会议，会上成立全国高等中医院校普通课、西医课教材编审委员会，并选出了19门教材的编审小组正、副组长。会议讨论制订了教学大纲和教材编写出版计划。至此，高等中医学院校51门教材陆续编写出版，对提高中医院校的教学质量起到了保证作用。十一届三中全会后，除发展正规的高等中医药教育事业外，还要大力创办进修教育、函授教育和夜大学。

自1978年恢复研究生教育制度以来，我国也开始培养招收中医药研究生。实行中医药研究生教育在我国是一个创举，标志着高等中医药教育的发展更加完善。

自从1952年毛主席批示中共卫生部党组《关于组织西医离职学习中医班报告》以来，全国各省、自治区、直辖市先后举办了各种类型的西医离职学习中医班，特别是通过举办两年为期的西医离职学习中医班。培养了中西医结合的高级医生，他们在继承和发扬祖国医药学遗产，实行中西医结合的医疗、教学、科研等工作中发挥了骨干作用，其中有的人在中西医结合工作中取得了可喜的成就，做出了一定的贡献。但是“文化大革命”期间，“四人帮”一伙把西医离职学习中医班指责为“浪费人才”“复辟倒退”，破坏西医离职学习中医班，给中西医结合的发展带来了严重损失。粉碎“四人帮”后，卫生部要求各省、自治区、直辖市卫生厅局，认真总结过去办西医离职学习中医班的经验，积极创造条件，继续举办以两年为期的西医离职学习中医班，并打算长期坚持下去，把它办好。卫生部于1978年4月17日发出了《关于举办西医离职学习中医班的通知》，对西医离职学习中医的具体要求和作法有一些规定。通知要求各省、自治区、直辖市，要长期坚持办一个两年制的西医离职学习中医班，每年招收学员 30～50 人，其培养要求是：通过系统学习中医药理论，能掌握中医理法方药的治疗规律，能运用中西医两套技术进行临床教学、研究工作，学员要求是大专院校毕业或相当的水平，具有三到五年以上的临床经验，有志于献身中医药事业的西医师，年龄在 40 岁以下的青壮年西医，采取自愿报名，群众推荐，领导批准的原则，毕业后为了充分发挥作用，从事中西医结合的医、教、研工作，原则上由省、自治区、直辖市卫生厅局统筹安排，集中使用。①

1980 年 3 月卫生部召开全国中医和中西医结合工作会议，提出要团结依靠中医、西医和中西医结合三支力量，发展我国医药卫生事业，并提出这三支力量都要大力发展、长期并存的方针。

截至 2011 年，全国共有高等中医药、民族医药院校 46 所，高等教育中医药类在校生人数 55.3 万人。②

高等中医药教育建立 50 多年来，高等中医药院校已成为培养高级中医药人才的主要渠道。高等中医药教育的层次结构，已有中医药专科、本科、七年制、硕士、博士、博士后等层次和类型。同时开展各种形式的外国留学生教育，成为我国对外教育的重要基地。

数十年来，高等中医药院校培养中医药人才，向规范化、规模化发展，经过院校教育，既能掌握中医药理论，又懂得现代科学、现

---

① 朱潮，张慰丰. 新中国医学教育史[M]. 北京：北京医科大学/中国协和联合出版社，1990：215－220.

② 《中国的医疗卫生事业》白皮书，2012 年，第 18 页.

代医学的基本知识,知识面较宽,具有开拓精神,提高了中医药人才队伍的群体素质,并已涌现了一批促进中医药科技进步的业务骨干,为继承发扬中医药学这一伟大宝库,提供了坚实的基础和可靠的保证。

尽管中医教育取得显著成绩,但是新形势下,当前中医教育也出现不少问题,如中医院校的课程设置基本上是借鉴西医教育模式进行细分,生硬地从中医经典中剥离出"基础课"和"临床课"。这样不仅割裂了中医知识体系,而且在课程设置上也存在着以西为主的倾向。例如,不少院校在大学一年级的课程中几乎没有安排中医课程,却有不少西医基础课程。中医大学生是从已接受过现代知识体系训练的高中学生中,通过高考选拔出来的,如果在一年级安排大量西医课程,无疑会进一步强化其西式观念,并形成一种更加强大的西式认知思维范式,因此在遇到学习思维冲突后很自然地就会站到西医的角度来看问题、思考问题和解决问题,极易失去对中医药独有的学术思想、思维方式的认同、理解,因而很难学习领悟中医学的知识精髓,更不可能运用中医药的学术语言进行知识创新和临床实践。

第三节　新中国成立后的中医药立法

新中国成立后,政府高度重视中医药事业的发展,在中医药界的努力和党中央的关心下,中医药法制建设不断发展。

一、新中国成立后的中医药立法发展

总体上看,新中国成立后,我国中医药法制建设可划分为以下几个阶段,每个阶段各有其特色,取得了一些成绩,也有不少教训。

新中国成立后，党和政府把中医药作为团结对象。中医药法制在摸索中逐步建立发展。总体上看，党和政府高度重视运用法律、政策手段促进中医药的发展，特别把保障人民群众的身体健康和生命安全放在突出位置。早在1949年9月毛泽东同志在接见出席全国卫生行政会议代表时说："必须很好地团结中医，提高技术，搞好中医工作，发挥中医力量，才能担负起几亿人口的艰巨的卫生工作任务。"这对于新中国成立后中医药立法的发展起到巨大促进作用。

1951年4月4日政务院批准，卫生部发布了《卫生部关于医药界的团结相互学习的决定》，要求不论中西医之间，以及中西医内部，都应该在"为人民服务"的目标下团结起来，并进行学习；并提出"中医应当科学化，西医应当大众化"。根据该决定第四项，对于私人开办中医学校(或带徒弟)，可不加限制，但这些学校课程中应加基础的医药科学课目。中医药领域的立法工作从1951年起开始，严格意义上的专门立法有4件，如《中医师暂行条例》(1951年4月18日政务院批准，1951年5月1日卫生部公布，共分5章30条)，主要涉及中医药教育和综合管理。卫生部还出台了一些有关的其他规范性文件，如《卫生部关于中药材自由市场的领导与管理问题的几项规定》《卫生部关于中药材经营管理上的几项规定》《卫生部关于普查野生药源问题的通知》等，另外国务院还出台了《国务院关于中药材经营管理交由卫生部门统一领导的通知》《国务院关于发展中药材生产问题的指示》《国务院批转卫生部关于中药材预购问题的报告的通知》

通过这些条例、规章和其他规范性文件的制定实施，中医药的法律地位得到明确规定和保障，中医药事业不断发展，成绩显著。但相关部门个别领导在贯彻实行中医政策时存在偏差，所制定、实施卫生法规影响到中医药法制的健康发展。1954 年 11 月在批转中央文委党组《关于改进中医工作问题的报告》中指出,"当前最重要的事情,是要大力号召和组织西医学习中医,鼓励那些具有现代科学知识的西医,采取适当的态度同中医合作,向中医学习,整理祖国的医学遗产。"一系列具体扶持、保障、促进中医药事业发展的工作随即展开。1956 年 11 月,卫生部连续下达通令废除影响中医药正常发展的《中医师暂行条例》及其实施细则,《医师、中医师、牙医师、药师考试暂行办法》及其实施细则,《中医诊所管理暂行条例》及其实施细则,扫清了中医药事业发展的障碍。

1966 年至 1976 年间,中国的法律制度受到空前破坏,中医药法规建设处于停滞阶段,未有任何新的中医药法律法规出台,已经建立起的中医药法制也被破坏殆尽,中医药事业受到沉重打击。

十一届三中全会之后,中医药法制重新起步发展,首先体现为政策层面对中医药的肯定与认同。中央以中发 1978(56)号文件中提出"中医、西医、中西医结合三支力量都要大力发展,长期并存"的工作方针。1980 年卫生部召开"全国中医和中西医结合工作会议",会议明确指出"中医、西医、中西医结合这三支队伍都要大力发展,长期并存。团结依靠这三支力量,推动医学科学现代化,发展具有我国特点的新医药学",再次重申三支力量的工作方针。中医药在国家卫生工作中的地位得到肯定给以后的中医药法制建设铺平了道路。特别在 1982 年《宪法》中明确规定"国家发展医药卫生事业,发展现代医药和我国传统医药"。首次确定了中医药的宪法地位,为中医药事业发展和中医药法制建设提供了最高法律依据。据此,卫生部和国家相关部门把中医药的法制建设提到议事日程,成立中医立法的领导小组,从此中医药法制建设进入正轨。1985 年中央书记处在《关于卫生工作的决定》中指出:"根据宪法‘发展现代医药和我国传统医药’的规定，要把中医和西医摆在同等重要的地位。一方面，中医药学是我国医疗卫生事业所独具的特点和优势，中医不能丢，必须保存和发展；另一方面，中医必须积极利用先进的科学技术和现代化手段，促进中医药事业的发展。要坚持中西医结合的方针”。（朱庆生.坚持中西医并重促进中西医结合为建设有中国特色社会主义卫生事业而奋斗—在纪念毛泽东同志关于西医学习中医批示40周年大会上的讲话.1998.10.11，内部资料）据此，卫生部和国家相关部门把中医药的法制建设提到议事日程，成立中医立法的领导小组，从此中医药法制建设进入正轨。

1984年9月20日第六届全国人大常委会第七次会议通过《中华人民共和国药品管理法》，并于1985年7月1日起实施。通过该法确立起我国药品管理法制的基本制度。对于中药的发展、管理具有很大影响。对于中药的研制、生产经营、使用、保护发展、标准化等作了一系列规定。但这部法律更多的是根据西药的性质、规律进行立法，对于中药的自身性质和发展规律未予以重视。

这期间国务院发布了5个具有规范效力的中医药相关规范性文件：《国务院批转国家标准计量局等单位关于改革中医处方用药计量单位的请示报告的通知》（1977年4月5日发布）、《国务院批转国家医药管理局关于中药工作问题的报告的通知》（1983年10月13日发布）、《国务院批转国家医药管理局关于中药工作问题的报告的通知》（1985年12月31日发布）、《国务院办公厅转发对外经济贸易部关于加强对中药材出口管理报告的通知》（1985年12月31日）、《国务院批准卫生部关于允许个体开业行医问题的请示报告》（1980年8月24日）等。

这一时期的中医药立法由于受到当时“宜粗不宜细”整体立法

方针的影响而较为粗略。这虽有利于统一认识而及时出台，但也导致立法粗糙、可操作性不强、规范性较低、强制性不够等问题。另外，中医药的地位和特殊性未得到充分的重视，中医药专门立法多为部门规章、行政法规、请示和批复、通知等，法制建设文件的整体位阶较低，中医药的法制管理最终要以不完全符合中医药发展规律的几部专门卫生法律为依据，以致在许多方面初步形成以西医药管理模式管理中医的局面。

1986 年卫生部中医司被撤销，成立国家中医管理局。1988 年改名为国家中医药管理局，并将原属国家医药管理局管理的中药部分划归国家中医药管理局。1998 年国务院机构改革中，国家中医药管理局缩编，中药生产流通监管职能交新组建的国家药品监督管理局行使。国家中医药管理局作为统筹规划管理国家中医药事业的政府职能部门，其成立对于中医药法制健全具有重大推动作用，从此中医药立法走上快车道，有计划持续稳定进行各类立法活动，立法数量和质量上均大大提升。

1992 年 10 月，国务院发布第 106 号令国务院令《中药品种保护条例》，开始实施中药品种保护制度。1994 年 10 月，国家中医药管理局发布《中华人民共和国中医药行业标准》，对中医内科 57 个病证的病证名、诊断依据、证候分类、疗效评定做了规定。2003 年 4 月国务院发布第 374 号令国务院令《中华人民共和国中医药条例》，这是新中国政府颁布的第一部专门的中医药行政法规。该条例将党和国家关于中医药工作的一系列方针政策通过行政法规的形式予以固定，是我国中医药领域立法和中医药事业发展的里程碑。该条例确立了扶持中医药事业发展和规范对中医药管理的基本指导思想，明确中医药主管部门和相关管理部门的职责，并制定一系列保障中医药发展的措施，进一步强化了中医药的规范管理。[①]

2009年5月，国务院下发《国务院关于扶持和促进中医药事业发展的若干意见》（以下简称《意见》）。《意见》是新中国成立以来党和国家发展中医药事业方针政策的高度概括和系统总结，充分借鉴和吸纳了近年来各地在扶持和促进中医药事业发展方面探索创新的有益经验。《意见》是一部指导当前乃至今后一个时期中医药事业发展的纲领性文件，既具有宏观指导性，又有很强的可操作性；既立足当前，又着眼长远；既强调了在深化医改中要充分发挥中医药作用，又系统提出中医药事业发展的主要任务和政策措施。同时，《意见》作为深化医改的重要配套文件，并以国务院名义发布，对于在其他配套文件制定中更好地发挥中医药作用具有重要指导意义。《意见》的出台，是贯彻落实科学发展观的具体体现，表明了党和国家高度重视和支持中医药事业发展的鲜明态度和坚强决心，反映了社会发展的需要，体现了时代发展的特征，为中医药事业在新世纪新阶段又好又快发展提供了坚实的制度保障，创造了更好的政策环境，在中医药发展史上具有里程碑意义。

《意见》具有四方面特点，一是充分肯定了中医药的科学文化价值、历史贡献、现实地位和重要作用，强调中医药和西医药互相补充、协调发展，共同维护和增进人民健康，是我国医药卫生事业的重要特征和显著优势；中医药作为实践中逐步形成并不断丰富发展的医学科学，是中华民族的瑰宝，也是我国文化软实力的重要体现。二是始终贯穿着扶持和促进中医药事业发展这条主线，强调坚持中西医并重的方针，坚持发挥政府扶持作用，动员各方面力

---

① 李哲.中医药立法及相关问题研究[D].北京：北京中医药大学，2008：42-45.

量共同促进中医药事业发展。三是强调遵循中医药发展规律，保持和发扬中医药特色优势。《意见》中多处提及要符合中医药特点和规律，强调要按照中医药的特点和规律管理和发展中医药。四是明确把坚持统筹兼顾，推进中医药医疗、保健、科研、教育、产业、文化全面发展作为一项基本原则，并在指导思想上强调要促进中医中药协调发展。

二、我国现行中医药法制的组成

据不完全统计，我国现行与中医药相关的法律、法规、规章等已数百件，涉及中医药服务、医疗机构、人员管理、技术准入、教育科研、中药产品（包括种植、加工、流通、销售等）、中医药资源与知识产权保护、对外合作交流、保障措施、监督管理、法律责任等诸多方面。总体看，中医药部门规章在医药规章所占比例较小，现行医药卫生法律法规、部门规章和方针政策中涉及中医药的内容也不多。

（一）专门法律规范与相关法中涉及中医药管理、运行的部分

中医药相关的专门法律规范可以分为两类，一种是专门规范中医、中药民事、行政活动的法律规范，包括综合性的《中医药条例》，以及单行中医药法规、规章，例如《中药品种保护条例》（1992年国务院颁布）、《中医药继续教育基地管理办法》（国家中医药管理局2002年发布）等；另一类是对于中医药同样适用的医药类一般法律规范，或与其他规范交织、共存的法律文件。如《中华人民共和国药品管理法》《执业医师法》《医疗机构管理条例》及其实施细则等，这些法律法规一方面是医药管理的一般法，同时也适用于中医药的规范管理，其中也存在个别单独规范中医药的条款。这

类法律规范构成国家管理中医药的主要法律依据，对于我国中医药的发展前景影响甚巨。从某种意义上，这也反映了事实上我国在中医药管理上对于中医药自身特色和客观规律的考虑不够。

（二）标准规范

中医药标准规范存在多种形态。据初步统计我国有关部门已经颁布中医药标准规范 130 余项，涉及中医药的医疗、教育、利研、管理等诸多方面。域外一些国家和地区也制定了一些有关中医药的标准规范。

中医药标准规范按效力等级与是否具有强制效力可以分为国家级标准，如国家药品标准，其中包括药典标准，我国从 1953 年起，已颁布 8 版药典；部颁标准，如《中华人民共和国卫生部药品标准》中的中成药标准、中药成方制剂分册；各省、自治区、直辖市的地方性中医药标准（已经取消）；不具有强制性效力的行业标准、企业标准等。其中行业标准正在逐步推行，将起到巨大作用，有利于提高中医药的平均水平，促进中医药发展。按照标准所管辖的内容可以分为中药标准、中医医疗机构标准、中医药相关从业人员标准等。根据《药品管理法》的规定“药品必须符合国家药品标准”，中药当然包括在内。同时规定“国务院药品监督管理部门颁布的《中华人民共和国药典》和药品标准为国家药品标准”。中药标准又可分为中药成分标准、新药标准、加工生产管理标准、运输标准和商业标准、进口药材标准等。

自《药品管理法》实施后，针对中成药品种中存在处方不合理，疗效不确切等问题，国家相关各级卫生行政主管部门通过全面调查，经过医学、药学审查，整理汇编《中华人民共和国卫生部药品标准》，其中有中药成方制剂 20 册，4 000 余种。通过该标准有效加强了中成药管理，促进了中成药的生产和质量提高，对于民众用药安全有效起到积极促进作用。

由于中药来源于植物、动物和矿物，加上品种繁多，中药材出现大量的同名异物和同物异名的现象，在一定程度上不利于中医药规范发展。为治理中药材品种混乱问题，我国政府进行大量工作，在《中国药典》中收录大量中药材品种；同时卫生部对未收录的中药材品种，本着一名一物的原则，分期分批，制定部颁标准，汇编为《中华人民共和国卫生部药品标准》中药材（第一册），于 1991 年底颁布施行。

根据中医药标准的制定主体和管辖是否在一国之内可分为国内标准和国际标准。中医药国际标准的制定活动历史并不悠久，但其对于各国中医药标准制定和相关立法将产生深远影响。我国中药、药材的出口，必须符合所在国家的标准或国际标准。我国对于中医药国际标准也有所参与，如《经穴部位》《耳穴名称与部位》等的研究制定。中医药国际标准的制定实施推广，具有深远的意义。中医药标准的国际化，有利于我国中医药现代化，促进中医药走向世界。我国应更加积极参与到国际上中医药标准的制定中去，并尽可能起到主导或引导作用，以促使中医药国际标准的制定实施符合中医药客观规律，并促进我国中医药为世界各国所承认和接受，促进我国中医药产业发展。

我国中医药领域除了在国内采集、加工中药材之外，还进口药材。早在 1960 年我国政府就制定了进口药材质量标准初稿。经卫生部审定批准，1975 年汇编发布《进口药材暂行标准》，1986 年发布施行《中华人民共和国卫生部进口药材标准》。

目前我国中医药标准的主要问题包括两方面：首先，重要标准自身的制定、修订缺乏规范和正当性。现有的中医药标准规范主要偏重于对中医药从业主题提出各种标准和要求，要求其必须符合、遵守、满足。但对于标准制定部门自身缺乏必要的约束，标准规范制定和标准自身的科学性、民主性和公开透明性难以保障，因此导致中医药标准规范事实上效力并不够高。其次，中医药标准化并不像西医药那样易于量化和规范，就现在看中医药标准仍主要依据经验确定，客观性和精确性远远低于西医药。如过于强调中医药标准规则将会限制中医药的发展。应当在广泛调查收集已有中医药实践基础上确立中医药自身标准规范。基于中医药自身特殊性，如中药材产地不同或由于天然野生或人工种植药性将会很不同，中药应有自己的特色药典。

（三）中医药方针政策

新中国建立特别是改革开放以来，我国中医药法制发展一直与党和国家的中医药政策密切相关。党和国家非常重视中医药事业的发展，制定了一系列扶持、保护和促进中医药发展的方针政策。

例如早在1978年邓小平在卫生部党组《关于认真贯彻党的中医政策，解决中医队伍后继乏人问题的报告》上批示："这个问题值得重视，特别要为中医创造良好的发展与提高的物质条件。建议以中央名义加一批语转发下去。"1986年国务院常务会议讨论研究中医中药问题，提出要把中医中药摆在一个重要的位置，决定成立国家中医药管理局。1991年，在全国人大会议上，将"中西医并重"列为新时期我国卫生工作的五大方针之一。1997年《中共中央、国务院关于卫生改革和发展的决定》进一步明确"中西医并重"的方针，并提出"正确处理继承与创新的关系，既要认真继承中医药的特色和优势，又要勇于创新，积极利用科学技术，促进中医药理论与实践的发展，实现中医药现代化。"又如《关于改进中医工作的报告》。

中医药方针政策具有深远的意义，我们党和国家的中医药方针政策对于中医药的地位、发展方向与国家扶持政策的实施运行等都提供有力保障，起到举足轻重的作用，同时也为中医药法制化建设奠定了相当的基础。虽然在形式上他们不属于法律规范的范畴，但由于我国转型期的特殊性和历史原因，他们始终在实践中发挥着事实性规范的作用。

三、我国现行中医药法制的不足

我国从改革开放以来，中医药法制建设无论是在形式上还是在内容上都取得巨大的成就：在形式上，医药法制不断规范、完善。中医药法制体现出所谓一事一法的特点，在中医药领域，采取单项立法的模式。为了适应我国中医药涉及领域广泛，法制目的多重(包括规范市场、服务，扶持促进相关事业发展，保护中医药知识产权与中医药文化等)的需求。在中医药领域立法中，采取了针对中药新品种、中医药广告等，进行分门别类制定法规、规章的模式。这种模式的优点是针对性强，措施具体；在内容上，中医药法制所涉及领域不断扩展，立法不断细化，法律法规篇幅不断扩增。同时法律规范的可操作性大大增强，权责更加明确。

成就尽管突出，但问题依旧，具体表现如下。

迄今中医药法制在形式上仍未形成整体性的、各部分有序联系、内部有机关联的法律制度体系，立法技术上也嫌粗糙，水平不够高。具体来说，我国中医药法制在形式上存在以下问题。

2003 年国务院制定的《中华人民共和国中医药条例》为建国以来，规范我国中医药工作的首部行政法规。我国有关中医药的法律还有《药品管理法》等医药一般法律，只是中医药专门的立法最高层面为行政法规。我国中医药法制中专门立法所占比例不高，尚无法律相关层面的专门法，专门的国务院行政法规仅有三部，其他专门立法主要体现为中医药行政立法，包括卫生部、国家中医药管理局所制定国务院部门规章和规范性文件。

从法律效力上讲，属于中医药专门立法的行政法规低于医药领域的法律。但这种说法从侧面表明我国中医药立法存在很大缺陷，即缺乏狭义法律层面的专门、基本性法律。因此，中医药现有立法难以充分体现中医药特色和规律，导致难以全面、有效保护和促进我国中医药发展。

专门立法最高为国务院行政法规。我国在医药方面的法律（狭义）层面仅有《药品管理法》《执业医师法》，分别管理药、医。作为法律其效力高于行政法规、地方性法规和更低位阶的法律规范。作为医药的一般法也适用于对中医、中药的管理、监督。由于中医药具有自身独特的规律，这两部法律对于中医药的管理和我国中医药的发展均存在诸多不利，并在一定程度上导致了中医的不适当的西化。

由于法律层面中医药立法的缺失，导致一方面中医药法律体系存在重大缺陷，法律以下层面位阶的中医药专门立法由于缺乏高位阶立法的依据而难以发挥应有的功能；另一方面，我国中医药法律体系的系统化程度也受到很大限制和不利影响，难免产生彼此之间的矛盾和适用冲突。

当务之急是尽快由立法机关制定法律层面的中医药法，将中医药有关的专门知识产权保护和国家扶持推动等制度措施提升效力层次，保障和促进中医药的健康发展。

中医药法制建设缺乏统一规划，随意性较强，具有严重的“人治”色彩。加上中医药涉及面广，许多部门从本部门利益出发，根据法律法规和相应上级机关和个别领导所设置的任务、目标针对自己所负责的事项和环节进行立法，制定规章和其他规范性文件，对中医药作出性质不同、内容迥异的规定。总体上科学性较低。中医药法制体系存在矛盾，特别主要体现为所谓规范矛盾。表现为不同法律文件、不同层级规范对同一中医药法律事实加以规范，赋予不同性质或法律效力。在缺乏法律层面中医药专门法的统领、控制下，这些矛盾难以通过竞合理论和法律文件层次效力规则予以有效化解。这使得中医药从业主体无章可循，同样也严重影响到政府主管部门对中医药事业进行统一、前后和内容一致的监督和管理。①

随着我国医疗卫生事业改革不断深入，中医药行业发展面临了许多新问题，我国中医药法律制度在内容方面的缺陷、不足不断凸显。

中医药法制建设过于强调与医药法制相衔接和统一，对自身规律和特殊性考虑不够。

早在民国时期中医界已为当时的医药卫生法制为纯粹的西医药法制、卫生行政系统为畸形发展不完全的卫生行政系统而抱怨和呼吁改革。但时至今日，我国医药法制和行政体制仍主要是西医药法制及适应西医药管理需要的行政体制。

我国中医药法制建设过于强调与卫生法制的衔接和统一主要表现在两方面。

首先，管理体制方面中医药过于屈从于西医药模式的一般管理体制。我国中医药既未实现一元化管理体制，也未充分考虑到中医药自身规律与特色，基本上采用西医药模式、标准管理中医

① 李哲．中医药立法及相关问题研究［D］．北京：北京中医药大学，2008：27－28．

药。殊为遗憾的是第一部中医药专门统一规范《中医药条例》未能够统一中医药主管主体，国务院各有关部门对于中医药均具有一定权力和职责，特别中医、中药分业管理，中医药管理与中医药教育管理分离。

其次，法律适用上的过度一致性。卫生医药法制中存在同时适用于中医药、西医药的法律，尤其《中华人民共和国执业医师法》和《中华人民共和国药品管理法》，加之中医药领域缺乏专门法律，其结果是这两部法律对于中医药领域完全适用，使得中医药法制过于注重与卫生医药法制的统一和衔接，难免不能适应中医药自身发展规律。

中药新药审批领域更为突出，中药新药准入同意按照国务院药品监督管理部门的规定报送研制方法、质量指标、药理和毒理试验结果等有关资料和样品，经国务院药品监督管理部门批准后，完成临床试验，由国务院药品监督管理部门审批通过。其审批和管理主要法律依据有《药品管理法》《药品管理法实施条例》《药物临床试验质量管理规范》《药物非临床研究质量管理规范》《药品卫生标准》等。中药的新药准入与西药完全相同，现有这些法律法规和标准规范的制定和实施较有效针对了西药，很少考虑到中药特殊性的要求，不少程序、要求如药理试验等，对中药并无大意义。与此相类似，中药饮片也同西药一样，实施 GMP 认证、包装管理规定、批准文号管理等，对于中药饮片的准入标准过高，限制了中药饮片企业的发展。

中医药管理体制缺陷：归口管理、协调不够。

管理体制在任何法律制度中都是基本的问题。中医药管理体制的问题在立法中一直未受到足够重视，构成中医药法制完善的重要障碍。我国中医药相关的立法繁多，多项单行法律、法规、规章中均涉及中医药相关的内容。相应地,中医药的管理体系也并不统一,采取了归口管理的模式。我国出台的《中医药条例》也未明确统一中医药主管主体,体现了很强的归口管理性质,即根据各种方面、领域,分别确定归口管理部门,这样导致中医药处于多头管理中,较为分散,并存在一定程度的职权交叉、重叠。主管部门和各相关部门之间协调和配合不够。如根据《中医药条例》第六条卫生行政部门管理中医药的教育,但重要的教育机构由教育部门管。全国各省、自治区、直辖市,并未普遍建立独立的中医药管理机构。如医、药管理的关系,中医药管理和财政、科技、教育、监管部门的协调问题,中医药医疗机构人员在公共卫生建设、预防保健、农村医疗服务等方面的地位、优势发挥。

分散型的中医药管理体制并非一无是处,从某种程度上甚至还有利于发挥各种相关机构的专业优势以处理各类具体的中医药领域的活动。但与此同时,中医药管理体制过于分散,加上缺乏上位基本法即中医药专门法律的统领和控制,致使各种法规、规章与其他法律文件之间的冲突现象层出不穷。

中医药法制规范性缺陷。

根据法学一般原理,完整的法律规范应由“权利—义务—责任”三种要素组成;就权利而言,完整的规范应包括请求权、享有权利的利益,以及请求救济的权利。中医药法制在内容规范上,表现出规范要素不足或者规范性不够的特点。诸多应有的中医药权利尚未确立,仅以国家应当如何的形式出现;政府的责任在法制中也经常性缺失,导致法制内容中对政府要求的义务难以构成刚性约束;各种中医药相关主体的权利,存在救济权利和配套机制的缺失,在权利受到侵害不能实现时缺乏维护权利的武器。

中医药法制规范性缺陷导致了中医药法制的强制性不足,中医药法制对于中医药从业主体的保护、促进效果不理想等问题。

中医药法制所存在的以上诸多问题大大降低了中医药法制的权威性和强制性，有法难依或不依、执法不严、危害到中医药秩序和民众合法权益的违法行为经常得不到追究，对中医药事业健康、规范发展造成巨大危害。

四、《中医药法》立法的迫切性

新中国成立以来，党和国家高度重视中医药在保障人民健康中的重要作用，明确了中医药在我国卫生事业发展中的地位和作用，采取了保护和支持中医药的系列政策措施，推动中医药法制建设，逐步形成中医药的相关法律制度，有力地保障和促进了中医药事业发展。

1982年《中华人民共和国宪法》第21条规定“发展现代医药和我国传统医药”，确立了中医药等传统医药的法律地位，为中医药的发展和法律制度建设提供了根本法律依据。随着我国法制化进程的不断加快，中医药法制建设取得了较大进展，《中华人民共和国执业医师法》等一系列与中医药有关的医药卫生法律相继实施，为中医药法的制定奠定了良好的法律基础。各地积极推进中医药立法工作，目前全国已有26个省(区、市)出台了中医药地方性法规，为中医药法的制定提供了许多有益经验。特别是近年来，党中央、国务院更加关心中医药事业的发展，制定和实施了一系列旨在保护、扶持、发展中医药的政策。2007年党的十七大报告明确提出，“坚持中西医并重”“扶持中医药和民族医药事业发展”，2009年4月国务院颁布实施了《关于扶持和促进中医药事业发展的若干意见》，这为中医药法的制定提供了重要政策支撑。

但是，随着我国经济社会的发展和依法治国基本方略的推进，中医药法制建设还不能完全适应中医药事业发展的需要。一是我国还没有一部专门的中医药法律，中医药发展在法律层面上缺位；二是现行与中医药有关的法律法规总体上看比较分散、不系统；三是现行与中医药有关的法律法规体现中医药特点不够，主要是参照现代医药的管理模式制定的；四是现行与中医药有关的法律法规体现对中医药的扶持、保护、促进发展的力度不够；五是现行与中医药有关的法律法规在某些方面还存在空白，如传统知识的保护已经受到世界各国的广泛重视，而我国还没有中医药传统知识保护的相关法律规定；六是与国外传统医药立法相比相对滞后，据世界卫生组织（WHO）统计，目前世界上有 54 个国家制定了传统医学相关法案，92 个国家颁布了中医药相关法案。

早在 1983 年，全国人大代表董建华就领衔提出了制定中医药法的议案，此后，历届人大、政协会上不断有关于中医药立法的议案、提案。卫生部、国家中医药管理局高度重视中医药立法工作，曾多次组织进行立法调研、论证和起草工作。1986 年，国务院启动《中华人民共和国中医药条例》的起草工作，并于 2003 年 4 月颁布了该条例。《中医药条例》的实施为保护、扶持和促进中医药事业的发展发挥了重要作用，但随着形势的发展，《中医药条例》已实施多年，有必要在条件成熟时上升为法律。因此，行业内外呼吁在此基础上制定中医药法的声音越来越强。根据国务院法制办和卫生部领导启动中医药立法起草工作的建议，国家中医药管理局于 2005 年 3 月启动了《中华人民共和国中医药法》的起草工作，经反复论证、深入调研、几易其稿，形成了《中华人民共和国中医药法（草拟稿）》，于 2006 年 9 月上报卫生部。根据卫生部意见，结合深化医药卫生体制改革的精神，进一步修改完善。

2008 年 10 月，《中（传统）医药法》列入了十一届全国人大常委会五年立法规划。卫生部与国家中医药管理局对此高度重视，卫生部近年都将中医药法列入年度立法计划。国家中医药管理局积极推动，主要开展了以下几个方面的工作：一是成立领导小组和工作机构。成立了由王国强副部长兼局长任组长、局各部门参加的中医药立法领导小组，下设立法工作办公室，负责具体的起草和协调工作。聘请了全国人大、全国政协、国务院法制办、卫生部等有关部门领导和法律、社会、经济、卫生等领域的专家为顾问，为中医药立法做好组织保障。二是开展立法调研。邀请全国人大代表、全国政协委员、卫生部门及中医药学和法学专家分别赴重庆、江苏、山西、广东等地，深入开展调研，听取意见建议。三是梳理问题并开展专题研究。对中医药事业发展中的主要问题进行了分析，并组织开展系列专题研究，为立法提供支撑。四是对相关法律法规进行分析。在立法起草过程中，注重对以保护、扶持和促进为宗旨的法律分析研究，注重与中医药相关法律法规的制度衔接，注重借鉴和吸纳其他国家和地区法律法规的成熟经验。五是修改完成《中医药法(草拟稿)》。在上述工作基础上，根据深化医药卫生体制改革和《国务院关于扶持和促进中医药事业发展的若干意见》的精神，对文本进行了多次修改、反复论证，形成了目前的《中医药法(草拟稿)》，共9章，68条。

《中医药法(草拟稿)》的总体立法思路有以下几点。

(一)将党和国家的中医药方针政策法律化、制度化，以法律形式明确中医药发展的基本方针、原则和制度

新中国成立后，党中央、国务院制定了一系列保护、扶持中医药发展的方针政策，为中医药事业的发展奠定了良好的政策基础。但随着时代的发展和依法治国方略的实施，有必要将党和国家的中医药方针政策以法律的形式固定下来，使之能够制度化，成为强制性、稳定性和可操作性的法律措施。《草拟稿》明确了中医药的地位作用以及发展中医药的基本方针和基本原则等内容，把党和国家的一贯方针政策，通过法律的形式固定下来。

（二）保护中医药的继承，保障中医药特色优势发挥

继承是中医药发展的根本，也是中医药发展的内在规律。但由于种种原因，中医药继承不足、特色优势发挥不够的问题始终没有得到根本解决。在现代社会中，继承往往受到冲击和弱化，已被各国传统医学发展的历史所证明。目前做好中医药的继承，保障中医药特色优势的发挥，还缺乏有效的机制。因此，《中医药法（草拟稿）》将做好继承、保持和发扬中医药特色与优势作为立法的重点内容，在中医药传统知识保护、中医药学术继承、师承教育、中医医疗机构的服务方向等方面作了相应规定和要求。

（三）遵循中医药发展规律，建立符合自身特点的管理制度

中医和西医是两个不同的医学体系，在认知和诊疗疾病上有着各自的理论和技术方法，也有其自身的发展规律和特点。但是，现行与中医药有关的医药卫生法律主要是针对医药卫生的共性问题做出制度规范，难以体现中医药的特点，一定程度上制约了中医药特色优势的发挥。《中医药法（草拟稿）》从建立符合自身特点和规律的管理制度出发，在与相关法律制度衔接的基础上，进行了完善和补充。在中医医疗人员分类、医疗机构中药制剂管理等方面做了相应规定。

（四）发挥政府主导作用，建立中医药事业稳定发展的保障机制

当前我国医药卫生事业特别是中医药事业发展水平与人民群众健康需求及经济社会协调发展要求不相适应的矛盾还比较突出。由于中医药资源配置不合理，城乡和区域发展不平衡，影响了中医药服务的可及性。政府投入不足，缺乏稳定保障机制，导致公立中医医疗机构公益性不足，运营困难，中医药价格低廉的优势成为中医药机构创收的劣势，“以药补医”“以西补中”的状况导致中医药特色优势淡化。《中共中央国务院关于深化医药卫生体制改革的意见》指出，要强化政府在基本医疗卫生制度中的责任，加强政府在制度、规划、筹资、服务等方面的职责，维护公共医疗卫生的公益性；建立完善政府卫生投入机制，增加对卫生的投入。根据这一精神，《中医药法（草拟稿）》对政府在中医药规划、投入、补偿，医保政策等方面的责任作了进一步明确，为中医药事业发展提供良好的保障。

（五）鼓励社会力量发展中医药，形成多元化发展的格局

非公立中医医疗机构是中医医疗服务体系中不可或缺的重要组成部分，具有专科专病优势突出、服务方式多样、运行机制灵活等特点，在满足群众多层次多样化的中医药医疗保健服务需求，提高中医药服务的覆盖面和可及性等方面发挥了重要的作用，但目前非公立中医医疗机构特别是具有中医传统服务特色的诊所等机构的发展还十分薄弱。按照《中共中央国务院关于深化医药卫生体制改革的意见》的精神，中医药事业发展要坚持政府主导与发挥市场机制作用相结合。积极促进非公立中医医疗机构发展，在坚持公立中医医院主导地位的同时，充分调动社会力量发展中医药，形成多元化办医格局。《中医药法（草拟稿）》将深化医疗卫生体制改革中关于鼓励和引导社会资本发展中医药事业的政策法律化、制度化，明确了非公立中医医疗机构的权利，鼓励依法开办中医诊所或个体行医，支持符合中医特点的行医服务方式。

（六）统筹兼顾，促进中医药全面协调可持续发展

中医药医疗、保健、科研、教育、产业和文化是中医药事业发展的一个整体，特别是中医、中药自古以来就密不可分，相互依存。因此，必须按照科学发展观的要求，加强统筹兼顾。《中医药法(草拟稿)》按照中医药医疗、保健、科研、教育、产业和文化的基本框架进行设计，作出了相应的制度安排，以保障中医药医疗、保健、科研、教育、产业和文化"六位一体"的全面发展。

相对于以往的中医药政策法规文件，《中医药法(草拟稿)》实现了以下几点突破。

(一) 中医药传统知识保护和传承人制度

中医药传统知识是在中华民族发展繁衍过程中，基于中华民族长期实践积累、世代传承并持续发展、具有现实或潜在商业价值的医药卫生知识。中医药传统知识包括中医药理论知识、中药方剂、诊疗技术以及与中医药传统知识有关的药材资源、中药材加工炮制技术、中医药特有标志符号等。中医药传统知识是中华民族传统知识的重要组成部分，具有现实或潜在商业价值，受到了全世界的关注。

目前，中医药传统知识被不当占有和不当利用的情况在国内外屡屡发生，如何尊重和保护好中医药传统知识，解决好对中医药传统知识的价值承认、合理使用和获益分享的问题，是维护国家和民族利益的必然要求。近些年来，国际上对传统知识的保护已形成共识，一些国家已经立法保护本国传统医药知识。而我国知识产权制度建立较晚，还不够完善，加上中医药自身的许多特点，现行的知识产权保护制度难以有效保护中医药传统知识，迫切需要建立专门的保护制度。

为加强中医药传统知识的创造、运用、保护和管理，维护持有人权益，《中医药法(草拟稿)》提出建立中医药传统知识保护制度，对县级以上人民政府知识产权管理部门的职责做了具体规定。同时建立传承项目和传承人制度，对传承人的权利、义务做了相应要求。

（二）师承教育制度

师承教育是历史证明行之有效的培养中医药人才的重要途径，是中医药学术和文化传承的重要形式，是形成不同医学流派的重要因素。师承教育注重因材施教，注重经典医籍的学习，强化临床实践，有利于中医药人才的成长，是培养传统中医师的有效方式。《中华人民共和国执业医师法》也将其作为取得执业医师资格的合法条件之一。目前的师承教育，缺乏规范化的管理和有效的监管，缺乏与其他教育制度有效的衔接，缺乏对职称晋升等问题有效的解决办法。因此，《中医药法（草拟稿）》将师承教育制度作为中医药教育的基本制度之一。一是规定"鼓励具备条件的中医执业医师和传统中医师作为师承教育的指导老师，带徒授业，培养中医专业技术人员""鼓励符合条件的非中医专业技术人员，跟师学习中医药知识和技能"；二是规定"跟师学习期满并经考试考核合格的，可以申请参加传统中医师资格考试。取得传统中医师资格的，视为具有高等职业教育同等学力"。

（三）传统中医师类别

《执业医师法》的颁布实施，有力地促进了中医医疗人员的素质和能力的提高，进一步规范了中医诊疗活动，但目前中医医师执业类别比较单一，还不能完全满足中医医疗从业人员的管理需求。从继承和发展中医药的角度出发，我们既要有一支能够利用现代科学技术手段提供中医药服务的医师队伍，同时也要保留和发展一支单纯运用中医药传统理论和方法开展中医药服务的队伍，这既可以更好地保持和发挥中医药特色优势，又有利于中医药学术的传承和发展。因此，根据中医自身特点，建立中医从业人员分类管理制度是有必要的。《中医药法(草拟稿)》设立传统中医师类别进行管理,并对传统中医师的执业范围做了规定。

(四)中医医疗服务体系建设

中医医疗服务体系是中医药事业发展的基础,也是中国特色医药卫生服务体系的重要组成部分,是实现人人享有基本医疗卫生服务的重要保障。目前中医医疗服务体系特别是城市社区和农村基层的中医医疗服务体系仍然不健全,医疗资源总量不足,配置不合理的状况还没有得到根本改善,无法满足群众对中医药服务的需求。为保障公民享受中医药服务的权益,增强中医药服务的可及性,县级以上人民政府应发挥在医疗卫生资源配置上的主导作用,完善中医医疗服务体系。《中医药法(草拟稿)》要求县级以上地方人民政府应当健全中医医疗服务体系,并对中医医疗服务体系的配置原则等作了相应规定。

(五)中医预防保健服务体系建设

随着医学目的和医学模式的调整,医学已由治愈疾病向预防疾病和提高健康水平转变。“预防为主,中西医并重”是我国卫生工作的方针,《国务院关于扶持和促进中医药事业发展的若干意见》也明确提出,积极发展中医预防保健服务。中医预防保健服务的特色和优势是“治未病”,“治未病”的理念对于人民群众在保障健康、预防疾病、提高生命质量等方面具有重要的推动作用。发展中医预防保健服务,可以使人们不生病、少生病或晚得病,是最具成本效果的服务之一,有助于基本公共卫生服务均等化目标的实现。同时有利于我国实现医学模式和医学目的的转变,对于建立我国覆盖城乡居民的基本医疗卫生制度,解决十三亿人民的疾病预防控制和卫生保健问题具有深远的意义。《中医药法(草拟稿)》对政府和医疗机构发展中医预防保健服务提出了基本要求,对符合中医药特点的预防保健体系建设提出了原则和思路。

（六）鼓励社会资本举办中医医疗机构，发展中医传统行医方式

坚持公立医疗机构为主导、非公立医疗机构共同发展，加快形成多元化办医格局，是医药卫生体制改革的基本原则和方向。鼓励社会资本举办中医医疗机构和发展保护中医传统行医方式，可以使中医药资源的配置更加合理，提高中医药服务的可及性和覆盖面，促进中医医疗机构的良性竞争，增加人民群众的就医选择，满足人民群众多层次多元化中医药服务的需求。《中医药法（草拟稿）》根据医药卫生体制改革的精神及发展改革委、卫生部、财政部、商务部、人力资源社会保障部《关于进一步鼓励和引导社会资本举办医疗机构的意见》，对社会资本举办中医医疗机构的准入条件和符合中医行医特点的传统行医方式做了规定。

（七）野生中药材资源保护

野生中药材是中药饮片和中成药的主要原材料，保护并合理开发利用野生中药材资源，确保其永续利用，是发展中医药事业的基础。随着人们对资源环境的不合理利用和过度开采，野生中药材资源破坏严重，少数品种已濒临灭绝，严重制约了中药产业的发展，影响了临床用药。现行的《野生药材资源保护管理条例》颁布于 1987 年，已不能适应目前野生中药材资源保护管理的需要，特别是管理主体已变更缺失，保护范围较窄，濒危等级标准陈旧，并且与我国加入的《濒危野生动植物国际贸易公约》和《生物多样性公约》的有关要求不符。因此，《中医药法（草拟稿）》作了以下规定：一是明确"对野生中药材资源实行动态监测和定期普查，建立野生中药材资源种质基因库，建立野生中药材保护区和抚育区"；二是规定"支持开展珍稀濒危野生中药材资源的繁育和替代品研究”;三是“国家实行野生中药材资源分级保护和合理开发利用制度”。

（八）医疗机构中药制剂分类管理

医疗机构中药制剂具有临床疗效确切、使用方便、费用相对低廉等优势,体现了中医地域特色、医院特色、专科特色和医生的临床经验,是对市场流通中药品种不足的重要补充,也是中药新药创新的源泉。当前实施的医疗机构中药制剂管理法规有力地保证了其安全性和有效性,但体现中药特点还不够,在配制和临床使用方面受到限制。为促进医疗机构中药制剂的发展,在遵循安全、有效原则的前提下,更好地体现中药的特点,《中医药法(草拟稿)》考虑对医疗机构中药制剂实行分类管理,对不含限制使用中药饮片的传统剂型中药制剂,实行登记备案制度;对含限制使用中药饮片的传统剂型中药制剂及现代剂型中药制剂实行注册制度。同时,对医疗机构中药制剂的委托生产、调剂使用作了相应的规定。

（九）经费保障

近年来政府逐步加大了对卫生事业和中医药事业的投入,但从目前的情况来看,对中医药事业的投入占财政支出和卫生事业费用的比重偏低,还不能满足发展需求。长期以来公共财政的投入不足,使得公立中医医院基础差、底子薄的现状没有得到根本改善。据测算,政府对公立中医医院的投入仅占其支出的7%以下,不但影响了公立中医医院的公益性,也制约了中医药特色优势的发挥。公立中医医院作为中医药服务的主要提供者、中医药学术的主要创新者和中医药文化的主要传承者,在中医医疗服务中起主导地位和作用。为了保证公立中医医院在医疗服务中体现公益性,改变“以药补医”“以西补中”的现象,发挥中医药特色优势,需要通过立法建立和完善科学、有效的中医药财政补偿机制。北京等地的实践也充分证明，医务人员基本工资、津贴得到保障的公立中医医院，其公益性的回归和中医药特色优势的发挥都与此有较明显的正相关性。为此，《中医药法（草拟稿）》根据医疗卫生体制改革中关于推进公立医院补偿机制改革的精神，在现有政策的基础上，对县级以上人民政府在发展中医药事业的投入方面作了规定，并提出实行公立中医医疗机构财政补助制度。

对于中医药法的名称，社会各界存在不同的意见。多数意见认为本法名称宜采用中医药法，而不宜采用传统医药法。主要有以下理由：一是国际上习惯将中医药作为我国传统医药的代表；二是采用传统医药法的名称易将中医药、民族医药等我国的传统医药混淆于其他国家的传统医药，从而降低中医药的国际认同度，降低中医药的科学性；三是采用传统医药法的名称，不能体现中医药的根本属性；四是现行相关法律中已采用此表述，并得到广泛认同，法律体系应当保持连续性。

对于中医药法是否包含民族医药，也有不同观点。一些认为中医药是中华民族固有的医药，是广义的中医药，应当包括民族医药。但在征求国家民委等涉及少数民族管理的部门时，他们均不赞同采用中医药包含民族医药的表述，他们认为藏、蒙、维、傣等少数民族医药有各自的特点，发展也不平衡，由于历史条件和文化背景不同，中医药难以全面体现少数民族医药的特殊性。

《中医药法（草拟稿）》在征求各界意见的基础上，参照《中医药条例》的处理方式，名称采用中医药法，规定少数民族医药参照执行。这样既表明了本法不但适用于中医药，同样也适用于少数民族医药。在不违反本法规定的前提下，各民族区域自治地区可根据《中华人民共和国民族区域自治法》和本法的有关规定，结合本地区实际情况，制定相应的民族医药地方性法规和实施细则。

第四节　新中国成立后中医药预防保健政策

一、医药知识的普及和传播政策

（一）全国性中医药学术会议的召开

中医药蕴含着丰富的哲学思想和人文精神，是我国文化软实力的重要体现。中医药科普也是中医学文库的重要构成，在中医学的传承进步过程中曾经发挥着无可替代的作用，特别是新中国成立后，随着科学技术的不断发展进步，人民生活水平的日益提高，中医科普事业的发展也出现了前所未有的辉煌，在精神文明和物质文明建设中起到了举足轻重的作用，受到了广大群众越来越高的评价。所以中医药科普宣传是弘扬中国优秀传统文化最具魅力、最富活力的载体。

1978 年 3 月 18 至 31 日，全国科学大会在北京举行。这次大会召开的目的是：动员全党全国重视科学，制定规划，表彰先进，研究加强科学技术的措施。大会制订了《1978 年至 1985 年全国科学技术发展纲要(草案)》，并向为科技工作做出重要贡献的先进工作者和先进集体颁发了奖状。这次全国科学大会是我国科学技术史上一次空前的盛会，对我国科学文化和国民经济的发展产生了深远影响。

1978 年 6 月，卫生部为贯彻全国科学大会精神，召开了全国医药卫生科学大会。会议期间，时任卫生部副部长的崔月犁和卫生部中医局局长的吕炳奎决定发起成立一个全国性的中医药学工作者的学术性群众团体，并向中国科协和卫生部递交了《关于成立中医学会的报告》。根据卫生部和中国科协的指示([78]卫政字655号文),1978年6月11日中医学会筹备委员会在北京成立,并举行了第一次会议。吕炳奎代表筹委会在会议上讲话说,中医学会筹备委员会的成立是贯彻落实党的中医政策的具体体现,筹备委员会一定要积极做好学会筹建和首届全国中医学术会议的筹备工作,尽早成立中国的中医学会,努力继承、发掘和整理、提高中国医药学的丰富遗产,积极开展中医和中西医结合的学术交流、科学普及活动,不断提高中医和中西医结合的水平,促进医药卫生事业的发展,出成果,出人才,为创造中国统一的新医学新药学而奋斗。于是在中国科学技术协会和卫生部的领导下,在中华医学会的协助下,中华全国中医学会1979年5月在北京成立。

1979年5月18日上午8时,首届全国中医学术会议在北京西苑饭店隆重开幕。卫生部部长钱信忠在开幕式上作了重要讲话。他说,召开全国性的中医学术会议,成立全国性的中医学术组织,不仅是新中国成立以来的第一次,而且在几千年的中医发展史上也是前所未有的,这标志着在全党工作重点转移到社会主义现代化建设的新形势下,中医工作进入了一个新的阶段,对今后中医药事业的发展将会产生深远的影响;希望这次会议认真贯彻"百花齐放,百家争鸣"的方针,充分发扬学术民主;要鼓励各种不同的学派,不同的学术见解,各抒已见,畅所欲言,自由争论。[①]

(二)中医药的科普工作

中华全国中医学会成立之初,就提出了"普及中医药学,宣传中医防病治病常识"的中医药科普工作任务。

---

① 中华中医药学会. 中华中医药学会史[M]. 上海:上海交通大学出版社,2008:22.

20世纪80年代，全国的中医药科普工作得到了长足发展，1987年11月，中华全国中医学会成立了全国中医编辑学会，产生了杂志、学报、出版、新闻科普等专业学科组织。随后由全国中医编辑学会组织的首届全国中医药科普研讨会于1988年9月在湖北黄石召开。到了20世纪90年代，中华全国中医学会于1992年1月1日更名为中华中医药学会，并于1994年正式成立了中华中医药学会科普分会。之后中医药科普的学术研讨广泛而深入，中医药科普的组织建设得到加强。

进入21世纪，中医药科普迎来了一个全新的发展机遇期。2002年6月29日，世界上第一部科普法规——《中华人民共和国科学技术普及法》颁布实施。2003年10月1日，《中华人民共和国中医药条例》正式施行。2006年2月，国务院印发了《全民科学素质行动计划纲要(2006—2010—2020年)》，这是我国历史上第一个提高全民科学素质的纲领性文件，标志着我国公民科学素质建设进入了一个重要的历史阶段。2006年10月，中华中医药学会在北京召开"全国中医药科普高层论坛暨全国首届中医药科普专家表彰大会"，会议表彰了百名中医药科普专家，并于次年表彰了42家全国中医药科普先进集体。2007年7月7日更是一个值得纪念的好日子。这一天，随着国务院副总理吴仪把印有"中医中药中国行"的大旗授予旗手，由中共中央宣传部、国家中医药管理局等17个部委共同举办的"中医中药中国行"大型中医药科普宣传活动在北京中华世纪坛正式启动。

"中医中药中国行"大型科普宣传活动由国家中医药管理局、中共中央宣传部、全国人大科教文卫委员会、全国政协教科文卫体委员会、教育部、科技部、劳动和社会保障部、农业部、卫生部、国家人口和计划生育委员会、国家广播电影电视总局、国家食品药品监督管理局、总后卫生部、中华全国总工会、共青团中央、中国科学技术协会、中华慈善总会等 17 个部门和单位共同主办，活动以“传承中医国粹，传播优秀文化，共享健康和谐”为主题，历时 3 年，行程遍及全国各省、自治区、直辖市，上下联动，整体推进，主要活动包括以下几方面。

一是举行现场活动。在今年先期开展活动的省市和香港特别行政区，在 90 多个城市的中心广场、4 000 多个城市社区和村镇举办现场活动。现场活动的主要内容包括专家义诊、健康咨询、科普讲座、文化展示、文体表演、知识竞答、发放健康科普资料等。

二是开展赠书和培训活动。这项活动的一项重要内容，是向基层中医人员赠送《乡村中医实用技术》和《社区中医实用技术》，向广大群众赠送《中医药知识普及读本》。这 3 本手册，是由本次活动组委会委托中国中医药出版社，组织专家专门编写的，适用性强，对乡村医生、社区卫生人员和广大群众具有很强的指导性。同时，活动组委会还将组织开办中医药知识讲座，培训基层中医药人员，提高他们的中医药理论素养和诊疗技术水平。

三是开展“中医大篷车万里行”活动。本项活动启动后，由活动组委会组建的中医大篷车队将深入到北京、河北、山西、辽宁、吉林、黑龙江等省市的农村、厂矿、部队、学校和基层医疗单位，送医送药，发放科普宣传资料，慰问贫困家庭、困难职工、残疾人及军烈属等。

四是开展捐赠活动。本次活动得到了一些药品、医疗器械生产经营企业的积极响应和大力支持。活动组委会将把他们提供的药品、医疗设备、生活用品和学习文具等物资捐赠给基层医疗单位和贫困群体。

五是举办大学生中医药文化辩论赛。邀请部分综合性重点大学和中医药院校组成大学生代表队，围绕中医药文化中大学生所关心的问题展开辩论，决赛实况将在中央电视台播出。

“中医中药中国行”向社会集中展示中医药文化悠久的历史、科学的理论、独特的方法、良好的疗效，让广大人民群众了解中医、认识中医、感受中医、热爱中医，这可以说是新中国成立后层次最高、规模最大、范围最广、内容最丰富的中医药科普宣传活动。

2009年6月，国家中医药管理局在北京宣布成立中医药文化建设与科学普及专家委员会。中医药文化建设与科学普及专家委员会成立的目的是整合中医药文化科普专家力量，对中医药文化建设与科学普及工作进行总体设计和规划，指导全行业开展相关工作，提升中医药文化建设水平，为中医药文化建设与科学普及长效机制的建立提供人才保障。专家委员会的成立，也是落实《全民科学素质行动计划纲要》的有力举措。

中医药文化建设与科学普及专家委员会的职责是对全行业中医药文化建设和科普宣传工作进行指导、研究、咨询和评价，同时承担有关文化科普宣传任务。针对社会上中医药科普作品良莠不齐而群众需求又十分迫切的现状，专家们除举办科普讲座、与各种传媒合作进行中医药知识传播外，还将为中医药文化建设与科学普及活动策划和相关产品创意提供指导，研究挖掘中医药文化资源，在古籍、文献、典故、名人传说、民间故事中提炼中医药文化的内涵，结合现代社会人们养生保健的新需求，以通俗易懂、喜闻乐见的形式，创作一系列科学、权威、准确又贴近群众生活的中医药科普作品。如开发《黄帝内经》等中医经典的文化资源，组织编写“黄帝内经文化系列丛书”，打造中医药文化创意品牌。支持鼓励创作以中医药文化为主体的文学作品、影视剧、动漫作品、游戏软件等,满足群众多层次、多方面、多样化的中医药文化需求,为大众提供高质量的中医药文化服务。让群众更方便快捷地了解中医药、认识中医药,享用中医药文化产品和服务,让中医药文化发展的成果惠及更多人。

同时,专家委员会还负责指导和帮助各地建立中医药文化建设和科普宣传队伍,培训相关人员,提高中医药文化传播的有效性和知识普及的科学性。

2009 年 9 月,在新中国成立 60 周年前夕,首部以反映中医药科普创作历史、成就、进展全貌以及对科普创作基本方法、手段进行介绍为内容的科普专著《中医药科普创作大系》举行了隆重的首发式,为祖国的华诞之喜献上了一份厚礼。

2010 年 1 月,中医药科学普及需求和宣传研究课题在北京正式启动,课题组针对不同人群设计了城市工作人员、城市居民、农村农民、知识分子、在校大学生、中学生等调查问卷,在甘肃、广东、江苏、吉林等地区进行了大量的人群调研,并通过省、市、县级等中医医院征求社会各个不同阶层人群对中医药科普需求和宣传的意见和建议,调研结果将为有关部门制定中医科普政策、方案等提供依据和参考。

2010 年 2 月,国家中医药管理局印发了《2010 年中医药工作要点》,工作要点中提出"深入实施中医药文化建设'五个一'工程,即建立一支中医药文化科普人才队伍,建设一批门类相对齐全、布局比较合理的中医药文化宣传教育基地,开展一批内容丰富、形式多样的中医药文化科普宣传活动,开发一批科学、规范、普及性强的中医药文化科普创意产品,探索建立一个文化科普工作的长效机制。"为应对当前养生热等问题,尤昭玲、王琦、王新陆、仝小林、张伯礼、张国玺、唐旭东、晁恩祥、高学敏、温长路、樊正伦等 11 位中医药专家于2010年6月被中华中医药学会聘为“中华中医药学会首席健康科普专家”，于康、马有度、王宜、王键、王国玮、刘东莉、刘更生、刘沈林、刘维忠、孙光荣、李灿东、李佩文、杨志敏、陈明、金世明、高思华、傅杰英等17位中医药专家于2011年10月被中华中医药学会聘为“第二批中华中医药学会首席健康科普专家”。

尽管这几年，中医科普活动如火如荼，但存在许多令人担忧的现象。

一是“西强中弱”。据《开卷图书调查报告》2006年中医学图书销售数据分析，大众健康类图书基本都是西医普及，整个医学图书市场，中医图书仅占整体医学图书的10%，这与当今医疗体制中中西医的强弱对比是相互呼应的。不难看出，无论从创作形式还是宣传上，中医药科普都还存在着很大的不足。

二是中医药科普被“伪化”。由于中医药科普匮乏，接受传统教育少的现代人缺乏基本的中医中药知识，对真伪科学的分辨力低下，从几年前的“刘太医”“林光常”，到今天的“张悟本”，这些“专家”们著书立说，宣传不实的中医药理论知识，再加上“告别中医中药”等攻击中医药科学性的事件，这些都误导了大众对中医药的认识和理解，从而使部分大众认为中医药是“伪科学”，既然认为中医药是“伪科学”，那么中医药科普作为中医药的一个组成部分，势必也会被“伪化”。

三是中医药科普成了赚钱的工具。据《商周刊》收集整理，“刘太医”刘弘章说，只要喝蹄筋汤就能治癌症，但要想熬这个汤，必须得买他的锅；林光常声称：“抗癌食品第一名是红薯”，顿时，长沙的红薯价格从每千克1元飞涨3倍，达到3元。虽然张悟本推动了当时绿豆价格飞涨只是传言，但他写的《把吃出来的病吃回去》一书，还是让其赚了个盆满钵满。以上这些只是一个缩影，现实生活中还有大量的不法之徒打着中医药科普的幌子，借着中医药科普会议、讲座或是电视节目，推销假冒伪劣的药品和保健品，在经济利益的驱使下，中医药科普就成了这些人赚钱的牺牲品。

针对这些问题，有专家指出，中医科普应做到：① 科学性是前提。不少中医药科普专家均认为，科学性是中医药科普的前提。中医科普自然应当姓"中"，要把中医的基本防病治病知识、中医的养生保健之长，特别是有关中医体疗、食疗、心理疗法等介绍给读者，同时要结合现代科学的先进成果，包括现代医学，吸收现代科学的研究精华，丰富中医科普作品的时代感，从多侧面证实中医的科学性。② 加强监管。中医药科普市场目前仍旧是鱼龙混杂，中医药科普精品涌现出不少，但像"刘太医""林光常""张悟本"这样的"专家"能利用监管不严的漏洞，误导和伤害着人民群众。所以2010年全国两会期间，曹洪欣、姚乃礼、杨金生等委员联合向大会提交了《关于中医养生保健知识普及亟须专业化的提案》，指出中医养生市场与人们的健康息息相关，一定要把好宣讲人的"资质关"，宣讲者必须具备专业的中医基础知识和理论水平，如果讲座的内容涉及医疗保健，宣讲者还应具备执业医师资格，有关部门应建立必要的审批程序和机制，下决心杜绝非中医专业人员宣传中医知识与理论的现象。③ 还原中医。西医在传入我国时，借用了大量的中医概念和名词，这就导致了中医与西医在概念上的混淆，从而使大众常以西医的标准来看待中医，致使中医一步步走向一种不知所措的尴尬境地。只有通过中医科普的形式，对中西医概念进行对比澄清，还中医之本来面目，让广大老百姓了解中医与西医之不同。但要注意，中医学中有许多至今还未被现代科学所证实的东西和中医界还存在争议的东西目前阶段还不适合进行普及宣传。

从中医药科普工作走过的这几十年中，我们可以看到中医药科普在这一时期取得了前所未有的发展：国家颁布了关于科学技术普及的专业法规，成立了中医药科普专业机构，举办了中医药科普专业研讨会，表彰了全国优秀中医药科普专家和先进集体，开展了史无前例的中医药科普宣传活动，出版了首部全方位展示中医药科普的专业著作，启动了全国范围内最大的一次中医药科普调查活动，推出了业内最权威的健康科普专家。以上这些说明我国的中医药科普事业正在从从无到有的阶段向稳步发展的阶段转变。中医药科普工作不是一朝一夕的事情，尽管还存在很多困难，但现在党和政府越来越重视中医药的发展，社会各界对中医药也越来越支持，随着一些问题的解决，相信中医药科普工作一定会越做越好，并能推动中医药发展，造福人类。①

二、传染病防治政策

中华民族几千年的历史进程中，每当有重大疫情的出现，中医始终奋战在抗击传染病的第一线。历史上，从金元时期河北刘完素、李杲中原治疫，到清代余霖、吴鞠通、王清任京师治疫；从丁国瑞、曹元森等天津、山西治鼠疫，到孔伯华、杨浩如等廊坊治霍乱，张锡纯天津河北治疗霍乱、猩红热等，他们在实践中，不断地探索新发传染病的规律，创新理论，为传染病的防治做出了突出贡献。②

（一）乙脑防治

20世纪50年代，中国人民同“乙脑”的斗争，是中西医结合与

① 潘文，牛崇信，张敏，等. 中医药科普二十年发展综述[J]. 甘肃中医，2010，23(9)：73－75.

② 王秀莲. 古今瘟疫与中医防治[M]. 北京：中国中医药出版社，2010：371.

瘟疫的第一次对决。

流行性乙型脑炎是1952年中央人民政府卫生部规定的22种传染病之一。一旦发现这种病例，一般公立医院、私人开业医师以及普通群众，都必须立即报告卫生行政机关，把患者送入传染病治疗机构进行专门的隔离治疗，同时对发病所在地进行严格消毒，以防蔓延。然而，专门隔离治疗的效果并非令人满意。一开始，中医师们听到“乙脑”这种从未听说过的烈性传染病，也不敢用治疗温病的传统方法进行治疗，只是在党的中西医结合方针得到初步落实后，中医被请进公立医院，才有机会在西医明确诊断和配合治疗的情况下，征服“乙脑”这种烈性传染病，从而大显了自己的身手。

卫生部部长助理郭子化在1956年中华医学会第十届会员代表大会上介绍说：“1952年8月济南市山东省立医院曾有6例流行性乙型脑炎由中医治愈，但当时并未引起各方面的注意。而有组织有领导地在中西医密切配合下由中医主治流行性乙型脑炎，则是在1954年毛主席对中医工作指示后从石家庄市传染病医院首先开始的。”

1954年石家庄市传染病院中医治疗“乙脑”取得了举世瞩目的成绩。石家庄市开业中医郭克明，于1954年积极响应党的号召，放弃私人诊所，进入石家庄市传染病院参加工作。“乙脑”流行期间，他在石家庄市传染病院和石家庄市卫生局领导的支持下，开展了中医药治疗“乙脑”的工作，取得了十分显著的疗效，引起了卫生部门的高等重视，特从北京等7个城市选派了17名有多年在传染病院工作经验的西医到石家庄市传染病院进修学习，并于1955年派遣工作组前往石家庄市调查中医治疗“乙脑”的情况。视察组由卫生部部长助理郭子化负责，由北京中央人民医院、北京医院、北京市儿童医院及卫生部抽调的2名中医和4名西医组成。视察组对中医治疗“乙脑”的疗效给予了充分肯定。

在1955年12月19日中医研究院成立典礼大会上，石家庄流行性乙型脑炎治疗小组同重庆市痔瘘医疗小组、唐山市气功疗法小组以及治疗血吸虫病药物“腹水草”的贡献者，一起受到卫生部的表扬，并接受了卫生部颁发的奖状和奖金。此后，石家庄中医治疗乙脑的经验开始在全国“乙脑”流行地区推广。[①]

(二) SARS防治

2002—2003年SARS(即重症急性呼吸综合征，又称传染性非典型肺炎和非典型肺炎等)流行期间，国家中医药管理局积极组织全国各地中医药专家参与防治，再次展示了中医在现代防治流行性传染病的斗争中不可忽视的作用。

早在SARS爆发之初，国家中医药管理局在2003年4月就组织有关专家制定了《非典型肺炎中医药防治技术方案(试行)》，于4月18日由卫生部“非典”防治领导小组公布。方案主要采用了广东省中医院的治疗经验。5月11日重新修订为《传染性非典型肺炎推荐中医药治疗方案》，作为卫生部《传染性非典型肺炎推荐治疗方案》的补充。6月11日，国家中医药管理局根据对传染性非典型肺炎恢复期病例临床证候的观察及运用中医药治疗的经验，又组织直接参加传染性非典型肺炎临床一线治疗工作的中医专家对《传染性非典型肺炎推荐中医药治疗方案》中的恢复期治疗方案进行了修订和补充，并增加了针灸治疗的内容，形成了《传染性非典型肺炎恢复期推荐中医药治疗方案》。

中医的科研队伍也投入中医药抗击SARS的研究之中，并已

① 王振瑞. 中西医结合与瘟疫的第一次对决[J]. 中华医史杂志，2003，33(4)：210-211.

取得初步成果。5月22日，全国防治“非典型肺炎”指挥部科技攻关组宣布：清开灵注射液、鱼腥草注射液、板蓝根冲剂、新雪颗粒、金莲清热颗粒、灯盏细辛注射液、复方苦参注射液和香丹注射液等8种中成药对于SARS的不同病理环节能够明显改善症状。这一消息引起世界关注。

6月11日，全国防治“非典型肺炎”指挥部科技攻关组对外发布：通过对大量病例数据的评价分析，证明中西医结合疗法治疗“非典”效果明显。中西医结合治疗研究组体温下降趋势较为平缓，而西医治疗研究组下降波动幅度较大，在6～7天以后波动明显；中西医结合疗法可有效改善呼吸急促、干咳、气短、乏力等主要临床症状，中西医结合治疗研究组比西医治疗研究组呼吸急促症状持续时间少2天，干咳症状持续时间少2天，气短症状持续时间少1天，乏力症状持续时间少1天。另外，中西医结合治疗研究组治疗重症病例的激素用量比西医治疗研究组小，但临床治疗效果不减，这能够避免使用大量激素带来的副作用。

中医药在防治SARS上所取得的成效，得到WHO的充分肯定。WHO专家成员马奎尔博士2003年4月7日在广东省实地考察时由衷地发出赞叹：“中医治疗非典型肺炎的效果非常神奇！”WHO专家詹姆斯博士在广东省中医院一附院考察时，也对中医治疗非典的良好疗效给予了高度评价：“平均退热时间缩短至7天、住院时间为18天左右，跟其他医院相比，这一经验值得研究与学习。”他还表示：“如果这种经验能上升至常规治疗层面，那对世界其他地方在防治非典型肺炎方面将会起到很好的帮助作用。”

WHO有如下一个统计数字：全球共有32个国家共出现

8 400多例SARS患者,其中中国(包括香港和台湾)有7 700多例。全球死亡率为11%,香港为17%,台湾为27%,中国大陆为7%。(注:广东非典死亡率为3.8%,广州非典死亡率为3.6%,这一数字在全球是最低的。)

广州与香港地理气候、生活习惯都有可比性,为什么差别那么大呢?其差别在于有无中医参予治疗。

广东省中医院最早收治SARS患者,一开始没有经验,请西医会诊,参照西医的方法用了大量激素,但效果并不理想,死亡率与西医院差不多。但是广东省中医院的医生很快认识到这个问题,综合全国各地名老中医的经验,探索出中医的治疗方案,取得了得到WHO专家肯定的成绩。①

可以说,在这一场突如其来的SARS疫情袭击我国的时刻,中医药行业不负众望,取得了令国家和人民感到满意的成果。2004年4月17日,国家"十五"863计划重大项目"中西医结合治疗SARS临床研究"和国家中医药管理局中医药科研非典专项"中西医结合治疗SARS方案优化与多中心数据处理"两项科研成果,通过专家组鉴定,这是对中医参与SARS防治所取得的成绩的充分肯定。

中医按照自己固有的规律,探索治疗外感病、传染病,已经有几千年的历史,先后出现过热病理论、伤寒体系、瘟疫学说、温病理论与方法,是一个不断创新的过程,其丰富而优秀的成果,至今仍然独立于西医的目光之外。我们在迎击新传染病的时候,无论是SARS、禽流感,还是其他未知的传染病,不管病毒换多少"马甲",我们都应该扬长避短,充分发挥自己的理论优势,无论是预防还是

① 邓铁涛.治疗SARS:中医药无可取代[J].科技中国,2004,(10):84-85.

治疗，都应该大胆创新。[①]

（三）其他疫病防治

20世纪50年代治疗传染病取得良好成绩后，在中央的中医政策正确指导下，几十年来中医药在临床治疫方面一直发挥着积极的作用。尤其是在20世纪60、70年代，医药缺乏，广大赤脚医生依靠中草药，发挥中医“简、便、廉、验”的特长，为实现农村三级医疗预防保健做出了积极的贡献。

20世纪80年代以来，在国家政策的扶持下，中医药在防治传染病从理论到实践都有了新的发展。下面略举部分事例及著作加以说明。

1987年1月，中国政府与坦桑尼亚政府签订协议，由中国派中医药专家前往坦桑尼亚协助治疗艾滋病。坦桑尼亚方面提供门诊、病房、患者以及有关诊断和检查设施，中国方面提供中医专家、中药及用于观察疗效的有关免疫试剂。为开展这一工作，中国国家中医药管理局和坦桑尼亚卫生部成立了中坦试治艾滋病协作组，由吕维柏担任组长。1987年9月开始，国家中医药管理局派出以吕维柏为组长的首批专家前往坦桑尼亚。

1987年9月至1999年4月，中国共派出7批33名中医药专家赴坦桑尼亚，运用中医药治疗艾滋病。总共治疗了上万人次的各期艾滋病患者，获得了大量治疗经验和研究资料。

在国内，各地中医药也在抗艾滋病方面发挥着积极作用。在国际上，华裔科学家何大一发明的“鸡尾酒疗法”已成为艾滋病的主要方法。近年来随着政府和民间机构的努力，中国部分患者也在应用“鸡尾酒疗法”。这一疗法除费用较高外，副作用也很明显，

① 曹东义. 中医决战流感，勿忘SARS经验[C]. 第三届中国中医药发展大会论文集，2009：160.

患者不易坚持实施。中医药在治疗方面可发挥积极作用。2003年，国家软科学研究计划重大项目《中医药战略研究》课题组，组织了中医专家对河南艾滋病患者进行治疗。一批用西药后副作用强烈，甚至中断治疗的患者改用中药治疗后，临床症状获得有效改善。2004年，国家科技部办公厅调研室对此进行了调查，认为中医中药在防治艾滋病方面有明显疗效，而且在治疗成本、毒副作用等方面具有一定的优势。《关于河南省利用中医药治疗艾滋病情况的调研报告》送交国务院副总理兼卫生部长吴仪后，吴仪同志于2004年7月20日批示："要组织中医界参与AIDS的防治工作。"2004年，国家中医药管理局确定在河南、河北、安徽、湖北、广东五省开展中医药治疗艾滋病试点工作。

中医治疗流行性出血热也取得了肯定的疗效。有两个课题组的工作较为突出。

江西中医学院以中医专家万友生为首的课题组治疗413例。其中中医治疗组273例，西医对照组140例。西医对照组按全国流行性出血热防治方案治疗，中医治疗组除给予相同液体疗法外，同时进行中医分期辨证论治。后经统计学处理，治疗组疗效明显优于对照组。

另一个疗效显著的江苏课题组，以中医专家周仲瑛教授为首。对流行性出血热以清气凉营方药为主，治疗435例，治愈率98.89%，病死率1.11%；对照组，治愈率94.92%，病死率5.08%，两者有显著差异。

1990年，在南昌召开的全国中医药治疗流行性出血热学术研讨会上，各地以温病、伤寒或寒温统一等热病理论治疗流行性出血热的课题组进行了交流。[①]

---

① 邓铁涛. 中国防疫史[M]. 南宁：广西科学技术出版社，2006：664.

第八章　中国历代医政对当代中医药发展的历史启示

第一节　医事制度的历史启示

先秦时期，起主要影响力的医政是周代的医政，自《周礼·天官》中的医疗系统形成后，影响力一直延伸到春秋、战国时期，直至秦始皇一统天下，推行三公九卿制。尽管秦朝统治时间不长，却形成了大一统的文化，在医政制度中亦是如此。秦朝医政制度吸取前代教训，总结形成一套较为完善的医事制度，汉承秦制，在秦的基础上进行了一些调整与发展。三国两晋南北朝时期医政，在前朝的基础上，根据各自情况进行了一些改良，将太医列入门下省，对中央医官机构进一步细化。

隋唐之前，中国古代已经建立起较为完备的医疗体制。先秦时期，政府开始设医师，执掌医药之政令，设计全面，注重效率。医师的手下有上士、下士、府、史、徒 5 种协助人员，各有职责，帮助医师进行卫生行政的管理。上士、下士帮助管理医政；府负责药物的收集、储备和供应；史负责管理医疗文书，记录病案；徒即实习医生或护士。这套医政人员组织系统，尽管是我国最早的医事管理组织系统，设计系统周全、分工清晰明确，运行效率颇高。秦汉时期，医巫开始分离。太常主宗庙礼仪之事，太常系统中的太医令丞，主要掌管祭祀中与医学相关的礼仪。少府之太医主要为帝王服务，即侍医或者御医。医巫进一步分离，为医学进一步昌荣提供条件。三国时期，中医医疗政策一个突出特点是军医制度逐步完善。晋时，朝廷已有一些从事医疗工作的武官，且有专职治疗战伤的医生被称为“金疮医”。南北朝时，有诸多和医学有关的武官官职，当为当时部队中的随军医官。部队医疗机构和人员的配备，为恢复部队战斗力提供了很大支撑。

针对不同的群体，这一时期还设立有专门的机构。食医是负责饮食调配的专职医生，相当于现代的营养医生，主管帝王、诸侯日常膳食。医生分科中将食医排在最首，位置排在四医之首，体现了周代人们对饮食的重视。食物与人体息息相关，除天天离不开饮食之外，与疾病的关系亦相当密切。民以食为天，现代食品卫生问题，亦是人们普遍重视的话题。除了食物的健康绿色外，食物之间调配的宜忌也应该引起注意。宫中有女侍医、女医、乳医则主要在宫中为皇后、公主服务，负责妇产科疾病，以患者为中心，分性别给予人性化、针对性治疗。汉时已经有专门的产房，称为“乳母舍”或“乳舍”。有专门为妇女生产提供的场所，并在地方有一定的普及度。有暴室丞，主中妇人疾病者，为专门用于妇科诊疗的场所。很大程度上给民众提供了方便。东汉朝臣可配医官，相当于现代的保健医生。这一时期地方医官制度亦较西汉完善，地方医事不需中央决定，可自行负责。提高医疗服务效率。

隋唐之前，中国已经建立较为完备的医疗考核制度。医师对所有医生进行考核，根据疗效高低，决定俸禄的水平，分为五个等级，按照级别获取待遇。此种医疗技术考核制度，对医生临床疗效的提高，起到一定的督促作用。对患者治疗的经过进行记录，形成制度，定期汇报。通过不断的积累，总结治疗过程中的经验与教训，提高了医疗技术水平。

整理文献，普及医药，其功在千秋。汉代政府广开献书之路，并对所得书籍开展整理、保护、编目等工作，一定程度上对书籍起到了保护作用，普及了其中的知识。为学术的传承和传播，搭建了桥梁。颁医书，朝廷主持，借政府之力。官颁医书多组织众多医家集中编写，往往篇幅巨大，又借助官方地位，有颁行之便，对中医学术的总结提高以及医药卫生知识的传播具有很好的推动作用。

在宋以前的封建社会中，医学及医生的地位总的来说是卑贱的。到了宋代，世人歧视医学和医生的现象开始扭转，观念中的医学、医生的地位逐步提高。在这一思想观念的转变中，宋代政府起了积极的作用。主要表现在以下五个方面。

第一方面的作用是皇帝、大臣重视医药之言行，事实上构成了官方的医药价值观念，因而对社会产生了一定影响。就宋代皇帝对医药的态度而言，一般地说都是较为重视的，这是其他朝代皇帝所不可比拟的。李经纬教授在其著作《北宋皇帝与医学》中论述已详，对医药感兴趣的皇帝在北宋，宋太祖赵匡胤（公元 960—976 年在位）、宋太宗赵光义（公元 976—997 年在位）兄弟二人，均谙医药。宋代不仅皇帝重视医学，而且一些大臣对于医药也表现了较大的志趣。如宋仁宗时的改革家范仲淹就提出“不为良相，但为良医”的著名格言。

第二方面的作用是采取了直接提高医学医生地位的措施。从而为转变世人的医药价值观念也起到了积极作用。宋以前医学及医生在人们观念中地位低下的原因是多方面的，就医学教育而言，隋唐时期是比较发达的了，但医学教育仍设置在太医署中，与直辖于国子监中的中央六学（即国子学、太学、四门学、律学、书学和算学）相比，其学生的入学条件要求及毕业后的社会地位等都有一定差距。

第三方面的作用是宋政府先后制定了一系列促进医学发展的政策措施，如校正出版医书，普查修订本草，成立药厂、药店等。这些政策措施在社会中产生的影响，也为提高人们观念中医学、医生的地位起到了积极作用。

第四方面是医学与儒学发生了一定联系，医学之济人利事与儒学之仁孝相互结合正好符合封建社会宣扬的伦理道德标准，因而"为人子者，不可不知医"的口号被提了出来并激励了人们学医的热情。另外，一些医家还竭力宣扬医学与儒学的重要性和相互依赖性，以借助儒学的社会影响来扩大医学的影响。

第五方面，医生的地位，宋代开始与其他文武官员公同论等，说明比较受到重视，称为翰林医官、保和大夫、保安大夫、保和郎、成全郎等。

综上所述，由于宋代皇帝及大臣对医学较为重视，因而使歧视医学及医生的现象自宋代开始有所扭转。也正是由于皇帝、大臣对医学持有比其他朝统治者更为关注的态度，致使宋代产生了一系列有利于医学发展的政策措施，从而推动了医学的进步。

宋代医事制度沿袭唐制而有所改革。医事行政与医学教育各设机构，分别管理。翰林医官院掌医政和医疗。太医局，则为管理医学教育造成医学人才的机构，使医事行政和医学教育分工明确，二者各有专责，有利于医药行政管理的实施和医学人才的培养。这是宋代医学比前代有较大发展的重要因素之一。医书管理制度的改革对医药水平的提高和人才的培养具有重要意义。考试制度日趋完善，临床考核制度的建立，实习制度更加详备。宋代地方医学教育也较发达和普及，使更多的百姓享受到医疗服务。

医药文献的广泛征集、校正、整理。公元1057年，成立校正医书局。医药文献的刊刻印行，加强信巫不信医地区医药知识的普及。建立国家药局，成立熟药所，除日常以优惠价格向民间出售药物，向地方批发，交换药材外，还制定有每逢夏季，冬季和疫病流时施医给药制度，轮流值班制度，药品检验制度等。这些制度的制定及实施促进医药事业的发展在中国医药学史上有其积极意义。熟药所的设立，使《和剂局方》得以推广，成药使用有所普及，给民众医治疾病带来了便利，是宋代医学发展的特色之一。

金朝时期南北文化广泛交流，金王朝广泛吸取了唐宋汉族封建王朝医药机构设置的经验，结合本民族传统，设置了一套以保障宫廷人员健康为主要目的的医药机构。金医药组织机构设置的经验为元朝统治者提供了重要的参考，对后期封建社会医药机构制度建立与完善也有一定的影响。金元两代医药组织机构的设置，是贯彻落实当时执政王朝的医药政策而采取的组织措施，两朝所制定的医药政策都是结合了各自民族的医政经验与唐宋以来汉族统治者的医政经验的产物，因而这些机构是反映当时医药政策南北融合，有所取舍的产物。太医院、汤药局、行御药院、行匣司药局、行典药局、官医提举司、医学提举司等机构及各医药机构中达鲁花赤等医官的设置都是根据北方少数民族文化传统及适应北方游牧民族军队游动作战需要而设立并发展起来的。尚药局、太医局、惠民局等机构及翰林医官、医学教授等医官的设置是对唐宋医政的继承。因此金元时期，南北文化的交融，使医药组织机构呈现出中原文化与北方少数民族文化交错结合的形式，为完善封建社会医药组织体系作出了一定贡献。元代医政是辽、金、元时期医政的总结。元代医政有积极先进的一面,也有消极不足的地方。官医提举司的设置,对于加强个体医生管理,打击假冒医生乱行针医、货卖假药毒药,维护地方上的医药健康发展起到了积极作用,是元代医政制定最成功的医药管理制度。医学提举司组织个体医生和医学生定期进行学术交流的制度也是一种很好的经验,不仅有助于提高医学生的临床经验,也有利于个体医户提高理论水平,这种方法对当今来讲仍有借鉴意义。

元代普遍提高医生社会地位,这在封建社会其他任何朝代都无法相比,这对医学发展有积极的促进作用。金元两代医政的缺点则在于医药机构多方面隶属,缺乏统一协调,使医药管理产生混乱,在疫病等挑战面前,缺乏有力的组织和应对。另外,大多数的医药资源仍面向统治阶级,贫民医疗缺少政策支持,也无固定的医疗组织,卫生健康得不到保障。金元医政对当前社会仍有一定的启示。

医学发展至金元,跨进了全面更新的重要历史时期。刘完素的火热理论,张元素、李杲的脏腑辨证和脾胃学说,张从正的祛邪理论和汗吐下三法,以及朱震亨的泻火养阴理论,无不自成体系,辉映先后,因此后人赞誉这一时期为中医学术上"新学肇兴"的时代,而有"儒之门户分于宋,医之门户分于金元"(《四库全书总目提要》)的说法。宋、金、元朝代的兴替,为学术争鸣创造了条件。自金、元二百多年内,有很长时间处于战乱之中,虽然也有过比较安定繁荣的时期,但许多著名医学家如刘完素、张元素、李杲、朱震亨,以及罗天益、窦默等人却大多生活在战争不息的年代里。当时南宋医学基本上还是沿袭北宋旧制,变革不明显,但刘、张、李新说都是在中国北方金、元管辖的地区兴起的,他们不再受北宋旧制的束缚,思想上获得一定程度的解放,其学术创新的自由度也更大。

刘完素所谓“五运六气有所更，世态居民有所变”、张洁古所谓的“运气不齐，古今异轨，古方新病，不相能也”，正是其革新的呼声，以致终于形成了所谓“南局北宣”的局面，即河间《宣明论方》流行于北方，而《和剂局方》依然继续于南方。元代的朱震亨，就更为旗帜鲜明地针对“自宋迄今，官府守之以为法”的《局方》流弊进行了学术批评，写下了《局方发挥》这一医学“檄方”，促使元医学为之一变。

金元时期，均以军事专制主义政治制度为基础，统治者重视军事的专制，在取得统一后，一反宋代尊儒术，重文轻武的政策，文人的社会地位下降，而医生及工匠等艺匠社会地位明显提升。在战争中金元统治者均采取了保护医生的措施，并有免除徭役差遣等优待，还提高了医官的品秩，这些提升医生社会地位而抑制文儒的措施，使更多的文人转而学医，不仅壮大了医生的队伍，更为医学理论的继承发展奠定了良好的基础。虽然金元时期并没有像宋代那样出现多位皇帝知医，参与医药活动，并制定积极的医药政策，但在出于自身健康维护的目的下，统治者制定了重视医药、保护医生的政策，这在客观上推动了医学事业的发展，并为医学经验积累与学术交流探讨创造了自由的环境。受益于政府的医药政策，一方面医生得以从战争中幸存下来，另一方面元代政府在医学教育中创立了定期进行医药经验交流的制度，使得医生能够比较自由地开展学术交流。这时期，战争频繁，人民饥寒交迫，病种大量增加，宋政府颁布的《和剂局方》及原有的医学经验已不能够很好地应对医疗的需要，因此，金元医家在广泛临床经验积累的基础上，立足中医经典理论，大胆发挥，出现了学术争鸣的局面，出现了张元素、刘完素、张从正、李杲及朱丹溪等代表人物，各立学派，他们的学术对医学的发展产生了重要影响。

随着元代的扩张战争胜利，国家的版图跨越了亚欧各地，为东西方文化交流提供了条件。元代统治者随着疆域的开拓，不仅中医药学对他们具有强大的吸引力，域外其他民族的医药业也让他们产生了兴趣，出于对本阶级健康的需要，不论在什么地方屠杀掠地，任何民族的医生都一概加以保护，并给予优厚待遇，促使他们更加效忠政府，为统治阶级服务。[①] 这一时期，中国医学与西亚、西南亚、非洲、欧洲、东亚、南亚、东南亚许多国家的医药进行了广泛的交流，特别是各种珍奇贵重药物大量流入中国，极大地丰富我国本草药物学知识。其中，元代中外医药交流中，与阿拉伯地区的交流更为频繁、深入。元政府对阿拉伯医药在中国的传播积极扶持，先后设立了广惠司、阿拉伯药物院等专门机构，皇帝身边还设有阿拉伯御医，很多阿拉伯医生散居在中国各地行医卖药。至元二十一年(公元 1284 年)，元世祖认为中原本草遗阙较多，又无四方之药，宜遍征天下医师夙学多闻者，议板增入。命翰林承旨撒里蛮、翰林集贤大学士许国祯，集诸路医学教授增修本草，名《至元增修本草》，惜书已亡佚。总之，这一时期阿拉伯医药在中国的传播，极大地丰富了祖国本草药物学知识，现存的《回回药方》中许多记载就是有力的说明，另一方面，元政府在保护发展传统中医学之余，鼓励阿拉伯医学的发展，也丰富了当时宫廷与上都、大都百姓的医疗选择。

根据《周礼·天官·食医》记载，周代宫廷中即有“食医”的设置，由两个中士担任，“食医，掌和王之六食、六饮、六膳、百羞、百酱、八珍之齐。”食医负责调配王室贵族饮食的寒温、滋味、营养等，相当于现代的营养师。后来医事分科越来越细，到元代分为十三

① 梁峻. 中国古代医政史略[M]. 呼和浩特：内蒙古人民出版社，1995：130.

科，虽然没再设“食医”这个科目，但食养、食疗已经为广大医务人员所接受，其中的方法也融化到了各科的治疗与保健之中。元代皇帝注重饮食营养的搭配，希望通过合理的饮膳来防治疾病，从而达到延年益寿的目的。为了达到这个目的，元统治者在宫廷中专门设置饮膳太医的职位，研究药膳祛除疾病、保健身体的学问，如忽思慧于元仁宗延祐年间（公元1314—1320年）被选充饮膳太医一职，至元文宗天历三年（公元1330年）编撰成《饮膳正要》一书。他从营养学角度出发，对食物营养价值有较正确的理解，提醒人们注意食物的变质，防止由于饮食不洁而伤害身体，并在医学中首次引入“食物中毒”一词。除此之外，还提出饮食调养在先，药物治疗在后的主张，契合唐代药王孙思邈“食疗不愈，然后命药”的思想。《饮膳正要》是我国现存最早的一部营养学专著。元代政府对药膳的重视，忽思慧《饮膳正要》对食疗经验的总结，对我国食疗法的发展具有深远的影响。

辽、金、元三大政权都是北方游牧民族建立的政权。游牧骑射生活相对于定居耕织来说，发生骨折、脱臼一类的疾病机会要多一些，因而游牧民族在治疗骨科类疾病方面也积累了丰富经验。以后，随着辽、金、元对外战争的不断升级，骑兵数量的逐渐增加，因而跌扑损伤骨折脱臼病员也就日益增多。尤其是大规模的战役，则成千上万名骨折疮伤病员需要在战场上得到救治。在这样的背景下，骨伤科的医生的需求量越来越大，骨伤科技术水平也就迫切需要提高。辽、金、元的统治者们，为加强部队医药的救治也采取了不少的措施。如广泛的搜求保护医生、加强军队的医生设备等。到了元代，政府为培养大批的骨伤科医生，还在医学教育中把正骨和金镞科单独列为一科。这些措施对骨伤科的发展都起了积极作用。元代医家危亦林广泛积累民间流传的治疗经验并结合自己的体会，在其医著《世医得效方》的“正骨兼金镞”部分中比较详细地记载了骨伤科治疗技术及方药，他的成就代表了元代骨伤科学的发展水平。

明清时期既保留几千年封建社会的特性又带有西方冲击下的新风，此时中医药的发展亦是如此。如在医疗救济方面，明清时期建立起以中央为辅、地方为主，以官办为辅、民办为主为主要形式的社会救济制度，其突出特点是将医疗救济与慈善机构有机地结合起来，这个对当下构建起完善的社会医疗救济制度有一定的启发意义。目前随着我国医疗保障制度不断完善，多层次的医疗保障体系日益健全，人民群众看病就医有了基本保障。但现有的保障水平仍难以从根本上解决其医疗难题，由此导致因病致贫、因病返贫以及无力看病、放弃治疗等民生问题依然突出。这个就要求我们多渠道、多层面地调动社会资源参与到人民群众的基本医疗保障中，其中各类慈善力量通过动员社会资源，为困难群众提供形式多样的医疗援助，帮助解决看病就医负担，就成为多层次医疗保障体系的一个重要组成部分。加强医疗救助与慈善事业的有序衔接，形成协同合作、资源统筹、相互补充、各有侧重的机制，是促进医疗救助和慈善事业发展的重要方面，也是保障和改善基本民生的迫切需要。

近代医学发展面貌斑斓复杂，西医的本土化与中医的科学化在此时期同时登场并且如火如荼地进行着。很多人对此时期医学发展带有简单且固定的认知印象，即近代中西医之争如水火不容之势。如此“言简意赅”的判断并不完全符合历史全面事实。近代中西医之关系，竞争固然是一面，但从宏观格局加以细心观察，尤其对于传统中医而言，尚有学习借鉴的最大面。诚如郝先中在《兼容与并行：清末民初中国医界之二元格局》一文所述及：“中西医学共同面对人类医疗与保健的命题，共同承担保卫众生的使命，二者又恰恰在20世纪这个时空节点上相遇，倒是一份历史的机缘。西方医学在中国的传播，尤其是学科和体制的整体移植，改变了数千年来单一的中医学独立存在的局面，尽管起初西医的医疗实践多数局限于城市的医院和诊所，也未对中国传统医学构成强大的挑张。清末民初以后，中国出现了中西医并存的医疗格局。”①

在中西医并存的医疗格局背景之下，近代中医界并未墨守陈规，而是开始了一系列的变革创新，整理国故国医、中西医汇通、中医科学化等口号理念成为先进中医的学术主流意识，由此亦显见中医本身自带的发展弹性。在学术革新之外，近代中医界专业程度亦不断得以提高，并清醒地认识到中医发展中存在的诸多不足及与西医同行之间存在的差距，且有意识地进行变革创新，努力使自身更加符合现代社会专业制度的要求，也使自身更加适应现代国家建构的需要。因此，他们积极投身到国家医事制度建设、医药管理法规拟定等医政活动中，不断提醒、呼吁政府执政者重视中医药在预防保健领域的独特价值，不要脱离中国具体国情，完全照搬复制西方医药发展模式和管理制度。

以往学界在未广泛、深入阅读史料前提下，多将近代中医界视为刻板保守的固定形象，殊不知近代中医在传承外衣表面之下，已然潜流暗涌，他们深切地意识到借鉴、学习西医是自身学术创新发展的历史契机。民国中医大家陆渊雷曾撰有《中医学有吸收科学之必要》，其中言道：“中国人与西洋人，风俗习惯虽有不同，皮色黄白虽有不同，但是脏腑构造是一样的，生理机转与病理机转也是一

① 郝先中. 兼容与并行：清末民初中国医界之二元格局[J]. 河南师范大学学报(哲学社会科学版)，2009，(2)：198.

样的……若说中国人体质与西洋人不同，所以西法不宜于中国，这就脑筋太简单了。”他分析当时中西医术沟通迟滞存在于医界的偏见，所谓“西医因为驳中医的理论，索性把中医的治疗一概抹煞，中医因为自信治疗的有效，连带要保守那虚无缥缈的理论”，意气之争实无益于中医传统学术的进步，他认为“既懂了中医的旧说，再懂了西医的科学，只要稍微加些思考力，把科学法来解释旧说，并不十分困难，这就是沟通中西的下手方法。而且这项工作，只有中医做得，西医却做不起来。”在医学诊疗方面如此，在医学教育、医院设置等方面，近代中医界亦秉持兼收并蓄之态度，仿行西方世界诸多制度做法，积极探索与调适，积累出诸多宝贵的历史经验。

近代中医的变革固然有西方医学的刺激、竞争因素，但是仍然属于在继承基础上的创新变革。在近代较为恶劣的社会环境里，中医界仁人志士固有忧虑之情，但对于传统学术知识仍抱有自信态度。他们发扬精诚团结之精神，顺应中医学原来发展惯性，对于传统并未采取全盘否定的简单做法，而是不懈整理、发掘中国固有医学中的精粹，因应时代环境加以改造，不断进行推陈出新。

兹以近代中医传染病防治为例，近代中西医论争日炽之时，坚持废止中医观点的一类人，时常指摘中医在防治传染病方面与西医相较显得简陋落后。医家陆渊雷在此方面曾有独到的观察：“卫生委员会废止旧医之最大理由，谓旧医不知病原细菌学，不能治法定传染病，且为消毒预防之障碍也。夫消毒预防，固卫生行政之首务，然按其实际，亦徒唱高调而已……然以本部十八省之面积计，人口之密，为全世界冠，可知细菌之毒，初不因旧医而蔓延。西医所用防疫诸药，多以菌体菌毒注入人体，以引起其抗毒力。夫以人工注射与自然感染者，相去几何。今厉行消毒，充其量，不过减少病菌之传染机会，决不能将病菌杀灭无余也。然人体抗毒力，反因减少传染机会之故,退化殆尽,一旦猝染菌毒,势必为病愈深。西人愈讲消毒,而抵抗传染病之力愈弱,则消毒预防之利害轻重,正复难言。至于传染病治法,西医什九无效药,其由化学制成者,惟六零六与九一四……中医治传染病,实能补助患者之抗毒力,惟事关学理,决非尺幅之报纸所能尽。今欲废中医而代以西医,则传染病将愈不可治矣。"陆氏此论很是客观公正,以近代西医水平而言,对于众多疫病仍是束手无策,中医在近代疫病防治上可以发挥重要作用。邓铁涛先生在其所撰著的《中国防疫史》①书中就阐述了近代中医在认识和防治鼠疫过程中,运用传统的病因病机学说和诊断学知识,贯彻西医辨病与中医辨证相结合的原则,取得了很好的防治效果,彰显中医传统学术价值和生命力。

近代中医的发展身处困境,始终无法得到国家层面上强力制度保障。近代中西医的论争在学术上一直处于相持阶段,梳理文献资料,足见近代中医参与论争的形式在不断更新。从最初陈定泰、朱沛文、恽铁樵等汇通医家的个人研求发声,到19世纪末20世纪初开始出现结社、集会和创刊办报,中医行业组织在形式上走向近代化。这种变化,使中医在抗争政府卫生行政歧视时有了充分的力量。近代中医界在抗争过程中,越来越懂得遵循近代政治的渠道来争取和维护行业的利益。因此,当民国时期中医遭遇政治不公平的时候,社团和报刊即发挥其功用,成为维权斗争的组织中心。近代中医的发展历程,同时也是中医群体权利意识觉醒的过程,他们对于医学发展的观察和见解,已不仅仅是放在专业学术领域简单看待,深切感悟到医学与社会二者紧密的互动联系,医学外部的社会环境对于专业发展有的时候起着决定性的影响。

---

① 邓铁涛. 中国防疫史[M]. 南宁:广西科学技术出版社,2006.

回溯近代中医医政历史演变进程，可见近代中医医政所涵盖的面向较多，牵连涉及管理组织机构设置、医师资格审定考核法规拟定、中医医院及治疗机构创办发展、中医学校教育制度创置、学术团体组织完善等。由于中国近代政局变动频繁，内忧外患，使得政府无法以全力关注、实施医学制度之变革，加之历届政府在处理中、西医问题时常游移不定、较为偏向西医，所以近代中医史实际上可视为一部近代中医自强奋斗史。近代中医药界的有识之士在不利的政策环境之下，通过自身的努力，使得中医这门传统学术并未断绝传承之道，在历史夹缝中发展前行。他们通过学术团体、报刊媒介、人际网络等各种渠道，聚焦于医政管理机构、医药管理法规、医院治疗机构、医学教育制度等核心问题，积极思考和作为，为社会大众医疗需求提供另外选择，为中医在国家卫生保健制度留有一席之地，为民族健康事业做出应有之贡献。近代中医医政的一系列嬗变历程，目标指向于增进中华民族健康福祉，其中所蕴含的历史经验，值得后世加以挖掘、整理，助益于当下中医的提升发展。

第二节　医学教育的历史启示

晋代已经有助教部传授医学知识，刘宋太医令秦承祖奏置医学教育，为我国官办医学教育的最早记载。既体现了政府对医学人才培养的重视，又在一定程度上普及和传播了医学临床技术。南北朝时期，随着对外交流的日益增多，诸多国家来中国求人才，医生亦在此列。是中外文化交流的见证。

我国至唐代已经有了比较完善的医学教育机构，分科详细，入学、考试、晋升制度井然有序，这在世界医学史上是比较早的。唐朝除在都城设立太医署外，在各州、府也建立地方性医学校，甚至在诸县专门设人管理“医药陈设之事”。隋唐时期的这些医药教育的构思及经验，对现代中医药教育仍有借鉴意义。

行政人员少，教育人员多。对于隋代太医署组成人数，《隋书》与《唐六典》记载出入较大。而到唐代，各文献记载尽管也有出入，但误差较小。隋唐太医署既是政府卫生行政管理部门，又是政府主办的医学教育机关，这是它最主要的功能特点。但隋唐太医署中行政管理人员的数量较小，唐太医署中医药教学方面的人员数量占署内总人数的绝对多数，按《新唐书》记载数，其占总数的九成以上，此时太医署的主要职责是教育和训练学生。可见唐代太医署之所以规模较前朝大，教学人员猛增是其主要原因。

分科详细，制定官办教育的相关标准。如果说刘宋时由政府设立的医学教育还不够医学校标准的话，那么唐代太医署中医学教育组织严密、分科细致、考试晋升制度详备，则可认为是世界上最早由政府主办的医学校。据记载，唐代太医署发展的鼎盛时期为武德七年(公元624年)。官办教育不同于自成体系的师徒、父子之间的医药知识传授，它必须有相对规范的标准。隋唐政府创办的医药教育，从医药学术理论到临床各科方方面面都逐步进行了规范。又在分科、学制、入学考试、考核晋升等医药教育方面做了详细的规定。隋唐时期的正规医药教育，第一次使呈分散的、个人的、区域性的医药知识交流变成有目标的、国家范围内的、大规模的医学教育，使正规的学术交流有了一定的标准依据。隋唐医药教育的实施和经验，对后世医药学的发展产生了积极的作用。

在地方设置医学教育。隋唐政府在太医署中正规设置医药教育并延及州府的举措，是隋唐医政最成功的一个方面，也是世界医药教育史上非常重要的里程碑。隋唐时期医学教育的发展为当时中国医药知识的广泛传播和医药学术水平的提高奠定了良好的基础。

培养大批人才，发现顶尖人才。隋唐时期通过医药教育培养了大批医生，弥补了隋唐以前由师徒、父子传授造成的医生数量少、所学知识局限等不足。更重要的是这种国家形式的正规教育可以征召各地名医担任教学，这样不仅为散在于民间和屈居宫廷低位的医生提供了施展才能的机遇，而且也客观上为执教人员创造了竞争环境。通过反复的竞争筛选，从而发现了许多优秀人才。如《诸病源候论》的作者巢元方就是其中的一例，他在“公元605—616年间，曾任隋太医博士、太医令”。

初步确立本草药物学的学科地位。隋唐政府在太医署的正规教育中设置药学专业，培养专门人才，虽然对于药学人才的培养力度不及医学人才的培养，但也有力地促进了当时药物学的发展，初步确立了本草药物学科的地位。总之，隋唐时期的院校教育，促使医学教育的迅速发展，使医学人员的数量和专业素质都大大提高，这对我们现在的医药院校的医学教育的发展具有一定的启示作用。

在中医药教育方面，明清时期，面对着西方医学由于基础学科的推动和技术的改进，医学理论和临床水平都有了明显的进步，传统的中医学必须进一步提高才能不被取代。当时的情况，无论是拒绝接受新事物的保守思想，还是民族虚无、全盘西化的主张，都会成为中医学继续发展的阻力。于是，政府在办学方面作出对双方都有利的选择——中西医兼容办学。办学者力求把中西医课程揉为一体，希望以西医之长处，来弥补中医之不足，进一步寻求新形式下中医发展的道路。其出发点是良好的，改革精神也极其可贵。中西医课程的并设，丰富了医学知识，增加了认识疾病治疗疾病的方法，在一定范围内克服了中医的保守和狭隘。但是，设置两类课程让学生学习并不意味着这两类课程就可以有机地结合，或者说这两种医学就不会冲突。就当时的课程安排来看，“体”和“用”的最佳比例以及如何有机地结合，在当时甚至是现代来说都是未解决的难题。其他如所学习西医科目如何、时间安排如何等，都是到现代都值得中医院校思考的问题。①

此外，古代封建王朝自隋代便在中央开办医学教育的同时，在各级地方开办了医学教育，清朝在前朝的基础上更加注重地方医学教育，尤其是清末教育改制后，地方医学教育更是得到较大规模的发展，对医药学的发展起到了积极的作用。首先，地方教育是对中央医学教育的弥补。由于中央医学教育乃是统治者为了本阶层服务而设立的，其规模、服务对象必然是极其有限的，远远不能满足普通群众的需要。而各地区所设地方医学教育为地方培养了大批医生，对于中央医学教育的局限是一个很大的弥补。其次，地方教育在中医教育史上创造了新的经验。其培养的医学生接近下层人士，实践对象广泛，病种更多，没有中央行医的许多顾虑，因而，一定程度上克服了中央教育带来的某些弊端。这种中央与地方结合、为地方培养医药人才的观念对我们当今如何合理解决医学毕业生的就业问题有很好的借鉴作用。上世纪末本世纪初以来，高等中医药教育规模迅速发展与膨胀，中医院校的毕业生就业问题成为一个日益严峻的现实问题。对此，我们不妨思考、借鉴古代地方医学教育的模式和理念，根据各地方对医药人才的不同需求（如乡镇医药、县市医院、社区医院等不同级别），重新规划招生规模、

---

① 崔京艳. 清朝传统医学教育研究[D]. 北京：中国中医科学院，2007：53-54.

合理设计人才层次，建立以为地方输送人才为目标的医药教育系统，改变目前一味求大规模、高层次的教育目标。避免人才资源的浪费。

此外，《医宗金鉴》的纂修成功也具有借鉴意义。《医宗金鉴》是清代官方编订颁发的大型医学丛书，编集之时正当清朝乾隆时期，国力鼎盛。乾隆务求标榜文治，下谕太医院“尔等衙门该修医书，以正医学”。院使钱斗保、吴谦等人奉谕即着手筹备，由朝廷发大内医书，并广搜民间验方，设立专门“医书馆”，并先后由大学士鄂尔泰、和亲王弘昼督办，遂于乾隆七年(公元1742年)告成。此后本书作为官定教材，为太医院及民间习医之士学医所用，广为流传。作为古代中医教育史上最大型的一次教材编修活动，《医宗金鉴》的教材编集经验值得后人总结。

教材编纂在内容上有其特定的要求，一是要有综合性。《医宗金鉴》在历代医书中精选临床内容，集名家之精华，由编著者集体剪裁而成。如《杂病心法要诀》，以诸病作为纲目，将历代学说和证治精华收于其中，如李东垣之治内伤、朱丹溪之治郁等均有体现，但它略去了诸家学术争议，便于初学者把握。二是教材要有一定的经典性，大多数内容应该是得到公认的学术成果或经典著作。《医宗金鉴》认为，张仲景之《伤寒论》与《金匮要略》为“诚医宗之正派，启万世之法程，实医门之圣书也”，故首先以订正注释二书冠首。在其他各科中，也不同程度上各有所本，反映了《脉经》《脉诀》《针灸大成》《妇人良方大成》等各科名著的主要内容。第三，好的教材还要有一定的先进性。而《医宗金鉴》在个别学科的编纂中就对该学科起到了新的总结提高作用。最突出的如《正骨心法要旨》，“正骨科向无成书，各家著述，惟《准绳》稍备，然亦只言其证药，而于经络、部位、骨度、名目、手法俱未尝详言之”，而本书图文并茂，对发展到清代的中医骨伤科学总结得最为深入得当，尤其是书中总结出的正骨八法，更把骨伤科的临床实践提升到了一个新的理论高度。其他像《痘疹心法要诀》和《幼科种痘心法要诀》在当时也是世界上具有先进水平的著作。在对天花的预防治疗中，中国的人痘接种法以及围种痘期前后的调治护养一直独树一帜，清代曾有不少外国医生来中国学习，两书均反映了这些内容。这些都说明《医宗金鉴》的教学内容在当时是先进的。

教材之所以区别于一般医学著作，还有两个重要的方面。一是教学的适用性，这就包括内容的精当与对诸家学说的综合。在当时固然尚没有系统的教育体系，也无所谓教学大纲，但在编集之初编者们对《医宗金鉴》所要包含的内容还是有宏观的计划的。按最初的计划，《医宗金鉴》应包括大小两部，大者汇集历代医籍经典精华，实质上是学习提高参考书；小者才是教材，“以便初学诵读”。但后来由于各方面支持力度不够，加上乾隆皇帝急于成书点缀文治，仓促之下只完成了小的一部，亦即教材本身，而且科目上还有缺漏，主要是缺乏对《黄帝内经》理论的扼要论述，在基础理论上有所欠缺，同时也缺少本草药性部分，这些都是此书明显的不足。但总的来看，作为基础理论之后的学习内容，把《医宗金鉴》看作是一套临床教材，还是确实能体现出“小而约”的特点，从而适合于初学者的。

另一方面，教材要求有实用性，既要便于教学者讲解，又要便于学生理解记忆，这一方面《医宗金鉴》有较大的特色。最主要的是其中采取了民间沿用的歌诀体裁，用韵文形式的歌诀来作为教材体例。这种教学形式起源于民间的童蒙教学，自宋代起的《三字经》《百家姓》《千字文》《千家诗》等韵文读本，在儿童启蒙教育方面取得了很好的效果。明代学者王阳明指出：“今教童子，其栽培涵养之方，则宜诱之歌诗，以发其意志。”在医学上最早有南朝崔嘉彦的《四言脉诀》，到后世有《伤寒百症歌》《濒湖脉学》《药性歌诀四百味》《汤头歌诀》《医学三字经》等，都收到了很好的效果。但这种形式向来被认为是浅陋的，不能登大雅之堂，除后来陈修园等个别人外，很少有学者专门致力于这方面的创作。而《医宗金鉴》作为皇家主编的专用教材，居然大部分采用了这种歌诀的形式，的确是难得的举止。歌诀韵文的形式，科学证明的确符合记忆学原理，是知识的识记与编码的主要形式的一种，尤其适合于初级学习，特别是还符合中医学内容中有较多需要记忆的特点。另外，书中在歌诀之下均有注解，既便于讲解，亦可作自学。

无论是从内容还是从历史实际情况来看，《医宗金鉴》都是一套比较成功的医学统编教材。虽然也有其局限性和不足之处，如由于编写时间仓促，内容不够完整等，但成书以来本书在宫庭、民间均能流传不绝，为学医者所宗，其中的某些长处，或可为现代中医教材所借鉴。

新中国成立后，高等中医药院校统编教材的编写从 1956 年起迄今已历 8 版，比起《医宗金鉴》，它是用现代语言表述、更适应现代中医高等教育特点的教材，总体上看是成功的，日本医学界也曾将之视为中国新中国成立后中医发展的成就之一。但是随着目前教学改革的深入发展，教材的一些不足之处也逐步凸现出来。有些具体内容，如关于“气”“阴阳”“五行”等的现代解释，因在学术界尚无定论引发争议是可以理解的，而一些宏观的、体例上的问题值得思考。

其一，教学目的定位。作为教材，《医宗金鉴》体现的学习方式是强调诵读记忆，甚至采用的是童蒙式的歌诀，这是比较初级的学习方法。其目的定位很清楚，是引导入门，打下基础，按其计划将来再去研读更大型的丛书以提高。而现代中医教材编排的方式，体现的是理解之后的记忆，应当说这是符合高等院校学生年龄阶段特点的学习方式，但具体到中医学这一门学科来说，却有其特殊性。因为任何形式的理解，首先必须调动原有的知识库，即形成学习迁移。教育心理学家桑代克认为：只有当两个机能的因素中具有相同的要素时，一个机能的变化才会改变另一个机能，才产生学习迁移。但在现代社会，学生从小学、中学所获得的知识，与中医学基本上少有相同要素，学习迁移效果差，甚至可能形成负迁移，造成对中医学基本概念的误解(一个例证是用“矛盾”来理解的“阴阳”)。所以，中医药院校学生的学习，在中医方面实际上也需要重新启蒙，我们的教材实际上也应该是要起到引导学生入门的作用，将来还应走入中医典籍的殿堂去才能提高。为此，教材首先应该注重“少而精”的原则，篇幅要适当，内容要经典。但近年来教材有越来越厚的趋势，而且为了体现教学改革，教材中还加入了许多尚无定论的“现代进展”。现代大学生的开拓性思维和活跃思想固然值得引导，但由于中医学科的特殊性，至少在基础课程阶段也许还是应该定位在比较初级一点的学习形式上。尤其是现代进入大学阶段的学生，理解能力很强，而中医基础很薄，更容易把中医按现代思路走。所以教学的首要任务是通过学习，使学生能正确地建立起初步的中医思维，在此之后，才谈得上开拓和发展。参考《医宗金鉴》为中医初学者设计的教材目的定位，有助于改革我们的教材设计，即不必求全求大，不应该给学生形成教材体系即中医学体系的印象。教材内容应致力于根据教育学和思维学原理，尽可能简洁生动，层次清晰，帮助学生形成正确的认识。例如，有的学者为了解决中医教材与学生原有认知结构难以兼容同化的问题，提出中医基础理论概念层次模型应用于教学，像这样的研究还应当加强，并尽快体现在我们的课程建设中。

其二，教材形式。按照其引导入门、夯实基础的原则，《医宗金鉴》采取的是歌诀的形式，以歌诀为经，注解为纬，歌诀的部分适于背诵，简明而精要，篇幅适度，学习者记诵的负担合理。这种强调记诵、方便记诵的形式今天仍值得我们重视。宋代教育家朱熹尝谓“教人读书必须成诵”，此是“道学第一义”，可见其重视程度。尤其是在现代中医学习中，学生如果不背诵相当数量的原文，缺乏中医的基本语素材料，就无法开展中医思维。临床常常见到中医实习生在书写病历的辨证分析时，往往是千篇一律地照抄教材，而不能根据具体病情去分析，就是这个原因。而且现代中医教材由于强调的是理解记忆，采取的是语体文，所以，尽管多数内容都不要求学生进行全面准确的记忆，但实际上，他们的负担并不小。如中药、方剂，甚至诊断、内科中的证候内容，既需要记忆，又不够精练，反而会更多地使学生形成短期记忆以应付考试，长期效果并不理想。所以，像《医宗金鉴》那样，一方面采用歌诀体裁便于记忆，另一方面也注重对注释部分的理解，这也许值得我们在编写某些科目的教材参考。有些院校现在虽然重新认识到诵读的重要性，也编印了课外诵读材料，但如果现有教材内容始终占据考试的主体的话，则很难让学生认真对待，而且实际亦无时间精力兼顾。

其三，教材编著。高等中医教育现有的教材体系，全部采取的是集体编著的方式。这有多种原因，首先是由于在现行教育体制下各高校必须选用统编教材，为了使统编教材尽量适合各地使用，所以一般要从各个高校抽调老师合编，在编写安排中也难免要搞搞平衡；其次是我国高校教育以前注重思想内容的统一，求同而忌异。这些观念在目前已逐渐被打破，尤其是在中医学方面，完全应该按因地制宜、因人制宜的原则，鼓励各地发挥各自的特色，形成自己的风格。这就要求允许自编教材的出现，尤其是允许选用那些在教学与临床中有明显特色的学术专著作为教材（当然总体上要符合教学大纲的要求）。集体性编著的教材，往往过于求同，特色不鲜明，也容易导致思路不统一，前后重复等。在我国高校，总体上个人编著的教材比例偏小，而在引进所见的国外教材中，个人编著的比例则相对较高。国外高校教学十分鼓励老师形成并传授自己的学术思想与学术风格，也就是编著自编教材，这很值得我们借鉴。说起来，《医宗金鉴》也是一套集体编著的教材，但它却采取了灵活的原则。全书15种，每一种具体编著者虽未详列，但序言指出其中的《伤寒论注》和《金匮要略注》两种完全是吴谦个人所作。对于伤寒条文，向来意见有分歧，不利于合编，直接选用吴谦所作，反而思想统一，利于初学。另外有学者考证，《四诊心法要诀》的蓝本也是吴谦个人著作，甚至还有人认为："实则此书（《医宗金鉴》）是吴谦一人的原稿扩充而修正的。"这么说并不符合史实，但在医学教材编著中，确实有自著或者名副其实地发挥主要作用的"主编"，对教材的风格与质量有较大的影响。①

再以近代中医教育创新历程为例，中医界先哲们顺应社会发展需求，与时俱进，积极借鉴西方办学制度模式，倡导中西医汇通教学理念，但他们在办学、育人过程中始终没有丢弃中医学术整体，正如《近代中医界重大创新之研究》一书所述："回首近代50年中医教育发展史，中医界先哲们顺应社会发展需求，与时俱进，不断进取，从师承授受之私塾到创建新式学校，从古典原著课本到重

① 陈英华，郑学宝，郑洪.《医宗金鉴》与中医教材编纂[J].中医教育，2001，20(4)：6-7.

新编写统一教材，从庞杂的中医固有科目到规范的中医学科建设，大到学科框架、细到各门学科分类、界定，一步步走来，学科建设、课程设置、编撰教材是建立在中医整体学术全面整理研究基础之上的，在保存中医学术体系完整性的同时，又吸收融合了西医部分内容，使中医学术的内涵得到充分的发展。”[①]近代中医界在学习西方过程中，始终没有迷失探索方向，并未丢失自身学术原有的传统属性，实属不易。

---

① 朱建平. 近代中医界重大创新之研究[M]. 北京：中医古籍出版社，2009.

后记

2013年，我和国家中医药管理局科技司的王思成等同志共同承担了国家软科学项目“中医药预防保健（治未病）可持续发展政策研究”，希望就中医药在促进国民身心健康、中医药的预防保健功能等问题开展一些基础性研究工作。在项目开展过程中，我们越来越感觉到系统梳理历代中医医政和中医预防保健政策是一件非常有意义的事情。这一工作的开展，有助于探讨当前中医药的功能定位、中医药和居民健康管理的关系等一系列重大问题。这一设想提出后，得到福建中医药大学杨朝阳、陈榕虎、王尊旺、颜纯淳、杜鹃、陈玉鹏、薛松、张孙彪等老师的大力支持。我们在繁重的教学科研工作之余，花费大量的时间开展文献梳理、社会调研、专家咨询等工作，历时一年，精心编写了《中医医政史略》。本书分工如下：第一章由颜纯淳、李灿东编写，第二章由杜鹃编写，第三章由陈玉鹏、陈榕虎编写，第四章由王尊旺编写，第五、第七章由薛松、杨朝阳编写，第六章由张孙彪编写，第八章由王尊旺、王思成编写。

李灿东

2015年5月18日